AF645396

»In einem Kraut liegt mehr Tugend und Kraft
als in allen Folianten,
die auf den hohen Schulen gelesen werden
und denen auch keine lange Lebensdauer
beschieden ist.«

Paracelsus

CHRISTINE STORL
Mit einem Vorwort von Wolf-Dieter Storl

unsere GRÜNE KRAFT

DAS HEILWISSEN DER FAMILIE STORL

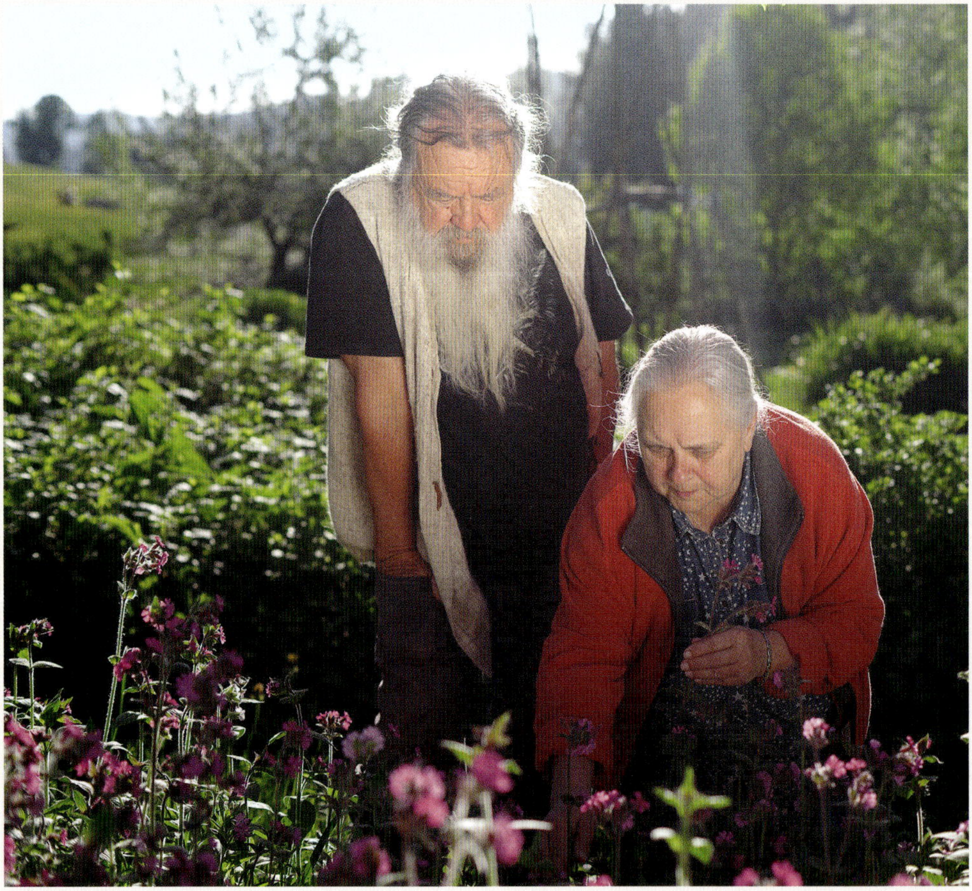

HEILMITTEL AUS DER KÜCHE

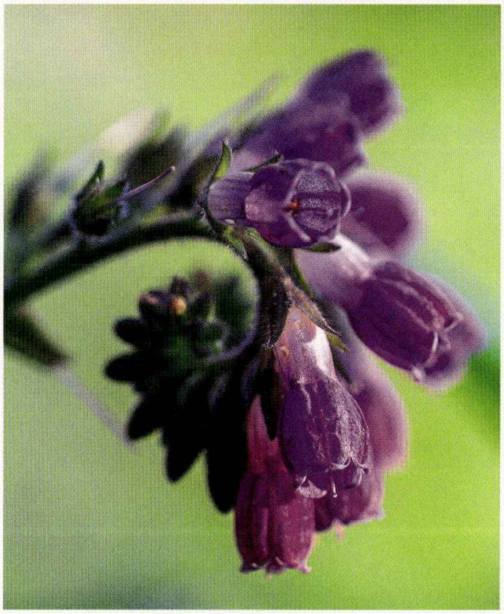

ANHANG

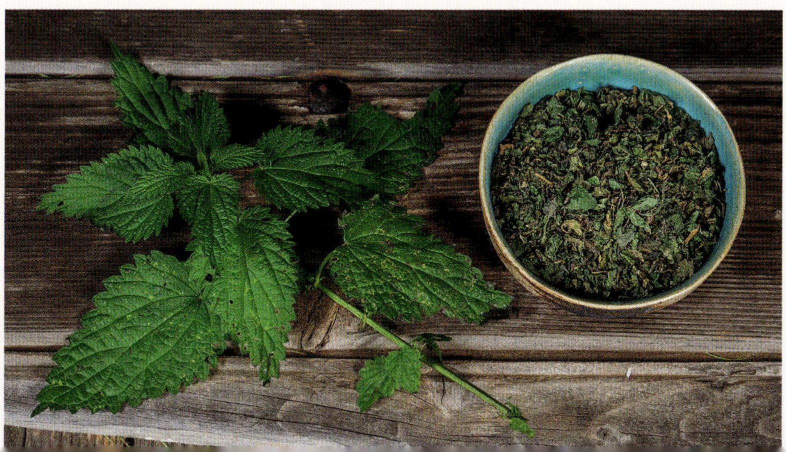

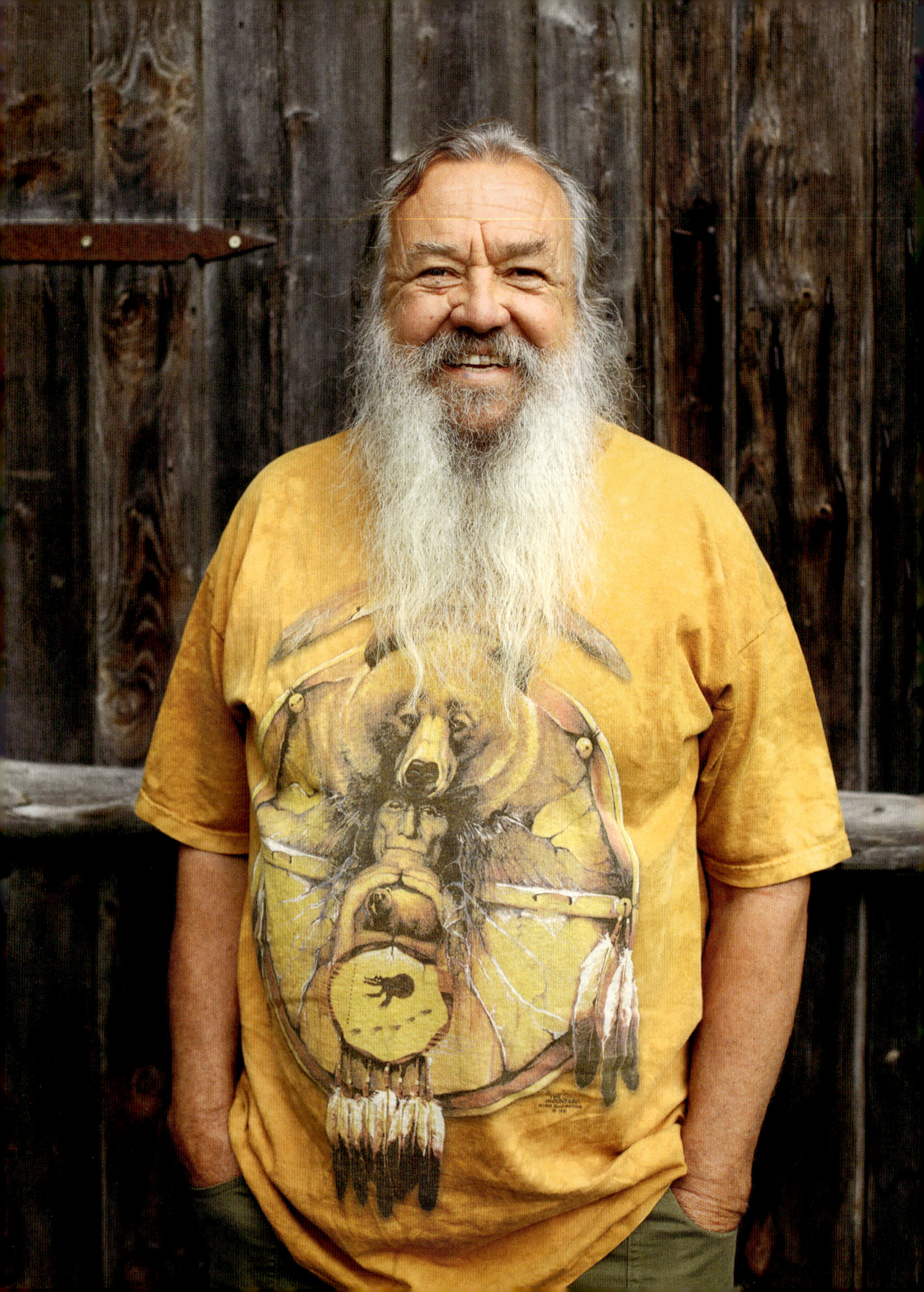

HEILEN IST WEIBLICH

VON WOLF-DIETER STORL

*»Ich habe viel in der Krankheit gelernt,
das ich nirgends in meinem Leben hätte lernen können.«*

Goethe

Es muss tatsächlich so etwas wie eine weibliche Intuition geben, was das Heilen und das Finden und Handhaben der passenden Heilmittel – Kräuter, Wasser, Hitze, Kälte oder Heilerde – betrifft. Es scheint ein spontanes Wissen, ein gewisser Spürsinn zu sein, über den viele Frauen, insbesondere Mütter und Großmütter, verfügen. Das ist etwas anderes als das studierte, angelesene Wissen der offiziell sanktionierten Schulmediziner und Ärzte.

GROSSMÜTTERMEDIZIN

Die »Großmüttermedizin« ist ursprünglicher, unmittelbarer als die gelehrte Biomedizin (so nennt sich die Schulmedizin heutzutage); sie gründet in der liebenden Umsorgung der Kinder und Familienangehörigen, auch der Haustiere und des Viehs im Stall; sie wurzelt in den örtlichen kulturellen Überlieferungen und macht Gebrauch von den lokal verfügbaren Heilschätzen, dem Wasser, der Wärme und insbesondere der Heilkräuter. Die offizielle Medizin beruht dagegen auf schriftlichen Traditionen, die ihre Wurzeln in der Antike, in der Klostermedizin und schließlich in der objektivierenden naturwissenschaftlichen Methode der Aufklärung haben. Sie besteht aus Gelehrtenwissen; ihre ideologische Grundlage sind eher die sogenannten universellen ethischen Werte anstelle von unmittelbarer persönlicher Umsorgung und Zuwendung. Diese weibliche, heilerische Intuition ist mir in meinem Leben des Öfteren begegnet, etwa bei meiner Großmutter, die immer einen Kräutertee, vor allem Kamille, zur Hand hatte und dazu den richtigen Spruch sprach – das therapeutische Machtwort! –, der einen davon überzeugte, dass die Krankheit oder das Leiden auf dem Rückzug war. Manchmal war es ein Spruch, der sich eingängig reimte, ein »Heil-Mantra«, wie:

*»Heile, heile Segen,
morgen kommt Regen,
übermorgen Sonnenschein,
dann wird das Weh vorüber sein.«*

Oder auch:

*»Ach mein lieber Sonnenschein,
musst doch nicht so traurig sein;
Oma (Mutti) pustet ganz geschwind,
da vergeht das Weh bestimmt.«*

Das Pusten ist eine der uralten magischen Heilmethoden, die schon die steinzeitlichen Schamanen kannten. Der Mediziner Eckhart von Hirschhausen erzählt in seinem Buch »Wunder wirken Wunder«, wie seine Mutter, wenn er mal böse hingefallen war, auf die schmerzende Stelle pustete und sagte: »Schau mal, Eckhart, da fliegt das Aua zum Fenster hinaus.« Da gab es keinen Grund zu zweifeln – sofort merkte er, wie es ihm besser ging. Besonders die Großmütter können auf diese Weise die Selbstheilungskräfte in Gang setzen. Die Großmutter, die ja sogar der Mutter sagen kann, wo es langgeht, ist für Kinder wie eine Göttin, wie die Frau Holle selber. Da gibt es nicht den geringsten Zweifel, dass die Oma und die Kräuter, die sie verwendet, die Macht haben, alles Übel zu vertreiben. Sie besitzt auch die Erfahrung und Intuition, die beim Heilen oft notwendiger sind als lediglich angelesenes Wissen.

DAS INTUITIVE HEILWISSEN DER FRAUEN

Vor vielen Jahren, als wir gerade auf einen Berg im Allgäu gezogen waren und uns weder ein Auto noch sonst etwas leisten konnten, gingen wir in den Wald, um Brombeeren zu sammeln. Diese würden wir, wie auch anderes Wildobst, einmachen. Das taten wir nicht zum Spaß oder aus Langeweile – für uns waren die Früchte, die die großzügige Natur uns schenkte, überlebenswichtig. Während wir im dem dornigen Dickicht im Akkordarbeitstempo unsere Körbe füllten, spielte der kleine Sohn, der noch Windeln trug, alleine irgendwo auf dem Waldboden. Plötzlich hörten wir ihn wie am Spieß schreien. So schnell wie möglich kämpften wir uns durch die stacheligen Ranken und sahen, wie der Kleine, umschwirrt von wütenden Wespen, direkt auf einem Erdwespennest stand. Meine Frau griff das Kind und riss die Windeln von ihm ab – es waren schon einige der Tiere unter die Windeln gekrochen –, sprang mit ihm zu einer Quelle, die einige Schritte entfernt war, und packte ihn sofort in kalten Schlamm. Das war die richtige Idee, denn auf diese Weise verteilt sich das Wespengift nicht so schnell im Körper. Nie wäre ich auf diese Idee gekommen, aber bei ihr war das eine ganz spontane Reaktion. Sie gab mir das schreiende Kind zum Tragen und wir hasteten im Laufschritt zu dem fast einen Kilometer entfernten Haus zurück. Der schreiende Junge schwoll wie ein Hefekloß immer mehr auf. Verzweifelt versuchte ich mein Hirn anzustrengen, was da zu machen wäre. Gerbstoffe! Ja, wir müssten ihn in einem gerbstoffhaltigen Sud baden, denn die Tannine neutralisieren Insektenstichgifte. Entlang des Weges wuchsen keine geeigneten Kräuter; die Weide war abgegrast. Was hatten wir an gerbstoffhaltigen Kräutern im Haus? Keine. Zuletzt fiel uns dann doch noch die Packung Schwarztee ein, die wir im Regal hatten. Noch nie hatten wir so schnell ein Feuer gemacht wie damals. Die ganze Packung Tee schütteten wir in den Topf, ließen ihn aufkochen, gossen ihn in das Wasser einer kleinen Sitzbadewanne und steckten das aufgedunsene, schreiende Kind hinein. Es wirkte schnell. Die Schwellung ging zurück. Nun konnten wir die Stiche zählen, es waren über zwanzig. Ich machte mir Sorgen, wie die kleine Leber die Toxine verkraften könne. Aber schon am nächsten Tag fing er wieder an zu spielen.

Was mich im Nachhinein verwunderte, war die schnelle und korrekte Intuition meiner Frau, das Kind sofort in kalten Schlamm zu packen. Mit all meinem Kopfwissen wäre ich nicht darauf gekommen. Aber das widerfährt mir öfters. Manchmal fragt mich ein Freund oder Bekannter, was er bei diesem oder jenem Leiden machen könnte, ob es da ein Heilkraut gebe? Ehe mir dazu etwas einfällt, gehen mir Massen von Daten durch den Kopf. Wenn ich dann Christine frage, kommt oft eine spontane, recht einfache, aber passende Antwort.

So erging es zum Beispiel einem Arzt, der an der Universitätsklinik in München arbeitete und mit dem wir gut befreundet waren. Der arme Mediziner entwickelte einen schlimmen Dauerhusten, den er nicht loswurde. Er konsultierte einen auf Pneumologie spezialisierten Kollegen, und dieser wiederum zog verschiedene mögliche, zum Teil recht erschreckende Krankheitsbefunde in Betracht. Unser ärztlicher Freund bekam es mit der Angst zu tun. Da er der Phytotherapie nicht ganz abgeneigt war, fragte er mich, was es für mögliche pflanzliche Alternativen geben könnte. Ja, da gab es viele Möglichkeiten, etwa lindernde Hustenmittel, wie den saponin- und schleimhaltigen Eibisch, der, kalt angesetzt, die gereizten Schleimhäute beruhigt. Aber nein, besser wäre beim chronischen Husten der Huflattich. Sein lateinischer Name *Tussilago* bedeutet ja »Hustenlinderer«, und er wird ja auch bei Lungenemphysem und Silikose (Staublunge) eingesetzt. Na ja, dann gäbe es ja auch die Königskerze, deren Blüten als Tee bei chronischen Bronchitiden helfen. (Sogar die Kommission E, die Heilpflanzen nach wissenschaftlichen Kriterien untersucht, hat der Königskerze eine positive Monografie bescheinigt.) Weiter kämen Spitzwegerich, Bibernellenwurzel, Seifenkrautwurzel, Gundermann, Isländisch Moos, Engelwurztee oder Quendel als desinfizierende, auswurffördernde, krampfstillende Lungenmittel infrage. Nicht zu vergessen das Meerträubel *(Ephedra)*, welches die traditionelle chinesische Medizin (TCM) als *Ma Huang* kennt. Ja, welches sollte unser Freund nehmen?

»Versuch's mit Knoblauchmilch«, sagte Christine ganz spontan und machte damit dem Grübeln ein Ende, »zwei oder drei Knoblauchzehen, je nach Größe, zerreiben und langsam in Milch erhitzen, kurz sieden lassen, aber nicht kochen.« Und das war es dann auch. Intuitiv hatte sie das richtige Mittel gewählt. In kürzester Zeit war der Husten vorbei und unser Freund war einen Schritt weiter in der Befürwortung natürlicher Medizin. Heilkunde ist eben nicht nur Wissenschaft, sondern auch eine Kunst.

Das mit dem Knoblauch macht wirklich Sinn, denn die Knolle enthält das schwefelhaltige Allicin, einen wirksamen Keim- und Pilztöter. Dieses leichtflüchtige Lauch-Öl wird vor allem über die Lunge ausgeschieden und ist deswegen für die unangenehme »Knoblauchfahne« verantwortlich. Beim Ausscheidungsprozess über die Atemorgane wird die Lunge gereinigt.

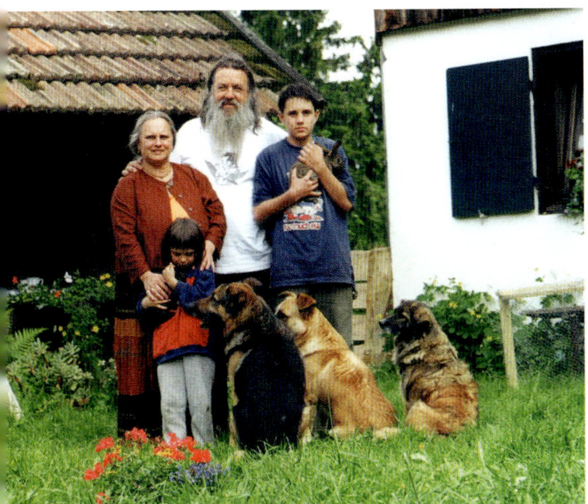

Familie Storl im Jahr 2000. Auch die Hunde werden mit Kräutern gesund gehalten.

URALTE WEIBLICHE HEILTRADITION

Selbstverständlich gibt es auch hervorragende Heiler männlichen Geschlechts, aber eigentlich waren Heilen und Krankenpflege immer eine weibliche Domäne, und das, so die kulturanthropologische Forschung, seit der Altsteinzeit. Über 90 Prozent unseres Daseins als Homo sapiens lebten wir als Wildbeuter. Bei den heutigen Jäger- und Sammlervölkern funktioniert die natürliche Arbeitsteilung nach Geschlecht – ganz allgemein gesprochen – noch immer so: Die Männer jagen. Sie verfolgen und erlegen das Wild und schleppen das Wildbret ins Lager. Die Frauen dagegen sammeln die essbaren und heilsamen Wurzeln, Sprosse und Wildkräuter. Die Frauen der Gemeinschaft, die Mütter mit Säuglingen in der Tragschlinge, die Schwangeren, die jungen Mädchen und auch die alten erfahrenen Großmütter, die die Sammelplätze seit Langem kennen, unternehmen gemeinsame Sammelexkursionen. Es sind meist fröhliche, ausgelassene Ausflüge, Teil der weiblichen Kultur. So heißt es bei den australischen Aborigines: Männer töten, Frauen bringen Leben hervor. »Wir tragen Pflanzstöcke *(dibble sticks)*, keine Speere. Wir sind Frauen, keine Männer«, erklärte eine Aborigine-Frau der Anthropologin Catherine Berndt.

Kulturanthropologen konnten ermitteln, dass bei den Wildbeutern, den Hortikultur und Hackbau betreibenden Völkern 80 bis 90 Prozent der Nahrung von den Frauen herbeigeschafft werden. Dabei wird zwischen Nahrungs- und Heilpflanzen nicht kategorisch unterschieden. Wie ethnografische Untersuchungen bestätigen, wurde das pflanzliche Wissen von einer Frauengeneration hinweg zur anderen Generation weitergegeben. Und das seit Jahrtausenden.

Als die Menschen vor rund 10 000 Jahren sesshaft wurden, waren es immer noch die Frauen, die sich um das Pflanzenwissen kümmerten. Sie bestellten die Gärten, säten und pflanzten, hackten die Beete und ernteten; auch die Heilpflanzen gehörten zu ihrer Domäne. Die Männer halfen zwar bei der schweren Arbeit, beim Brandroden oder eventuell beim Bewässern. Wenn sie sich um Pflanzen kümmerten, dann vor allem um solche, die berauschen oder das Bewusstsein verändern können; auch Pfeilgifte oder Fischgifte waren das Anliegen der Männer.

Als Musterbeispiel gelten die Irokesen, deren Gärten und Felder Besitztum der matrilinearen Clans waren. Die Männer als Jäger und Krieger sicherten das Umfeld der Dörfer. Eine Himmelsfrau brachte der Überlieferung nach die drei wichtigsten Feldfrüchte – Mais, Bohnen und Kürbisse – wie auch die Ackerbegleitpflanzen, die als Suppengrün oder Heilpflanzen verwendet wurden, auf die Erde. Die Pflanzenwelt galt ganz allgemein als weiblich. Bei den keltischen Walisern nannte man die Vegetationsgöttin Blodeuwedd; bei den Germanen war sie die Nana, bei den Griechen die Blumenbraut Persephone.

Nicht nur sicherten die Frauen die pflanzliche Ernährungsbasis – auch das Pflegen der Kinder, der Kranken, Verwundeten und

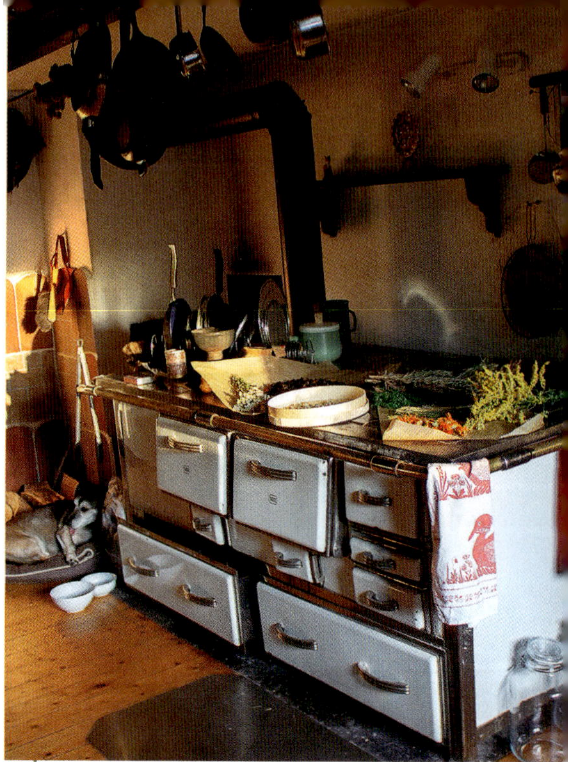

Der Herd oder die Feuerstelle werden seit Urzeiten von den Frauen gehütet.

gebrechlichen Alten war bei den alten Völkern die alltägliche Aufgabe der Frauen.
Wir können also sagen, dass die botanischen Kenntnisse und das Wissen um die Heilkraft der Vegetation tiefe Wurzeln haben. Pflanzenwissen prägte sich allmählich bis ins weibliche Unterbewusste ein.
Unser europäisches kulturelles Erbe ist in dieser Hinsicht keine Ausnahme. Auch bei den Bewohnern unseres Erdteils war es vor allem die Frau, die die heilsamen Kräuter kannte und anwendete. Homer erwähnt, dass die schöne Helena eine hervorragende Heilerin war. In der Ilias (11: 740) erzählt er: »Agamede, mit dem blonden Haar, eine Heilerin war sie, und kannte wohl die Kräuter alle, die auf der Erde wuchsen.«
Vor allem bei den Waldvölkern, den Kelten, Germanen, Slawen und Balten, war es die Hausfrau, die für die Gesundheit der Menschen und Tiere in Haus und Hof zuständig war. Etymologisch bedeutet das Wort Frau, wie auch Freya (die Göttin des Lebens), übrigens »Herrin« – die Hausfrau ist also die Herrin des Hauses. Sie war die Feuerhüterin; der Herd galt als die Herzmitte des Hauses und das Feuer darin als die mikrokosmische Sonne. Der Rauchfang über der Herdstelle galt als der Zugang zu den jenseitigen Welten. Durch den Kamin kamen auch die Geister, ebenso wie der Storch (Adebar, der Glücksbringer), der die Seelen der Kinder brachte. Und in der Meditation, der Versenkung oder in der tiefen Trance flogen die Seelen – die später als Hexen verteufelten Schamaninnen – durch den Rauchfang in die anderen Welten. Am Feuer, das die Stube erwärmt, am heiligen Herd, wurde nicht nur die Nahrung zubereitet, sondern auch die Heilmittel. Hier wurden der Kräutertee gebraut und die Heilsalbe gerührt.
Überhaupt spielte Wärme – wir würden sagen Überhitzungstherapie (Hyperthermie) – in Form von heißen Bädern, Saunas, *Banjas* (in Russland) und Wickeln – oder das Auflegen heißer Steine (oder Wärmeflaschen) in der Heilkunde der Völker eine wesentliche Rolle bei der Behandlung von Krankheiten. In unserem Haushalt ist das noch immer der Fall.

TRADITIONELLE NATURHEILMITTEL AUS KRÄUTERN

Hier nun ein kurzer Überblick der von der weiblichen Kultur vermittelten traditionellen Heilmittel. Sie sind noch immer der Kern der Volksmedizin. Zwar sind im Mittelalter alkoholische Tinkturen, Schnäpse und Elixiere über die von der Alchemie besessene Mönchskultur hinzugekommen, auch Theorien über Humore (Körpersäfte), Hitzegrade und die planetarische Zugehörigkeit der Kräuter, aber im Grunde genommen waren folgende Heilmittel und Herstellungsarten die ursprünglichsten:

Tee

◆ Der Tee, der heiße Aufguss, war heilig: Die Schale mit dem Wasser galt als die weibliche Komponente, die Hitze des Feuers als die männliche. Es ist ein Verbinden mit dem Ursprung. Im Glauben dieser Waldvölker ging die Welt aus den beiden Ur-Elementen Feuer und Wasser hervor. Die Kräfte der Heilpflanze werden durch die Kraft der Hitze herausgelöst und durch das aufnehmende Wasser an den Organismus vermittelt.
Der Kräutertee wurde (und wird noch heute) zu den drei sakralen Tageszeiten getrunken: Die erste Schale am Morgen, wenn der neue Tag erwacht und die Morgenandacht vollbracht ist; die zweite zur Mittagszeit, wenn die Sonne im Zenit steht; die dritte Schale am Abend, wenn der Tag sich verabschiedet und die Seele sich auf die dunkle Hälfte des Tageslaufs, auf den Gang in die Anderswelt, das Land der Träume, vorbereitet.
Kräuteraufgüsse sind bis heute bei uns die bevorzugten Heilmittel der europäischen Volksmedizin.

Heilbiere

◆ Auch das Brauen der Heilbiere gehörte zu den Aufgaben der Hausherrin. »Neun« Kräuter kannte sie, wobei die Zahl Neun, also drei mal drei, eine magische Zahl ist. Mit den Bieren, die – abgesehen von besonderen Feiertagsbieren – einen niedrigen Alkoholgehalt hatten, konnte die Frau das seelische Befinden der Hofgemeinschaft führen. Sie kannte Biere, die die Familienmitglieder vor Krankheit schützen, auch Biere, die die Männer anregen oder auch abregen können. Mit warmem Bier wurde das Euter kranker Kühe eingerieben. Da sie auch – als »Schamanin des Hofes« – für die Herstellung einer guten Beziehung mit den unsichtbaren Haus- und Hofbewohnern zuständig war, opferte die Hausfrau den Gärtrunk den Zwergen, Kobolden oder den Verstorbenen. Das geschah meistens draußen, unter dem Hofholunder.

Die beliebtesten Bierkräuter waren alltäglich verwendete Heilkräuter wie Gundermann, Schafgarbe, Brennnessel, Rauschbeere, Porst, Beifuß (bei Frauenleiden), Wermut (bei Magenleiden), Rosmarin (bei Schwermut und betrübtem Herzen) oder Wacholder (Nierenmittel). Das Bier war meistens kein Hopfenbier. Hopfen kam erst während der Völkerwanderungszeit von den Slawen zu den Germanen und wurde dann im Mittelalter, als die Mönche und dann die Herrschaften das Braurecht an sich rissen, immer häufiger verwendet.

Als wir auf den Berg ins Allgäu zogen, wollten wir weiterhin dieser Tradition der Heilbiere folgen. Wir lebten weit abseits und hatten weder genügend Einkommen noch ein Auto, mit dem wir Kisten mit dem Gebräu aus dem Tal nach oben hätten transportieren können. Gottfried Härle, ein junger Braumeister, der in seiner Leutkirchner Brauerei hervorragende, bekömmliche Biere braute, war sogar so nett, uns Brauhefe zu schenken, damit Christine uns das »flüssige Brot« brauen konnte. In Ladakh, wo wir einige Zeit bei tibetischen Bauern wohnten, braute die Bauersfrau jeden Tag wunderbares Gersten-Chang. Wir kamen auf die Idee, das auch bei uns zu machen. Dieses Bier, ungefiltert und mit niedrigem Alkoholgehalt, ist eine gesunde Nahrungsergänzung, es enthält viel Vitamin B, unterstützt die Verdauung, mindert die Gefahr der Nierensteinbildung; der Harvard-Professor Walter Willet behauptet sogar, dass Menschen, die täglich einen halben Liter Bier trinken, ihr Herzinfarktrisiko halbieren. Und die kräuterkundige Äbtissin Hildegard von Bingen rät den wahren Christenmenschen: Cervisiam bibat! (Man trinke Bier!) Übrigens war das auch der Rat einer alten Frau, als Christine geboren wurde und ihre Mutter zu wenig Milch für den Säugling hatte, denn der Gerstensaft stimuliert die Ausschüttung des Hormons Prolactin, das den Milchfluss bei Stillenden auslöst. Leider mussten wir auf Selbstgebrautes verzichten. Der Brauvorgang schlug fehl, da es in dem alten, mit Holz beheizten Haus unmöglich war, die Temperatur, die für die Hefegärung wichtig ist, in den Griff zu bekommen; nachts wurde es immer zu kalt.

Kräuterbrötchen und Wecken

◆ Neben Tees und Heilbieren wurden Heilpflanzen, getrocknet oder frisch, in Brotteig geknetet und gebacken. Diese Kräuterbrötchen oder Wecken waren eine beliebte volksmedizinische Art und Weise zu heilen. Hildegard nannte diese mit getrockneten Wurzeln, Samen und Gewürzen hergestellten Heilmittel »Küchlein«. Heilkräftige »Gebildekuchen« in Tier-, Pflanzen- oder Menschenform gab es schon im altgermanischen und keltischen Heidentum. Der Brauch wurde von den Christen übernommen und überlebte als heilkräftige, mit Kreuzzeichen versehene Oster- und Weihnachtsbrote. Es gab auch heilsame Kräuterwecken, die einem Heiligen geweiht waren, wie etwa das Agatha-Brot, das Sankt-Sebastians-Brot oder das Sankt-Erharts-Brot. Brote mit Dill oder Fenchel sollten gegen Verzauberung wirken. Später, in den Handelsstädten, wurden dann die ebenfalls als heilwirksam geltenden Gewürz-, Pfeffer- und Lebkuchen gebacken. Um der Verdauung zu helfen, bäckt man bis zum heutigen Tag Brot mit Kümmel. Vielerorts werden noch zur Mittsommerzeit »Hollerküchlein« aus den Blüten des Schwarzen Holunders in Bierteig gebacken. Im Allgäu wurde das Schmalz, in dem die Blütenkuchen frittiert wurden, als Heilsalbe bei rissiger Haut und kleinen Wunden verwendet.

Salben

◆ Salben zum Einreiben spielten ebenfalls eine wichtige Rolle in der Heilkunde der Großmütter. Salbenrühren war ein heiliges Geschäft, denn was die Frau dachte und fühlte, rührte sie mit in die Salbe hinein. Oft wurde das Rühren mit dem Singen von Liedern begleitet – Liedern, die zum Segen von Familie und Angehörigen beitrugen. Das Rühren musste hauptsächlich im Uhrzeigersinn geschehen, also im Einklang mit dem Lauf der Sonne. Zwischendurch wurde die Richtung geändert, ehe man wieder zur Sonnenläufigkeit zurückkam. Gänzlich entgegen dem Sonnenlauf zu rühren würde der Überlieferung nach Unheil bringen.
In alten Zeiten nahm die Hausfrau vor allem Schweineschmalz oder Butter (Anke, Smör) als Salbengrundlage. In besonderen Fällen kamen auch Bärenfett, Dachsfett oder Hirschtalg infrage. Murmeltiersalbe für die Gelenke ist noch heute beliebt. Schweinefett war einst begehrt, da es dem menschlichen Körperfett ähnlich ist und die pflanzlichen Wirkstoffe über die semipermeable Hautmembran gut eindringen lässt. Im Zeitalter der Agrarindustrie ist das Fett unglücklicher, mit Chemikalien und Antibiotika vollgestopfter Rüsseltiere zur Salbenherstellung problematisch. Da nimmt man lieber das Fett von glücklichen Bio-Schweinen, so wie es uns die große Kräuterfrau Maria Treben (1907–1991) beim Kochen ihrer Ringelblumensalbe vormacht. Anstelle von Butter, Butterschmalz oder Tierfetten verwenden viele Kräuterfrauen heutzutage lieber pflanzliche Fette, deren Vorhandensein der globale Handel ermöglicht: Jojoba-, Kokos- und Olivenöl, Kakaobutter oder Mandelöl, dazu Bienenwachs zum Härten.
Noch heute gibt es Frauen, die Ringelblumensalbe zur Beruhigung und Heilung der Haut, Beinwellsalbe für die Knochenheilung, Steinkleesalbe für die Venen, Kastaniensalbe für schwere, müde Beine, bei Venenentzündung und zur besseren Durchblutung, Gänseblümchensalbe als Kosmetikum für die Haut oder Pappelknospensalbe als heilendes, schmerzlinderndes Mittel herstellen. Meine Frau hat einige dieser Salben probeweise hergestellt, aber sie bevorzugt Kräuteröle.

Kräuteröle

◆ Kräuteröle wie etwa Johanniskrautöl, Ringelblumenöl, Gundermannöl oder Beinwellöl stehen jedes Jahr für einige Zeit (rund 3 Wochen) zum Ausziehen (Digerieren) in

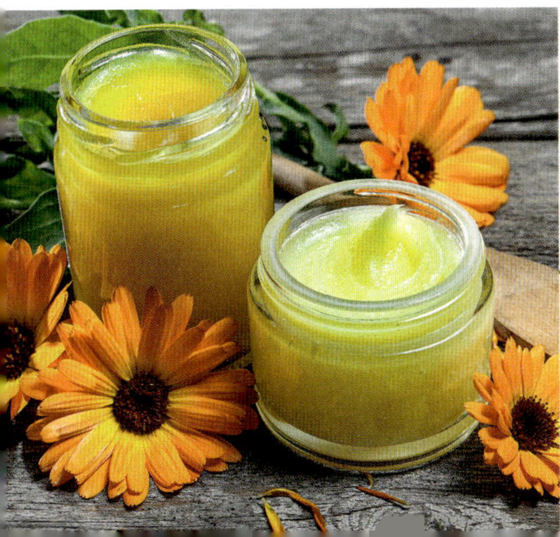

Selbst gemachte Salben, etwa die Ringelblumensalbe, sind ebenso wie Kräuteröle, Tinkturen und Teekräuter wichtige Bestandteile der Hausapotheke.

Schraubgläsern an Christines Küchenfenster oder an der sonnigen Südseite vor der Tür. In einem Pflanzenöl – sie bevorzugt Sonnenblumenöl, gegebenenfalls Olivenöl oder Distelöl – lassen sich ätherische (essentielle) Öle bestens konservieren.

Räucherkräuter

◆ Getrocknete Räucherkräuter wurden seit heidnischen Zeiten verwendet, um die geistige Atmosphäre zu säubern. Geräuchert wurde etwa nach ungutem Besuch, wenn Geister Schabernack trieben, oder – bei Krankheiten und Seuchen – um die Stube oder den Stall zu reinigen. Zu diesen Kräutern gehörten, wie Ethnobotaniker ermitteln konnten, seit der eiszeitlichen Steppe die Blütenrispen des gewöhnlichen Beifußes, Quendel (Thymian), Wacholderzweige, Tannen- oder Fichtenharz, Ruchgras oder Mariengras, und später, in christlichen Zeiten, der Weihrauch. Vor allem während der zwölf heiligen Tage der Weihnachtszeit – in den Raunächten, den »Rauchnächten« – ging die Frau mit schwelenden Kräutern in der Pfanne durch Haus und Stall.

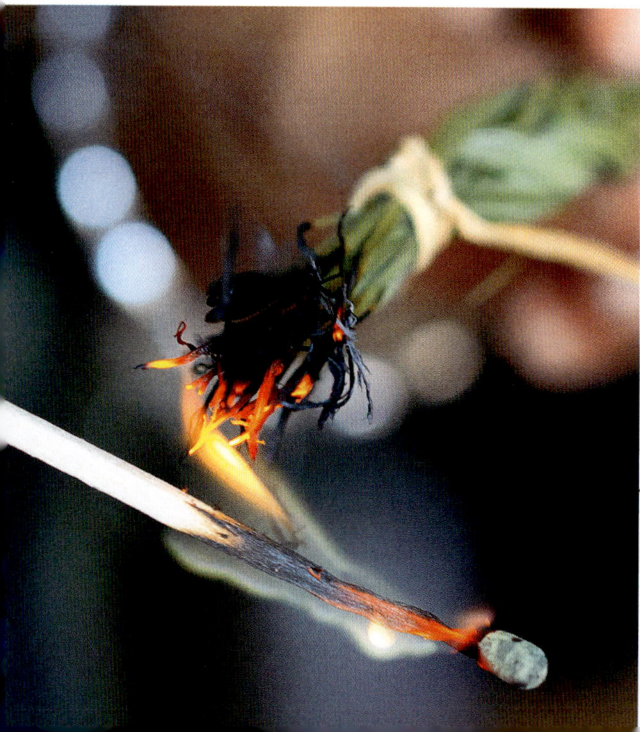

Je nach Region und Tradition wurde auch am Nikolaustag, in den Nächten um die Wintersonnenwende, wenn die Perchten umgehen, zu Walpurgis, wenn die Hexen unterwegs sind, oder auch in der Andreas- und der Hubertusnacht geräuchert.
Bei ansteckenden Krankheiten räucherte Kräutervater Sebastian Kneipp (1821–1897) die Zimmer mit Wacholder aus, auch die Kranken selber wurden damit beräuchert. Dabei handelte es sich um altüberliefertes Allgäuer Brauchtum, das er von seiner Mutter und einer Bäuerin gelernt hatte. Mit Wacholderrauch hielt er in Boos, dem Dorf, wo er als Kaplan tätig war, den Sensenmann fern, als 1854 in Bayern eine Cholera-Epidemie ausbrach. In den anderen Dörfern starben die Patienten der konventionellen Mediziner wie die Fliegen. Bei Kneipp überlebten alle 42 der im Dorf an Gallenbrechdurchfall Erkrankten. Seine erfolgreiche Kur bestand aus Wacholderräucherung, heißen Wickeln, Kräutertees und Fenchelmilch.
Auch andere Räucherungen kannte Kneipp, etwa mit Heidekraut als Hilfe bei Gicht und Rheuma und um die Kühe im Stall zu beruhigen. Bei asthmatischen Anfällen kannte er den Rauch der Huflattichblätter, und, kräftigend für die Brust, den Rauch mit Tannen- oder Fichtenharz.
Um drohendes Unwetter abzuhalten, räucherten die Frauen mit Hartheu (Johanniskraut). Als am besten geeignet galt das am Johannistag (24. Juni) gesammelte Kraut. Auch mit Bergwohlverleih (Arnika) konnten nach altem Glauben Blitz, Hagel und Sturm vertrieben werden. Der Spruch dazu lautete: »Steck Arnika an, steck Arnika an, dass sich das Wetter scheiden kann.«

Auch das Verräuchern von Heilkräutern kann bei einer Heilbehandlung sinnvoll sein. Hier glimmt ein Zopf aus getrocknetem Mariengras.

Auch für uns ist das Räuchern wichtig. Christine räuchert, um die harmonische Stimmung im Haus zu erhalten. Auch als Sterbebegleitung hat sie schon mehrfach geräuchert, was beruhigend und wohltuend auf jene wirkt, die sich an der Schwelle zur anderen Welt befinden.

Heublumenbad

◆ Beliebt in der Volksmedizin ist das Heublumenbad, das bis in keltische Zeiten zurückverfolgt werden kann. Unter Heublumen versteht man ein Gemisch aus den getrockneten Blüten des Klees und anderer Wiesenblumen, Samen der Gräser, sowie Blatt und Stängelreste, die sich auf dem Heuboden ansammeln. Ein Stoffsack voll mit diesen Blüten wird dann wie ein großer Teebeutel aufgebrüht und der Sud ins Badewasser gegossen. Das Heublumenbad hilft bei vielen Leiden, vor allem Verkrampfungen und Viruserkrankungen wie etwa die Grippe.

Zauberkräuter

Neben den Heilkräutern kannte die Hausfrau verschiedene magisch wirkende Liebes- und Lenzmittel, Hebammenkräuter und zuletzt auch die sogenannten Lüppekräuter (Giftpflanzen/Schadenskräuter). Auch die Faserpflanzen – Lein, Brennnessel und Hanf – sowie die Färbepflanzen, wie Waid und Wau, standen unter ihrer Obhut. Sie spann das Garn, wob und nähte das Tuch. Man glaubte, dass sie beim Spinnen ihre guten Wünsche, Gedanken und Liebe mit in das Garn hineinspann. Die Kleidung, die so entstand, würde dann wie eine schützende Aura für ihre Angehörigen wirken.

WEITERE NATURHEILMITTEL

Neben Kräutern spielten auch andere im Haus vorhandene Dinge wie Essig, vor allem Apfelessig, Honig, Heilerde und sogar Harn (Urin) eine wichtige Rolle in der Hausapotheke – auch in unserer Hausapotheke.

Essig

◆ Seit der Antike gilt Essig als entzündungshemmendes, kühlendes, adstringierendes Mittel. In den 1950er-Jahren brachte der Arzt D. C. Jarvis (1881–1966) in seinem Buch »Folk Medicine: A Vermont Doctor's Guide to Good Health« (deutsch: »5 x 20 Jahre leben«) den Essig, insbesondere den Apfelessig, wieder ins Bewusstsein der Allgemeinheit. Apfelessig ist gut für die Darmbakterien, kurbelt den Stoffwechsel an, hilft bei Nieren- und Blasenentzündung und als Gurgelwasser bei Rachen- und Zahnfleischentzündung.

Bienenhonig

◆ Bienenhonig wirkt antibakteriell, antiviral und pilzwidrig (antimykotisch). Als Wundsalbe wirkt er regenerierend auf verletztes Gewebe, fördert die Granulation (Bildung von neuem Gewebe) und nährt die jungen Zellen. Honig trocknet nässende Geschwüre, heilt Druckgeschwüre (Dekubitus) bei Bettlägerigen und Rollstuhlfahrern, hilft bei Nagelpilz, Verbrennungen und bei Lippenherpes. Letzteres wird noch besser mit Propolis (Harz, mit denen die Bienen ihre Stöcke abdichten) behandelt. Die alten Griechen kannten ein Honig-Essig-Wasser, das, schluckweise über den Tag getrunken, entgiftend wirkt und auch bei Bronchitis hilft.

Heilerde

◆ Die Anwendung von Heilerde oder Lehm geht nicht nur auf Naturheilkundler wie den »Lehmpfarrer« Emanuel Felke (1856–1926) zurück, der mit Einreibungen und Lehmbädern Erfolg hatte. Die Heilkraft des Lehms wurde seit eh und je von den indigenen Völkern geschätzt. Die Heilerde, die in Europa verwendet wird, besteht aus eiszeitlichen Lößablagerungen. Äußerlich hilft sie bei Hautunreinheiten und Akne, innerlich bei Magen-Darm-Beschwerden, Sodbrennen und Blähungen. Die Heilerde fördert Entgiftung, indem sie Schadstoffe bindet.

Urin

◆ Die Anwendung von Harn als wirksames Heilmittel ist größtenteils in Vergessenheit geraten, auch weil sie für viele Zeitgenossen als eklig und abstoßend gilt. Dabei ist der Harn praktisch steril und enthält neben wertvollen Mineralien auch Hormone und Enzyme. In der indischen Medizin gilt Urin als »kostbarer Saft«, als das Wasser des Shiva (*shivambu*). Ein Schluck frischer Eigenurin, entnommen dem Mittelstrahl beim Wasserlassen am Morgen, wird bei allen Krankheiten getrunken – von Asthma über Herz-Kreislauf-Beschwerden und Magengeschwüren bis hin zur Tuberkulose. Als besonders wirksam gilt der Eigenharn, wenn sich der Patient vegetarisch ernährt. Auch der Urin der Kühe gilt als besonders heilkräftig, und ein waschechter Hindu nimmt jeden Morgen einige Tropfen zu sich. Auch wir haben uns nicht gescheut, das zu tun, und ich hatte den Eindruck, Kuh-Urin hat uns geholfen, in dem tropischen Land gesund zu bleiben. Wir nahmen den Impuls mit nach Europa und Harn wurde auch Teil unserer Hausapotheke.

Äußerlich angewendet hilft Eigenharn bei Neurodermitis. Stechwarzen in den Fußsohlen sterben schnell ab, wenn man die Füße am Morgen 15 Minuten lang in Eigenharn badet. Wenn man im Meer schwimmt und mit den mit Nesselzellen bestückten Tentakeln der Quallen oder Medusen in Berührung kommt, fühlt es sich wie Peitschenhiebe an. Eigenurin nimmt sofort den Schmerz. Gurgeln mit morgendlichem Eigenharn hilft bei Angina. Innerlich angewendet, also getrunken, hilft er angeblich bei Infektionskrankheiten, insbesondere Diphtherie. Die alten Ägypter heilten sogar Augenkrankheiten mit Harn.

Der eigene Harn wirkt fast wie eine Impfung, indem er eine Immunantwort hervorruft. Die Aufnahme des eigenen Harns entspricht dem Prinzip, Gleiches mit Gleichem zu behandeln. Der interessierte Leser sollte sich, was die Länge der Anwendung und die Dosierung der Urintherapie betrifft, in der sachkundigen Literatur informieren.

GEBETE UND OPFERGABEN

Nicht allein Drogen (getrocknete Kräuter) und die materiellen Stoffe genügen, um eine erfolgreiche Krankenbehandlung durchzuführen. Es gehört auch dazu, sich mit einer Bitte oder einem Gebet an die geistigen Wesenheiten zu wenden – den lieben Gott, die Mutter Maria, die eigenen Ahnen, Götter oder Engel, je nach religiöser Orientierung. Medizin besteht nicht nur aus materiell nachweisbaren molekularen Wirkstoffen, sondern auch aus Kräften der metaphysischen Dimension. Heilen besteht – das sagten schon die alten Germanen – aus »Wort und Wurz«, aus der geistigen Kraft des Heilers und aus der Kraft der Pflanze.

Das Gebet oder die Fürbitte kann unterstützt und gesteigert werden durch kleine Rituale, wie etwa das Anzünden von Kerzen und Räucherwerk, das Opfern von Blumen und Obst, das Wasserausgießen und die Hinwendung an den göttlichen Heiler in uns. Die Inder nennen das Puja. Auch diesen Impuls konnten wir aus Indien, wo wir zwei Jahre lebten, mitbringen.

INDIANERMEDIZIN UND BLUMENKINDER

Christine, die uns hier in diesem Büchlein ihre Erfahrungen mit Heilkräutern und anderen Hausmitteln zusammengestellt hat, wuchs in Wyoming, im Schatten des Big Horn Gebirges, im Land der Cowboys auf. Dort glaubte man felsenfest an den Fortschritt. Wenn man krank wurde, verließ man sich auf den akademisch geschulten Arzt, der mit dem ganzen Arsenal der modernen Medizin – mit Pillen, Spritzen und notfalls dem Skalpell – auf die Krankheit einschoss. Außer bei einigen Sektierern, etwa den

Mormonen, war Kräutermedizin nicht gefragt. Der »Kräuterkram« galt als altmodisch, primitiv und möglicherweise schädlich. Kräutertees und Salben wurden als *Indian medicine* (Indianermedizin) verunglimpft. Wie etwa der Aberglaube und die Huldigung falscher Götter, gehörten Heilkräuter zur Welt der Primitiven, der Unzivilisierten. Kräuter galten als unwirksam, oder auch als gefährlich, womöglich giftig.

In den 1960er- und 70er-Jahren kam es mit Blumenkindern, Hippies und Alternativen zu einer Art Kulturrevolution in den Vereinigten Staaten. Ein neuer Geist wehte durchs Land, die sogenannte Gegenkultur *(counter culture)* stellte vieles infrage, forderte ein Ende des Vietnamkrieges, entdeckte die giftfreie, naturfreundliche biologische Landwirtschaft *(organic gardening)*, Müsli, Vollkornbrot, Kefir und gesunde Ernährung und die Ökologie. Die jungen Träumer träumten einen alternativen amerikanischen Traum *(American dream)*, in dem der Konsum nicht im Vordergrund stand. Sie praktizierten die natürliche, sanfte Geburt der Kinder, vertieften sich in indische Philosophie und Musik und experimentierten mit bewusstseinserweiternden, pflanzlichen Drogen. Das Anbauen des eigenen Hanfs (Cannabis) förderte übrigens bei vielen Jugendlichen und Studenten überhaupt ein Interesse an den grünen Mitbewohnern unserer Erde und an der Botanik. Auch das medizinische Paradigma wurde, unter anderem durch das Lesen der Schriften Ivan Illichs, die Entdeckung des indischen Ayurveda, von Homöopathie, TCM, Bach-Blüten-Elixieren, Schamanismus und anderen therapeutischen Alternativen infrage gestellt. Kräutermedizin *(herbal medicine)*, die verpönte »Indianermedizin«, war auf einmal in.

In dieser bewegten Zeit zog Christine mit ihrer Familie an die Westküste, wo die Gegenkultur besonders stark brodelte und viele bunte Blüten trieb. Eine Freundin brachte ihr die »christliche Wissenschaft« von Mary Baker Eddy (1821–1910) als alternatives Heilverfahren nahe. Mary B. Eddy, die seit ihrer Kindheit eine schwache Konstitution hatte und krankheitsanfällig war, erlitt als junge Frau schwerste Verletzungen bei einem Sturz auf glattem Eis und konnte in der Folge nicht mehr laufen. Sie nahm die Bibel zur Hand und las im Matthäus-Evangelium (Vers 9,2–5): »Dort brachten sie einen Gelähmten auf einer Trage zu ihm. Als Jesus ihren festen Glauben sah, sagte er zu dem Gelähmten: Du kannst unbesorgt sein, mein Sohn! Deine Sünden sind dir vergeben«, und weiter in Zeile 5: »Stehe auf, nimm deine Trage und gehe nach Hause.« Nachdem sie das gelesen hatte, konnte sie auf einmal wieder gehen. Danach war sie überzeugt, dass sie mittels Bibelsprüchen Krankheiten heilen könne. Schließlich gründete sie »Christian Science« als eine eigene Religionsgemeinschaft: Sie

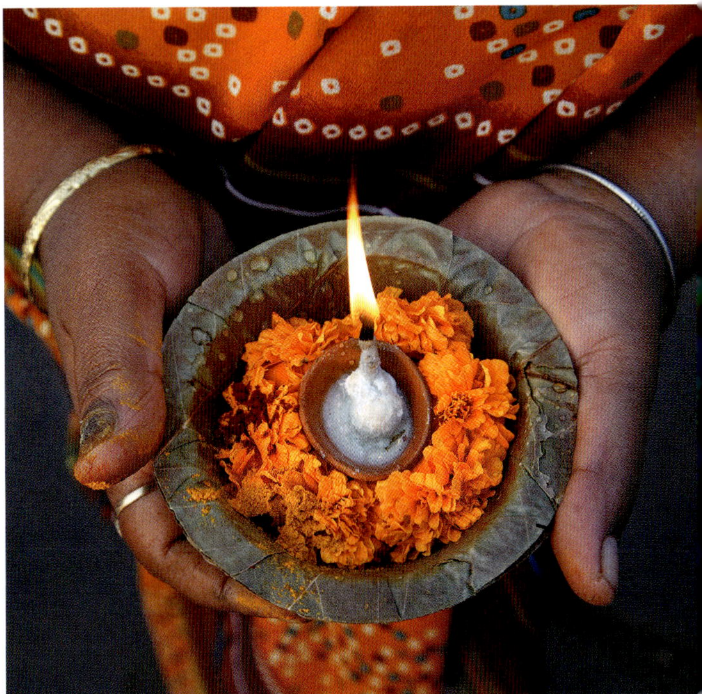

In Asien bringen die Menschen den Göttern jeden Tag kleine Opfergaben.

lehrte, dass der Mensch Gottes Ebenbild sei, daher seien Sünde, Krankheit und Tod Illusionen ohne Bestand. Arzneien wurden von ihr grundsätzlich verworfen: »Für den Gottessinn kommen bei der Heilung von Krankheiten ebenso wenig irgendwelche Medikamente in Betracht, wie dies bei der Befreiung von Sünde der Fall ist.« Sie war überzeugt, dass der medizinische Beruf dem Götzendienst heidnischer Priester entsprang.

ANTHROPOSOPHIE IN DER SCHWEIZ

Das sind natürlich Vorstellungen, die bei einem idealistischen Teenager Begeisterung hervorrufen. Nach Abschluss der Highschool flog Christine in die Schweiz, wo sie sich in der anthroposophischen Gemeinschaft wiederfand, in der ich als biologisch-dynamischer Gärtner tätig war. Sie lernte dort nicht nur mich, ihren zukünftigen Ehemann, kennen, sondern auch die anthroposophische Medizin und – von Hilde, der Frau des Gärtnermeisters – die Kräuterheilkunde. Die freundliche Gärtnerfrau kannte sich mit Heilkräutern aus wie keine andere. Ein Pott Schafgarbentee, der, wie sie sagte, »Astralleib und Ätherleib zusammenhält«, kam jeden Tag auf den Mittagstisch. Schnittwunden, Abschürfungen, auch Erkältung und Gliederreißen und alles, was einen wackeren Gärtner so befallen kann, heilte sie mit Kompetenz. Bei ihr war anthroposophische Heilkunde keine blasse, weltfremde Schöngeisterei. Für Christine wurde sie ein Vorbild, das ihr half, sich von der eher einseitigen Lehre Mary Baker Eddys zu lösen.

WOLF-DIETER ENTDECKT BILZ

Christines Interesse an der Naturheilkunde ergänzte meine eigene Einstellung, denn schon seit frühester Kindheit war ich mit der Heilkraft der Kräuter und des Wassers bekannt gemacht worden. In meiner Familie

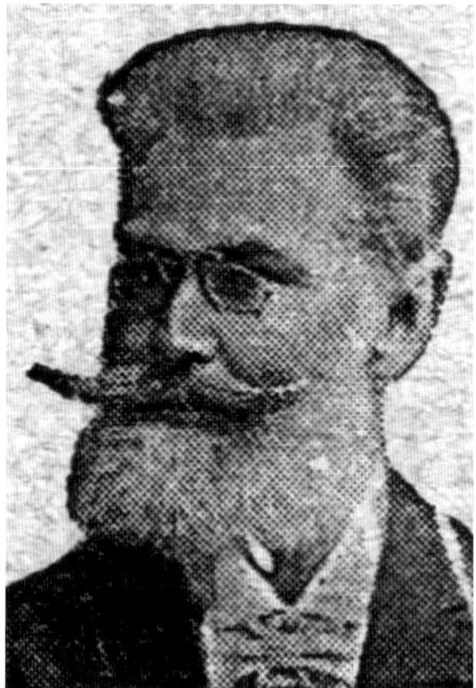

Friedrich Eduard Bilz empfahl schon Ende des 19. Jahrhunderts eine natürliche Lebensweise.

war es – wie schon erwähnt – die Großmutter, die sich um die Gesundheit unserer Familie kümmerte. Ihre Vorfahren kamen aus dem Erzgebirge und Böhmen, wo Heilkräuter schon immer eine große Rolle spielten. Zudem war sie Anhängerin des heutzutage fast vergessenen sächsischen Naturheilkundlers und Lebensreformers Friedrich Eduard Bilz (1842–1922). Als Webergeselle arbeitete der junge Bilz in einer Tuchfabrik und wurde lungenkrank. Er hatte Magenkrämpfe und litt, wie viele seiner Kollegen, unter den ungesunden Bedingungen des damaligen Fabrikarbeiterlebens. Es gelang ihm aber, sich mit natürlichen Mitteln zu kurieren. Schließlich wurde er zu einem der großen Naturheiler und Betreiber eines erfolgreichen Sanatoriums. Sein Buch »Das neue Naturheilverfahren«, das sich im Laufe der Zeit 3,5 Millionen Mal verkaufte und in zwölf Fremdsprachen übersetzt wurde, nahm einen prominenten Platz im Bücherregal meiner Großeltern ein. Ich kann mich gut daran erinnern, denn da waren anatomische Bilder zum Ausklappen; heimlich und voller Neugier blätterte ich als kleiner Junge darin, denn da wurden »nacksche« Menschen gezeigt, und ich merkte, dass es da einen gewissen Unterschied zwischen Frauen und Männern gab. Bilz lehrte – ähnlich wie Sebastian Kneipp –, dass das natürliche, einfache Leben immer das beste ist. Um die natürlichen Selbstheilungskräfte – die *vis medicatrix naturae* – zu unterstützen, brauchte es frische Luft, Bewegung, gesunde Nahrung und Schlafen auf harten Matratzen. Als Heilmittel wurden Kräutertees bevorzugt. In seinem Sanatorium nahe Dresden gab es ein Wellenbad, ein Licht-Luft-Bad, Barfußlaufen, Wassertherapie (ähnlich wie bei Kneipp) und – was für die »Kaffee-Sachsen« sicherlich schwer hinzunehmen war – koffeinfreien Malzkaffee. (Meine Großmutter liebte Kaffee, trank ihn aber nur am Sonntag.) Für Alkohol hatte der Gesundheitsapostel ebenfalls wenig übrig: Er entwickelte ein Getränk mit Limettenextrakt, die »Bilz-Brause«, die später in *Sinalco* (sine = ohne, alcohole = Alkohol) umgetauft wurde und noch immer im Handel erhältlich ist.

VERNUNFT STATT TABLETTEN

Was ich hier schildere, sind die zentralen Ideen, die Christine und mich in Bezug auf die Heilkunde geprägt haben. Besonders die Pflanzenheilkunde spielt bei der gesundheitlichen Prophylaxe und bei der Ausheilung von Krankheiten für uns seit jeher eine wichtige Rolle. Egal woran wir litten, was uns gerade belastete – die Heilpflanzen haben uns nie enttäuscht.

Was hier geschrieben steht, soll lediglich eine Anregung sein, den Kräften der Natur und dem in uns wohnenden Selbstheilungsvermögen etwas mehr Vertrauen zu schenken. Heilpflanzen, Meditation und Selbstverantwortung sind auch das Thema des amerikanischen Mediziners Andrew Weil, den ich schon lange persönlich kenne und schätze. In Harvard ausgebildet und als Professor für holistische, integrative Medizin am Arizona College of Medicine tätig, hat Weil in den USA regelrechten Kultstatus. Während eines Symposions bei der Schweißfurth-Stiftung (München) sagte er, er sei überzeugt, dass, wenn man den Menschen das Wissen um die Heilkräuter und deren Wirkung nicht vorenthalten würde, wenn die Kinder schon in den Schulen darüber lernen würden, dann erübrigten sich schätzungsweise 65 Prozent der Arztbesuche. Anstatt sich zum passiven, duldenden Patienten machen zu lassen, sollte der mündige Kranke an seiner Heilung aktiv mitarbeiten. Das würde die Arbeitslast der gestressten Mediziner mindern und den Krankenkassen sehr viel Geld sparen. »Vernunft statt Tabletten« ist der Titel eines seiner Bücher.

Das bedeutet aber nicht, dass man kompetente Ärzte oder Heilpraktiker nicht zurate ziehen sollte. Christine und ich sind weder Heilpraktiker noch Ärzte, und wir sind auch nicht befugt, medizinische Ratschläge zu erteilen. Dieses Buch sollte nur Mut machen, Selbstverantwortung für sein Leben und seine Gesundheit zu übernehmen.

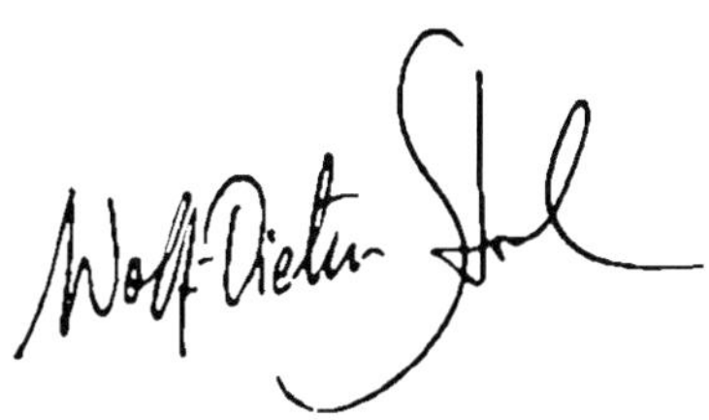

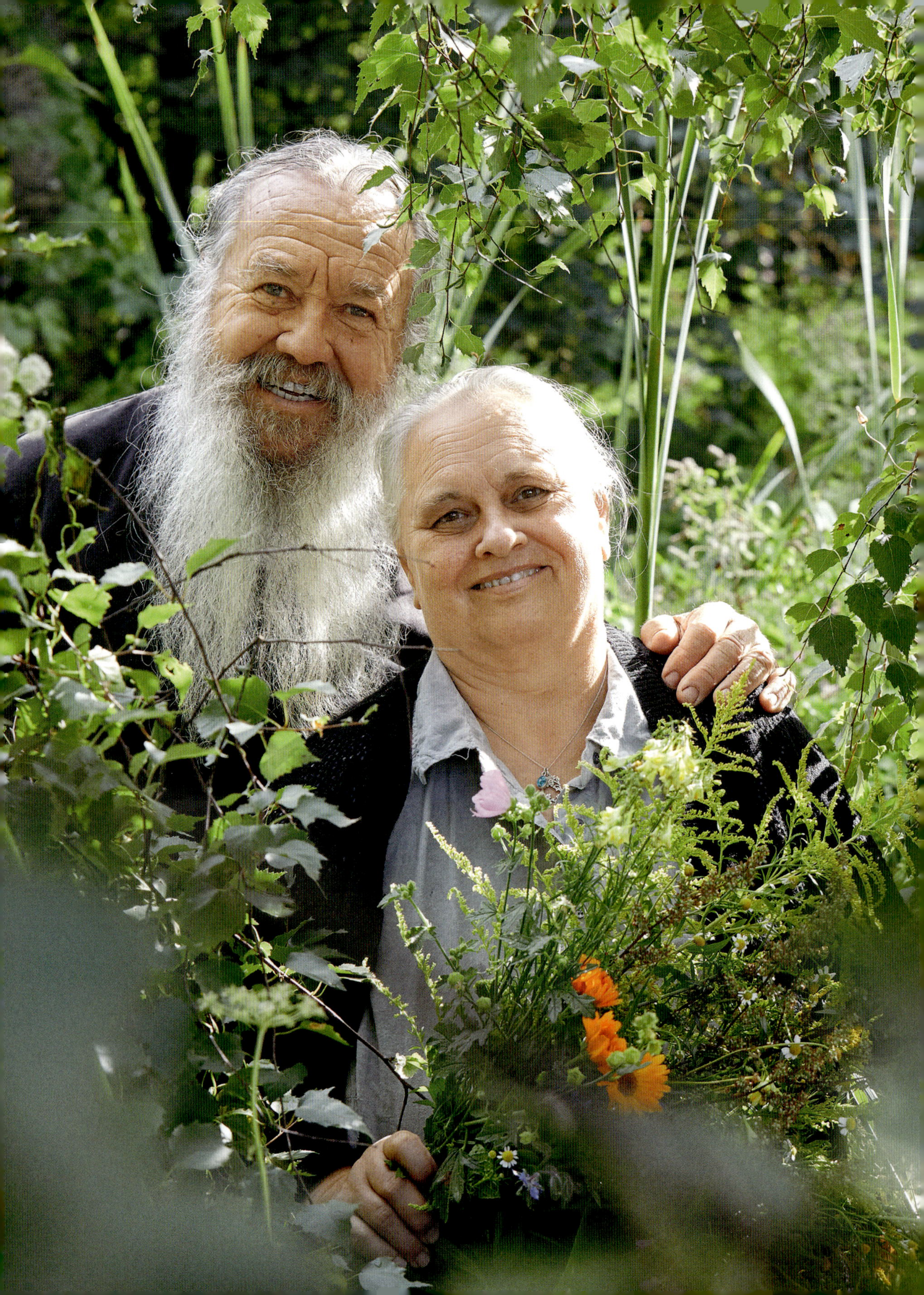

DIE NATUR HILFT!

VON CHRISTINE STORL

Pflanzen können mehr, als wir glauben – manche Pflanzenbegeisterte sind sogar davon überzeugt, dass Pflanzen ein höheres Bewusstsein besitzen als Menschen. Urgeschichtlich gesehen haben die Pflanzen es Tieren und Menschen überhaupt erst ermöglicht, auf der Erde zu leben, indem sie Sauerstoff zum Atmen schufen. Dann gaben sie uns auch noch zu essen. Aber damit noch nicht genug – sie schenkten uns auch lebendiges, frisches Wasser! Bevor die Pflanzen die Erde eroberten, gab es nur vereinzelte Frischwasserquellen sehr tief unter der Erde. Wenn man sich all dies ins Bewusstsein ruft, verwundert es nicht, dass die alten Schriften aus Indien, etwa die Veden, die Pflanzen als unsere eigentlichen Mütter bezeichnen.

Wenn wir uns also hilfesuchend an die Pflanzen wenden, unterstützen sie uns dabei, gesund zu werden. Pflanzen können sogar wahrnehmen, was um sie herum geschieht, und angeblich auch erkennen, welche Krankheiten die Menschen in ihrer Umgebung plagen. Laut Linwood Tallbull, Sohn des Cheyenne-Medizinmanns Bill Tallbull, helfen uns die Pflanzen schon, wenn wir sie nur berühren und liebevoll wahrnehmen. Sogar Wissenschaftler bestätigen inzwischen, dass Pflanzen mehr Bewusstsein haben, als die wissenschaftliche Sichtweise früher bereit war einzuräumen. Es ist auch interessant, dass oft, wenn eine Krankheit sich ausbreitet, auf einmal Heilpflanzen in der Umgebung wachsen, die bei dieser Krankheit helfen können.

Weil unsere Familie seit über drei Jahrzehnten abgelegen mitten in der Natur lebt, habe ich bei vielen gesundheitlichen Problemen Heilung aus der Natur gesucht und wurde nie enttäuscht. Meine Erfahrung hat mich gelehrt, dass der Mensch mit Vernunft und Hilfe aus der Natur sehr viel mehr selber heilen kann, als mancher vielleicht glaubt. Natürlich ruft man bei ernsthaften Erkrankungen und in Notfällen einen Arzt. In diesem Buch gebe ich weiter, welche natürlichen Heilmittel aus dem Pflanzenreich, manchmal auch nur Wasser und Heilerde, uns immer wieder geholfen haben – es ist als Anregung gemeint, die eigene Gesundheit, wann immer möglich, selber in die Hand zu nehmen.

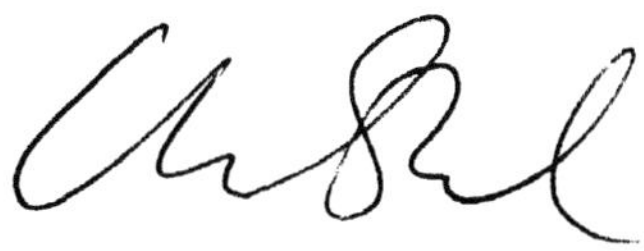

Dieses Buch widme ich meinen Kindern
und den Enkelkindern, die ich gerne
noch hier auf der Erde begrüßen möchte.

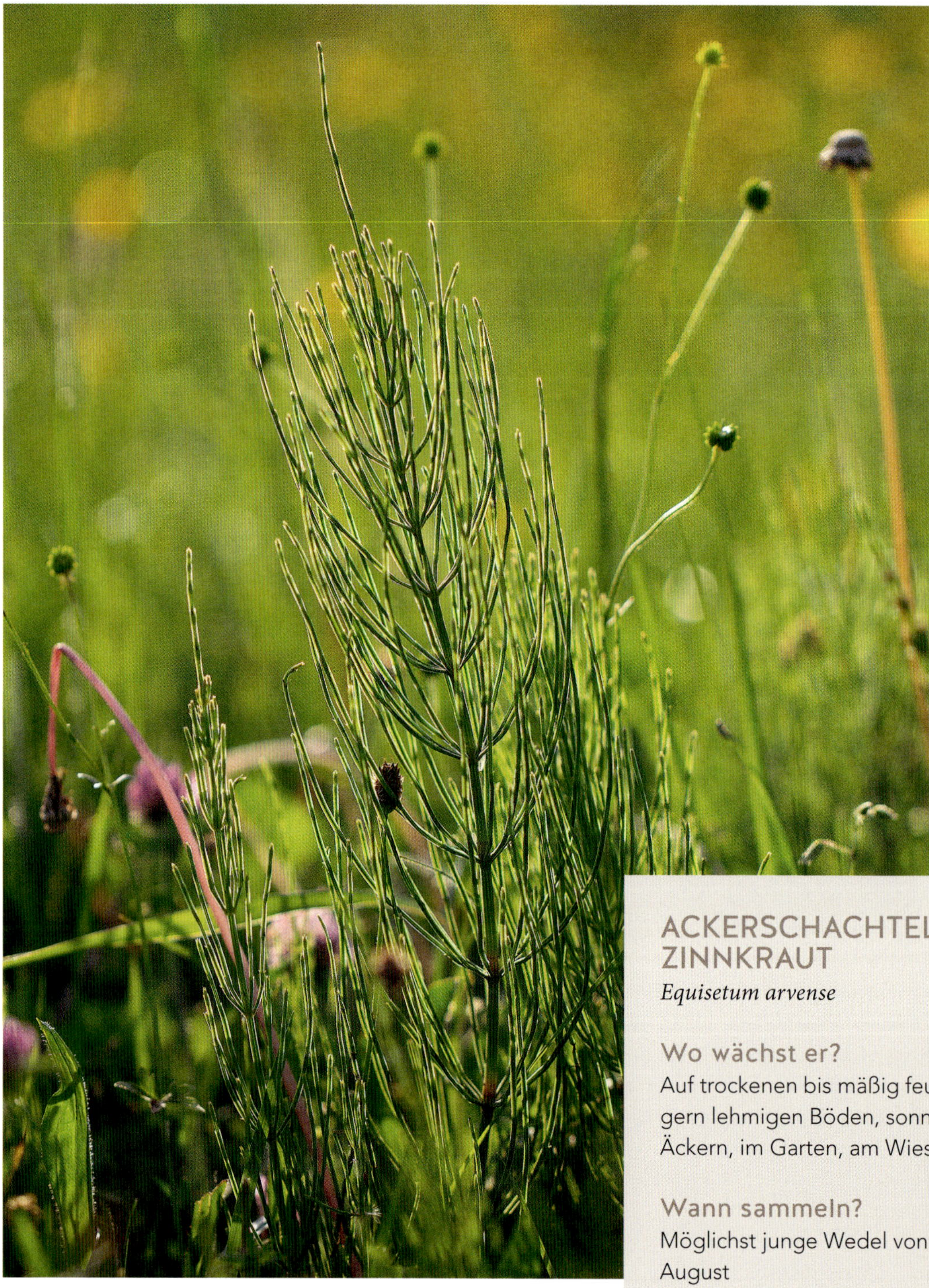

ACKERSCHACHTELHALM, ZINNKRAUT

Equisetum arvense

Wo wächst er?

Auf trockenen bis mäßig feuchten, gern lehmigen Böden, sonnig. Auf Äckern, im Garten, am Wiesenrand

Wann sammeln?

Möglichst junge Wedel von Mai bis August

Was verwenden?

Gesamtes Kraut (grüne Wedel)

Vorrat?

Ackerschachtelhalm lässt sich trocknen für den Wintervorrat.

ACKERSCHACHTELHALM

Ackerschachtelhalm stärkt die Knochen. Er enthält reichlich Kieselsäure, die bei Arterienverkalkung reinigend wirkt, die Gelenkschmiere aufbaut und das Bindegewebe festigt.

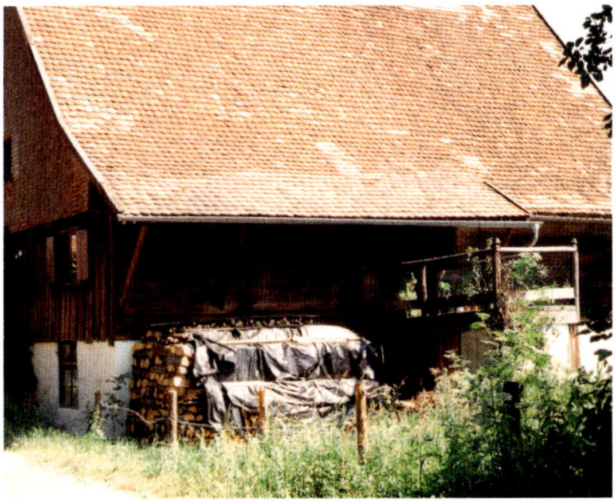

Auf der Südseite des Hauses trocknen die Holzvorräte.

Schon so manches Mal waren wir sehr froh, dass wir nur schnell in den Garten laufen mussten, um ein paar Wedel für einen starken, blutstillenden Sud zu pflücken. Immer wieder zieht sich einer aus der Familie bei der Arbeit auf dem Hof eine blutende Wunde zu – meistens ist es Wolf.

NOTFALLPFLANZE

Wir heizen ja fast ausschließlich mit Holz und vor einigen Jahren war er dabei, an der Kreissäge Äste auf die richtige Länge für den Herd zu sägen. Er liebt diese Arbeit an der frischen Luft, sie bedeutet Entspannung für ihn und einen Ausgleich zum Sitzen am Schreibtisch. Wenn er merkt, dass er müde wird, hört er eigentlich vorsichtshalber auf, denn eine falsche Bewegung – das ist ihm stets bewusst – kann sehr gefährlich sein. Auch diesmal wollte er für den heutigen Tag aufhören und die Säge ausschalten. Während er nun mit der rechten Hand gerade den Schalter betätigen wollte, geriet er mit der Linken, in der er noch einen Fichtenast hielt, zu nah an das noch rotierende Sägeblatt. Der Ast wurde mit Wucht zurückgeschleudert, und ein hakenförmiges, messerscharfes Holzstück – es sah aus wie ein Haifischzahn – erwischte seinen Mittelfinger und riss eine tiefe Wunde ins Fleisch. Bevor das Blut aus der Wunde schoss, konnte er den Knochen sehen. Wolf presste das Stück Fleisch mit der anderen Hand fest und lief ins Haus, wo wir sofort eine Abkochung vom Ackerschachtelhalm zubereiteten. Im Eiswürfelbad kühlten wir die Flüssigkeit herunter, bis sie eine erträgliche Temperatur hatte, und badeten die Hand darin. Das Wasser wurde zunächst rot wie Rote-Bete-Saft, aber bald hörte das Bluten auf. Der Schachtelhalm hatte wieder einmal seine Wirkung getan.

Währenddessen hatte ich schon starken Schafgarbentee gekocht (Seite 87) und in eine weite Schale gegossen, darin badeten wir die Hand dann immer wieder, auch in den darauffolgenden Tagen – immer wieder in frisch gebrühtem Tee. Denn auch die Schafgarbe ist blutstillend und dank ihrer Gerbstoffe und ätherischen Öle auch wundheilend. Ein paar Tage nach diesem Unfall musste Wolf schon verreisen und ein Seminar halten. Dort traf er einen befreundeten Arzt, der sich ebenfalls auf Naturheilkunde versteht. Er packte frisch gepflückte, ganz fein geschnittene Spitzwegerichblätter auf die Wunde, wickelte einen Verband drum herum, und es dauerte nicht mehr lange, bis der Finger vollkommen ausgeheilt war.

SCHNELLE KNOCHENHEILUNG

Wolfs betagte Mutter rief eines Tages an und fragte nach Rat, sie hatte sich im Pflegeheim den Arm gebrochen. Er war schon eingegipst und man konnte nicht mehr mit Beinwell – den wir sonst immer bei Brüchen verwenden – heran. Wolf empfahl ihr dann, Ackerschachtelhalmtee zu trinken.
Der behandelnde Arzt nahm später zur Kontrolle den Verband ab und war völlig erstaunt, wie schnell der Arm heilte. »Frau Storl, Sie haben ja ganz junge Knochen! Das ist ja unglaublich, wie schnell das geheilt ist.« Sie hat ihm nicht gesagt, dass sie Ackerschachtelhalmtee getrunken hat, denn in Amerika gelten Heilpflanzen immer noch als primitive Indianermedizin.
Es ist die im Ackerschachtelhalm in großer Menge enthaltene Kieselsäure, die die Knochenheilung beschleunigt. Sie reinigt bei Arterienverkalkung, baut die Gelenkschmiere auf und festigt das Bindegewebe. Auch Haare, Haut, Zähne und Fingernägel profitieren von der Zufuhr von Kieselsäure, sie werden fester, die Haare kräftiger und glänzend, die Haut gesund und strahlend.

URZEITPFLANZE

Der Ackerschachtelhalm ist eine Urzeitpflanze, die seit Millionen von Jahren auf der Erde lebt. Er erwartete uns auch schon im Allgäu, als wir auf unseren einsamen Bergbauernhof zogen. Nur ein paar kleine Wurzeln waren es, die wir mit allem anderen Grünzeug sorgfältig kompostierten, als wir unseren Gemüsegarten anlegten. Doch ein, zwei Jahre später explodierte das Ackerschachtelhalmvorkommen in unseren Beeten – in Massen kamen die Triebe zwischen Salat und Kohl aus der Erde. Der Schachtelhalm hatte die Komposthitze locker überlebt. Inzwischen haben wir uns mit ihm arrangiert, ist er doch so hilfreich für unsere Gesundheit. Wir ernten ihn eifrig, sonst würde er wohl bald den Garten überwuchern.

SO SIEHT DER ACKERSCHACHTELHALM AUS

Verwechseln kann man den Ackerschachtelhalm vor allem mit dem giftigen Sumpfschachtelhalm *(Equisetum palustre)*, der in Feuchtwiesen und an Bächen wächst. Wenn man seinen Stängel durchschneidet, hat er aber mehrere große Löcher um den Außenrand, während der Ackerschachtelhalm ein großes Loch in der Mitte und kleinere außenherum aufweist. Ebenso giftig ist der Winterschachtelhalm *(Equisetum hyemale)*, der aber leicht erkennbar ist, weil er sich nicht verzweigt. In der Heilkunde wird nur der Ackerschachtelhalm verwendet. Er zeigt verdichteten Boden an. Sumpf- und Winterschachtelhalm erreichen bis zu 100 cm Höhe, der Ackerschachtelhalm wird allenfalls 50 cm hoch. Alle Schachtelhalmarten wurden früher übrigens zum Scheuern von Metallgefäßen verwendet – daher der zweite Name Zinnkraut. Holzbildhauer schätzten die dicken Stängel des Winterschachtelhalms wegen ihres hohen Kieselsäuregehalts auch als natürliches »Schmirgelpapier« für feinste Schnitzarbeiten.

ANWENDUNGEN

Ackerschachtelhalmtee ist besonders gut für die Durchspülung der Nieren, durch eine **Abkochung** wird die Kieselsäure gelöst. Die Abkochung stärkt die Knochen und sollte deshalb vorbeugend schon ab dem mittleren Lebensalter regelmäßig getrunken werden. Schlecht heilende Wunden werden mit **Umschlägen** aus Ackerschachtelhalm kuriert.

ACKERSCHACHTELHALM-ABKOCHUNG (-TEE)

1 EL fein geriebenes getrocknetes Kraut oder zwei Stängel frisches Kraut in 1/2 l Wasser zum Kochen bringen und 20 Minuten (Tee: 5 Min.) zugedeckt leise kochen lassen.

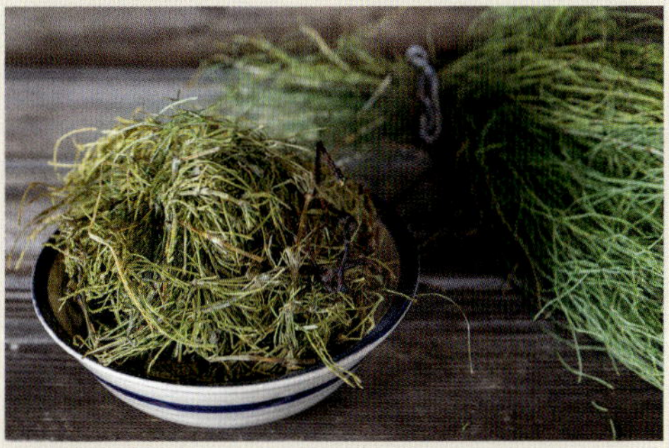

Wann anwenden?

- *Tee: bei akuter Blasenentzündung, zur Durchspülung der Nieren bei Nierengrieß und Prostatabeschwerden (auch vorbeugend regelmäßig trinken), kurmäßig getrunken bei Gicht und Rheuma (2–4 Tassen tgl.)*
- *Abkochung: zur Kräftigung von Haaren, Zähnen, Finger- und Zehennägeln*
- *nach Knochenbrüchen für das Wiederkalzifizieren der gebrochenen Knochen*
- *im fortgeschrittenen Alter regelmäßig trinken vorbeugend gegen Osteoporose und Arteriosklerose*
- *als (Teil-)Bad blutstillend bei akuten blutenden Wunden und bei Nagel- oder Fußpilz*
- *als Sitzbad bei Hämorrhoiden, Weißfluss und Scheidenpilz bei Frauen*

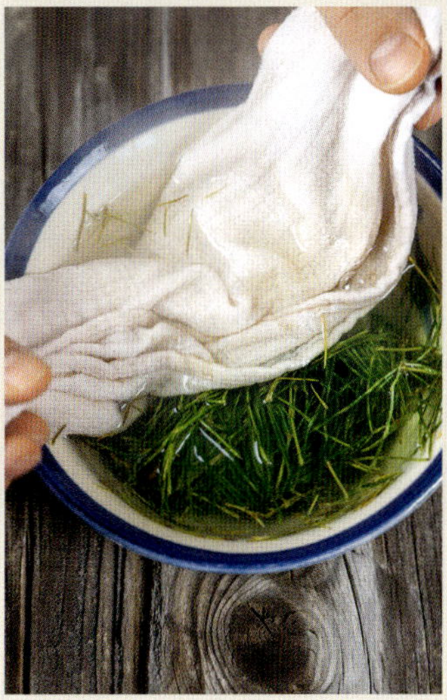

ACKERSCHACHTELHALM-UMSCHLAG

1–2 Handvoll trockenes Kraut oder 10 Stängel frisches Kraut in 1 l Wasser zum Kochen bringen und dann etwa 20 Minuten leise kochen lassen. Ein Baumwolltuch im heißen Tee tränken, so weit abkühlen lassen, dass es angenehm auf der Haut ist, und das Tuch auf die betroffene Stelle legen. Das ausgekochte Kraut kann man noch darauflegen. Mit einem trockenen Tuch abdecken und mit einer elastischen Binde fixieren. Sobald das Tuch durch die Körperwärme getrocknet ist, den Umschlag erneuern.

Wann anwenden?

- *bei schlecht heilenden und infizierten Wunden, auch »offenen Beinen« (Ulcus cruris)*
- *bei Geschwüren, Nagelbettentzündung*

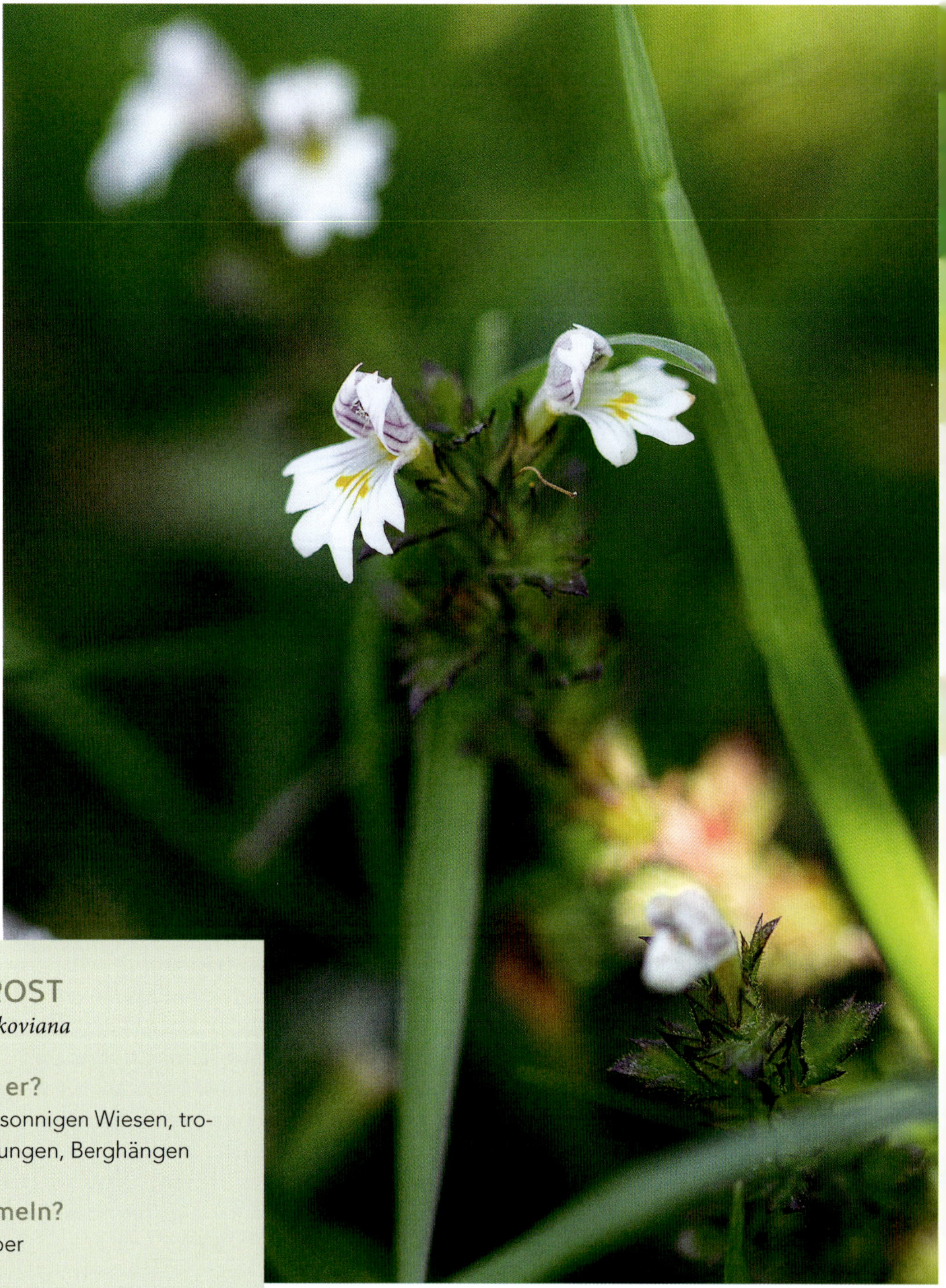

AUGENTROST

Euphrasia rostkoviana

Wo wächst er?

Auf mageren, sonnigen Wiesen, trockenen Böschungen, Berghängen

Wann sammeln?

Juni bis Oktober

Was verwenden?

Blühendes Kraut

Vorrat?

Augentrost lässt sich gut trocknen, wir verwenden ihn aber meistens nur frisch.

AUGENTROST

Augentrost ist die traditionelle Heilpflanze zur Stärkung der Augen und zum Heilen von Verletzungen im Augenbereich. Der Tee ist bei Husten angezeigt.

Wer dieser Pflanze ihren Namen gab, wusste, was er tat: Auch unsere Augen hat das kleine Kräutlein schon so manches Mal »getröstet«. Die Heilwirkungen der Euphrasia auf die Augen sind empirisch bewiesen – seit Jahrhunderten schwört die Volksheilkunde auf sie als zuverlässige Helferin bei Augenleiden.

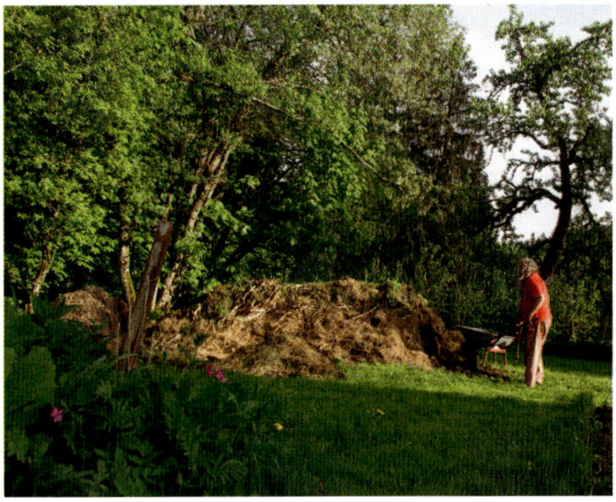

Durch sorgfältige Kompostwirtschaft gedeiht unser Gartengemüse prächtig.

WOLFS AUGENTRÖSTER

Zwei sehr dramatische Augenverletzungen haben wir ausschließlich mit Augentrost geheilt. Das erste Mal liegt sehr lang zurück: Wir wohnten noch nicht lang auf unserem abgelegenen Bergbauernhof, damals besaßen wir noch kein Auto und mussten den kilometerlangen Weg ins Tal zu Fuß zurücklegen. Gerade als wir unsere Hofeinfahrt verließen – ich hatte meinen Wanderstock in der Hand, einen Rucksack auf dem Rücken –, wollte sich Wolf ebenfalls einen Stock aus dem Wald holen. Von einem trockenen Baum schlug er sich einen toten Ast ab, gerade passend als Wanderstock. Unglücklicherweise schnellte der Ast in sein Gesicht, Wolf schrie auf, ließ den Ast fallen und presste die Hände auf sein rechtes Auge. Ich lief zu ihm und sah zu meinem Entsetzen, dass Wasser aus seinem Auge lief. Ich befürchtete, der Augapfel sei durchstochen worden, aber gottseidank war er nur schwer geprellt und blutunterlaufen. Der Augentrost konnte da bestimmt helfen. Ich bereitete so schnell wie möglich einen Tee aus dem blühenden Kraut, das ich von der Wiese oberhalb des Hofs gesammelt hatte. Wir tupften das Auge dann mit Augentrosttee aus, immer wieder, und schon bald ließ der Schmerz nach. Ein paar Tage lang setzten wir diese Anwendungen noch fort, dann war alles wieder in Ordnung.

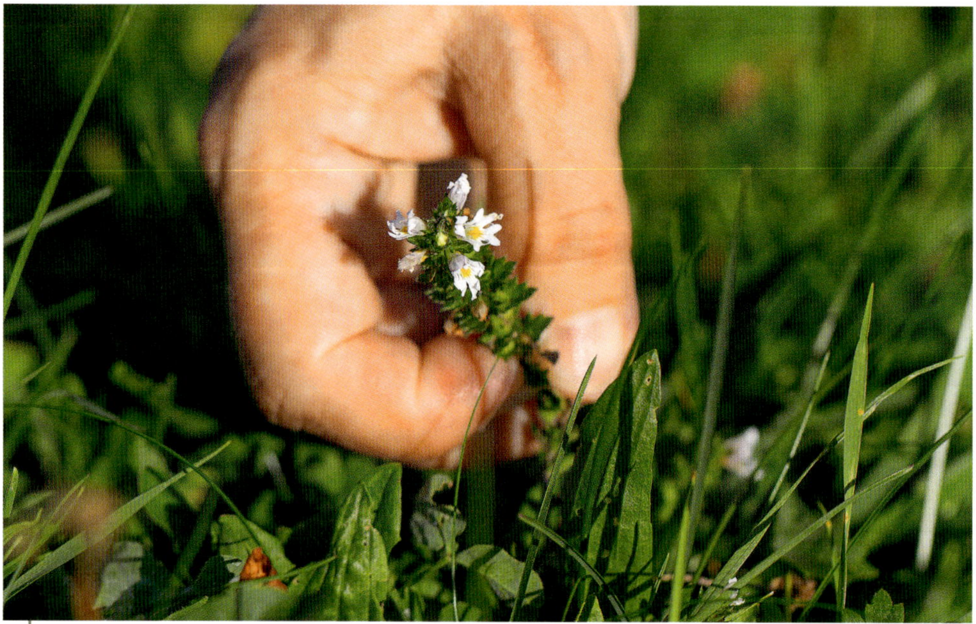

Die kleinen Augentrostpflänzchen entdeckt man erst, wenn ihre hübschen Lippenblüten erscheinen.

HEILENDES AUGENBAD

Vor Kurzem war es wieder Wolf, der sich im Garten eine Augenverletzung zuzog. Abgelenkt von Filmdreharbeiten, die gerade im Gange waren, bückte er sich, um irgendetwas vom Boden aufzuheben, und dabei stach ihm ein dürrer Topinamburstängel ins Auge. Das Weiße im Auge färbte sich sofort knallrot, es sah zunächst sehr dramatisch aus. Das Filmen musste unterbrochen werden – wieder ein Fall für den Augentrost. Doch inzwischen hatte ich in der Apotheke ein sehr praktisches Augenbad besorgt: Das ist eine kleine Schale, die man mit Flüssigkeit gefüllt aufs Auge presst, sodass man das Auge wunderbar baden kann. Mit lauwarmen Augenbädern aus Augentrosttee haben wir auch diese heftige Augenverletzung in wenigen Tagen auskuriert.

Ein solches Augenbad beruhigt aber auch einfach gestresste, trockene, gerötete Augen – wie sie etwa durch Zugluft oder lange Bildschirmarbeit hervorgerufen werden. Wer keinen Augentrost auf einer ungespritzten Wiese pflücken kann, kann auf Augentrosttropfen aus der Apotheke zurückgreifen und sie nach Anweisung anwenden.

SO SIEHT DER AUGENTROST AUS

Wahrscheinlich führte ursprünglich auch das Aussehen der Blüten zu der Überzeugung, dass das Kraut gut sei für die Augen: Die weit offenen Lippenblüten sehen mit etwas Fantasie tatsächlich aus wie hübsche Augen mit langen Wimpern. Auch in anderen Sprachen ist die Verwendung des Krauts bei Augenleiden namengebend gewesen: *Eyebright* heißt es auf Englisch, *Casse-lunettes* (»Brillenbrecher«) auf Französisch.

Bei den Bauern hat das Kraut keinen guten Ruf: Mit seinen Wurzeln zapft es nämlich die Nachbarwurzeln von Gräsern und Wiesenkräutern an, saugt deren Nährstoffe ab und sorgt so dafür, dass das Gras weniger üppig wächst. Die Wiesen bleiben mager und liefern wenig Grün für das Vieh. »Milchdieb« heißt der Augentrost deshalb mancherorts.

ANWENDUNGEN

Augentrosttee wird traditionell – wie der Name schon sagt – gegen Krankheiten und Beschwerden der Augen eingesetzt: entweder als Augenbad oder als Umschlag, etwa bei einem Gerstenkorn oder bei Lidrandentzündungen. Allerdings sollte man sehr vorsichtig sein, wenn man ein **Augenbad** aus selbst gesammeltem Augentrost zubereitet: Der Tee muss immer ganz frisch zubereitet und mehrmals gefiltert werden, damit keine Schwebstoffe zurückbleiben, die das Auge schädigen könnten. Trinken kann man den Tee auch, man sollte ihn aber nicht zu stark zubereiten. Er kann bei Husten, Heiserkeit und Halsschmerzen helfen.

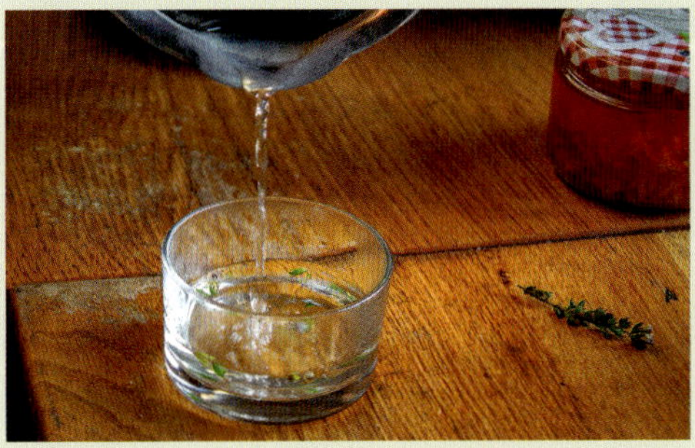

AUGENTROSTTEE

1 gestr. TL fein geschnittenes getrocknetes Kraut oder zwei Zweiglein frisches Kraut mit 1/4 l kochendem Wasser übergießen und 5 Minuten ziehen lassen.

Wann anwenden?

- *bei Husten, Halsschmerzen, Heiserkeit, Heuschnupfen (2–4 Tassen tgl.)*

AUGENTROST-AUGENBAD

Augentrosttee von 1/4 TL Kraut zubereiten. Für ein Augenbad immer frisch zubereiten und mehrmals filtrieren, damit keine Fremdkörper ins Auge geraten. Den Tee lauwarm in eine mit kochendem Wasser sterilisierte Augenbadeschale (Apotheke) füllen, und diese nach Anweisung anwenden: Schale gegen das Auge pressen, den Kopf etwas zurücklegen und das geöffnete Auge mehrmals hin und her bewegen, damit alles gründlich gespült wird.

Wann anwenden?

- *bei Augenverletzungen*
- *bei gereizten, geröteten, trockenen Augen (mehrmals tgl. nach Bedarf)*
- *als Umschlag bei einem Gerstenkorn am Auge ein Leinen- oder Baumwolltüchlein mit lauwarmem Tee tränken und auf das Gerstenkorn legen (mehrmals tgl. bei Bedarf)*

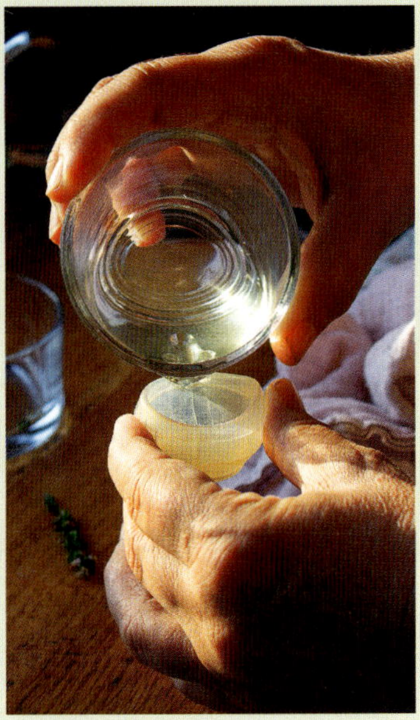

BEIFUSS

Artemisia vulgaris

Wo wächst er?

Auf Ton- und Lehmböden, an Weg- und Ackerrändern, auf Schuttplätzen und Brachland

Wann sammeln?

Juli bis September

Was verwenden?

Kraut kurz vor der Blüte (Triebspitzen)

Vorrat?

Beifuß lässt sich gut trocknen.

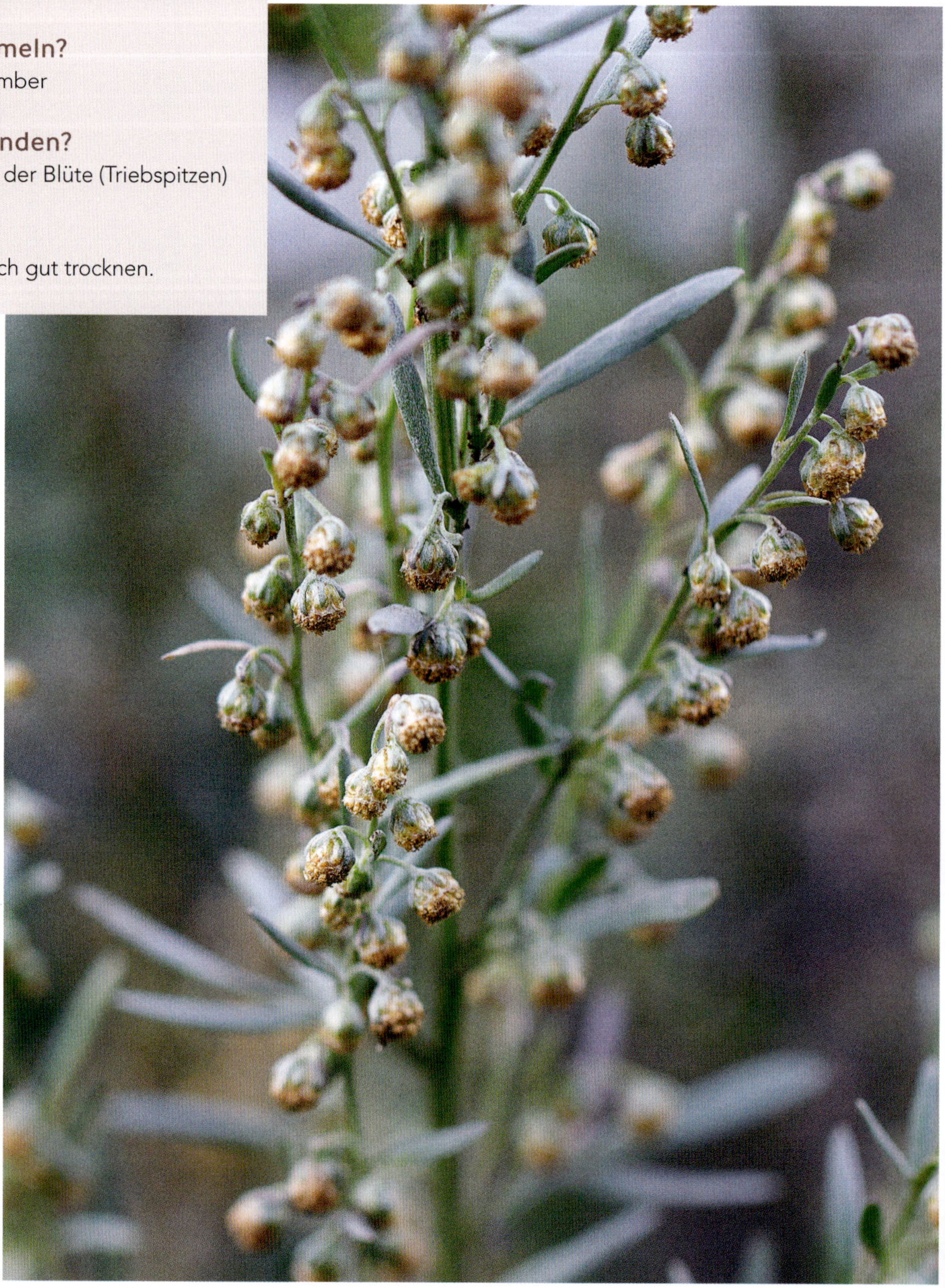

BEIFUSS

Wirksames Frauenkraut und magischer Heiler: Der Beifuß wird seit der Antike als Heilpflanze und für antidämonische Rituale verwendet.

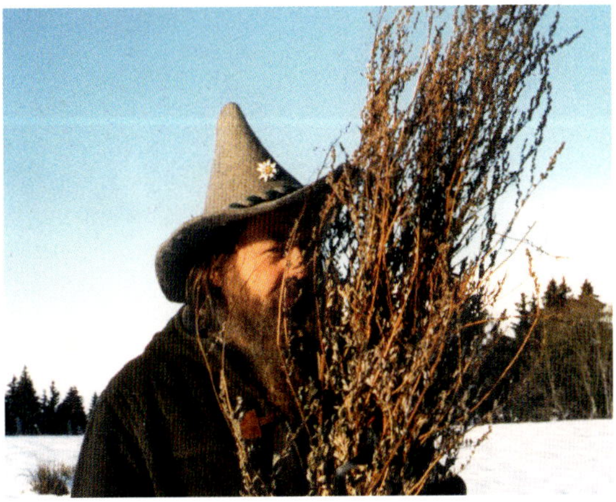

Wolf-Dieter schätzt den Beifuß sehr.

Der Beifuß ist eines der (vielen) Lieblingskräuter von Wolf. Es erinnert ihn auch an seine geliebte Großmutter, die den Beifuß im Garten vor dem Küchenfenster zog und nur das Fenster öffnen musste, um ein Zweiglein zum Sonntagsbraten abzupflücken.
Wir haben uns den Beifuß auf unseren Berg mitgebracht, und hier hat er sich schön ausgebreitet. Die Menschen nehmen sich seit alter Zeit ihre pflanzlichen Verbündeten in ihre Siedlungen mit.

ANTIDÄMONISCHE PFLANZE

Ich stecke Beifußzweige über die Tür und vor die Fenster, Wolf hängt Beifußsträußchen an der Decke im Zimmer auf – als Reverenz an die alte Zauberpflanze unserer Vorfahren, die mit Beifuß böse Geister und Dämonen bannen wollten. Auch gegen Donner und Blitzschlag sollte das helfen, vermutete man die bösen Wetterhexen und den Zorn der Götter doch als Ursprung aller Unwetter.
Seit Menschengedenken gilt der Beifuß als Zauber- und Götterpflanze, er wurde bei Opferritualen benützt, als Aphrodisiakum und als Frauenheilkraut. Wir haben ihn bei den Indianern in Nordamerika erlebt, in Indien und China. Eng mit ihm verwandt ist der Wermut, *Artemisia absinthium,* aus dem seit Tausenden von Jahren ein bitteres, gefährlich berauschendes Getränk gebraut wird, das in jüngerer Zeit zum Beispiel Vincent van Gogh zum Verhängnis wurde, der im Absinth-Rausch ein Ohr verlor.

»MUTTER ALLER KRÄUTER«

Übers Mittsommerfeuer sprang man mit Beifuß umgürtet. Das sollte Glück im weiteren Jahr bringen, den Beifuß warf man dann ins Feuer und mit ihm alles Unglück und alle Krankheit des vergangenen Jahres. Das

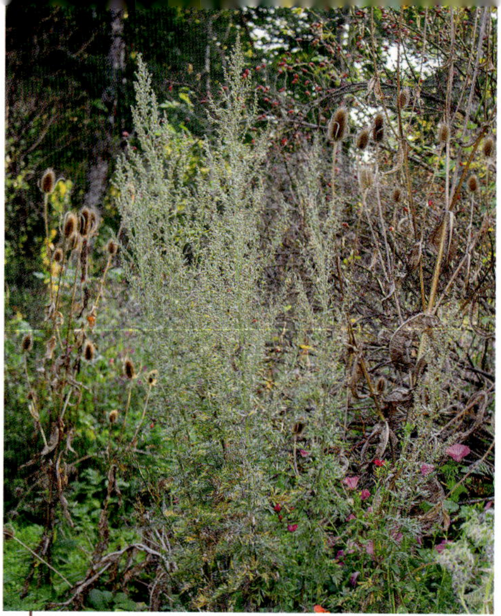

Bis zu 1.50 m hoch kann eine Beifußstaude werden, wie hier bei uns im Garten.

Liebeslager in der Mittsommernacht wurde mit Beifuß ausgekleidet, denn die Pflanze ist eines der wichtigsten Frauenkräuter in der Geschichte der Menschheit. Nicht umsonst benannten die Griechen der Antike das Zauberkraut der Frauen nach einer ihrer Hauptgöttinnen, Artemis, der Göttin der wilden Natur und des Mondes und damit auch zuständig für weibliche Fruchtbarkeit, für Frauen und Kinder. Im Hochmittelalter hat man Beifuß als »Mutter aller Kräuter« bezeichnet, denn er galt seit jeher als förderlich für die Fruchtbarkeit, als wehenfördernd, und damit auch als wirksam bei Menstruationsstörungen.

Das ist bis heute so: Bei einer Freundin wurden während der Entbindung die Wehen plötzlich schwächer und sie sollte an den Oxytocin-Tropf gehängt werden. Da bereitete ihr Mann – beide sind praktizierende Naturheilkundler – einen Beifußtee zu, und die Wehen kamen von selbst wieder, ganz ohne Chemie. Wer Beifuß für diese Zwecke anwenden möchte, sollte den Tee nicht zu stark zubereiten und vorher ausprobieren, ob er ihn verträgt – das ist nicht bei jedem der Fall. Früher wendeten die Frauen Beifuß bei Ausbleiben der Monatsblutung an, also auch als Abtreibungskraut. Von Selbstversuchen muss aber dringend abgeraten werden, da Beifuß sehr stark wirksam sein kann und unter Umständen viel Schaden anrichtet. Schwangere sollten auf Beifuß grundsätzlich verzichten, weil er eben verschiedene Stoffe enthält, die abortiv wirken können.

SO SIEHT DER BEIFUSS AUS

Die mächtigen Beifußstauden – sie werden bis 1.50 Meter hoch – wachsen gern auf nährstoffreichen Lehm- und Tonböden. Sie breiten sich rasch auf Schuttplätzen, an Wegrändern und in Gebüschen aus, wo sie nicht durch intensive Bewirtschaftung verdrängt werden. Die Blüten im späten Sommer erkennt man nicht auf den ersten Blick: Sie sind unscheinbar und klein, sehen aus wie gelbliche Kügelchen, und fallen zwischen den dunkelgrünen Blättern kam auf. Vom verwandten Wermut (Seite 99) ist der Beifuß gut zu unterscheiden: Die Beifußblätter sind nur auf der Unterseite grau und filzig, aber auf der Oberseite kahl, während die Blätter des Wermuts oben und unten filzig-silbrig behaart sind.

BEIFUSS HILFT DER LEBER

Heute wird der Beifuß fast nur noch als Küchenkraut verwendet. Durch seine Bitterstoffe hilft er Leber und Galle bei der Fettverdauung, sodass er als klassisches Gewürz zu fettem Fleisch gehört. Auch bei uns kommt der Beifuß an den weihnachtlichen Gänsebraten. Ich überbrühe das Beifußsträußchen mit kochendem Wasser, bevor ich es zur Weihnachtsgans in den Bräter lege und entferne so schon einige der ärgsten Bitterstoffe.

Beifuß ist bei uns sehr wichtig in meiner Basis-Räuchermischung (Seite 126/127). Außerdem packe ich Beifußzweige in Stoffbeutel und lege sie in die Kleiderschränke. Dort halten sie mit ihren natürlichen Duftstoffen die Motten fern.

ANWENDUNGEN

Beifußtee wirkt allgemein appetitanregend, weil seine Bitterstoffe die Verdauungssäfte aktivieren. Deshalb gibt man Beifußzweige auch zum Gänsebraten: Er hilft der Leber beim Verdauen fetter Nahrung. Beifuß regt aber nicht nur die Verdauung an, auch auf die Gebärmutter wirken die Inhaltsstoffe dieser sehr potenten Heilpflanze. Seit Jahrhunderten verwendet man ihn deshalb bei Menstruationsstörungen, als Abtreibungspflanze und zur Einleitung der Geburt. Schwangere sollten deshalb sicherheitshalber wenig oder keinen Beifuß zu sich nehmen.

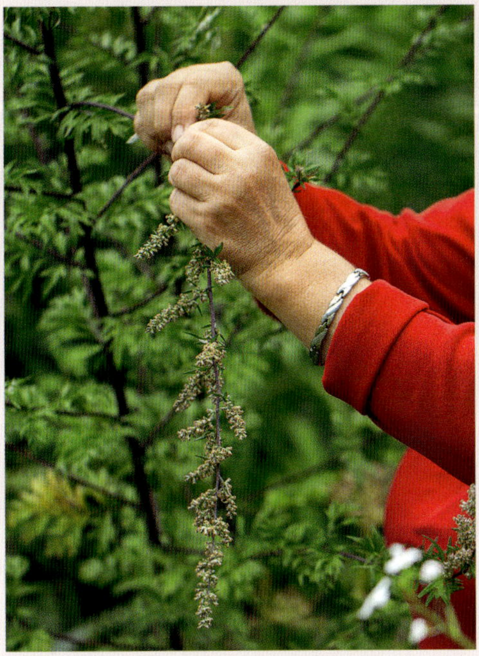

BEIFUSSTEE

1 gestr. TL fein geschnittenes getrocknetes Kraut oder 2–3 Triebspitzen frisches Kraut mit 1/4 l kochendem Wasser übergießen und 10 Minuten ziehen lassen.

Wann anwenden?

- *bei Appetitlosigkeit, Verdauungsstörungen, Völlegefühl nach reichlichem und schwerem, fettreichem Essen, Menstruationsstörungen (2–3 Tassen tgl., nicht länger als 1 Woche, nach 3 Wochen Pause wieder 1 Woche)*

BEIFUSS-TAUSENDGÜLDENKRAUT-TEE

Getrockneten Beifuß und getrocknetes Tausendgüldenkraut zu gleichen Teilen mischen. 1 gehäuften TL dieser Mischung mit 1/4 l kochendem Wasser übergießen und 10 Minuten ziehen lassen. So heiß wie möglich trinken.

Wann anwenden?

- *diese Bitterkräuter-Mischung empfiehlt sich besonders bei Gallenleiden: Vorbeugend nach schweren Mahlzeiten oder wenn sich eine Gallenkolik anbahnt, langsam und schluckweise 1 Tasse trinken (1–2 Tassen tgl., nicht länger als 1 Woche, nach 3 Wochen Pause wieder 1 Woche)*

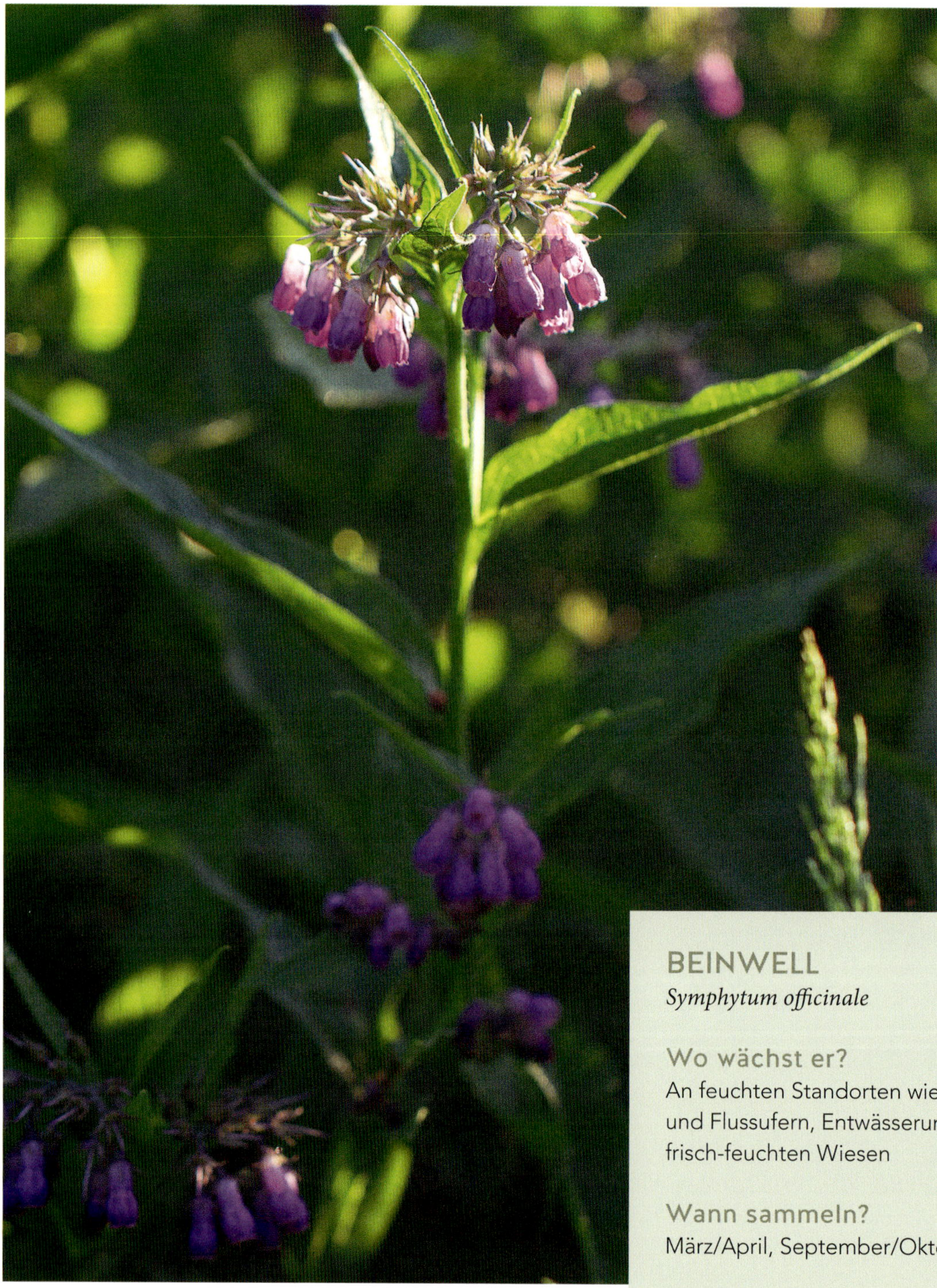

BEINWELL

Symphytum officinale

Wo wächst er?

An feuchten Standorten wie Bach- und Flussufern, Entwässerungsgräben, frisch-feuchten Wiesen

Wann sammeln?

März/April, September/Oktober

Was verwenden?

Wurzel

Vorrat?

Die Wurzel kann man das ganze Jahr über frisch ausgraben. Für Beinwellöl in Scheiben geschnitten trocknen.

BEINWELL

Wenn es um Verletzungen an Knochen und Gelenken geht, hilft keine Pflanze so gut wie Beinwell. Die heilenden Wirkstoffe befinden sich in den dicken Wurzeln.

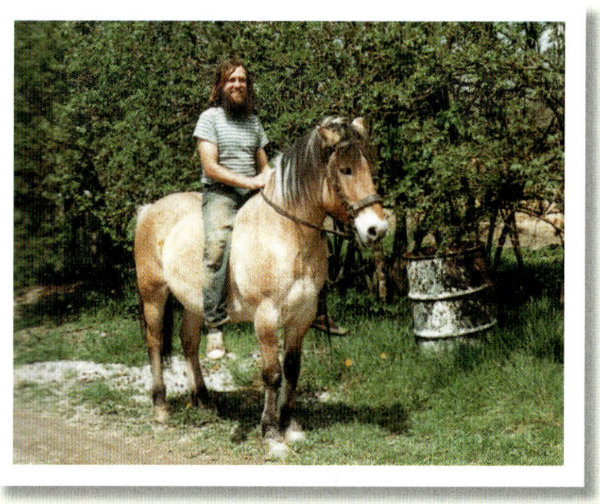

Unser Pferd Moritz, das den Reiter gern »abstreifte«.

Beinwell ist in unserem Haushalt wirklich ein *best friend,* wie man in Amerika sagen würde! Ich kann mich an unzählige Prellungen und Verstauchungen erinnern, die wir mit Beinwell-Umschlägen und -öl relativ schnell kuriert haben. Wolf hat sich mehrmals Knochenbrüche zugezogen. Wir haben sie immer gleich mit Beinwell-Umschlägen behandelt und uns vorgenommen, zum Arzt zu gehen, wenn es schlimmer würde. Wurde es aber nie.

WOLFS KNOCHENBRÜCHE I

Als wir noch gar nicht lange hier auf unserem einsamen Hof wohnten, in der Zeit, als wir noch kein Auto hatten und den steilen Bergweg ins Tal immer zu Fuß gehen mussten, war Wolf einmal während des Gehens so in Gedanken versunken, dass er nicht auf den Weg achtete. Er rutschte aus, versuchte sich mit der Hand noch abzustützen und verdrehte sich dabei den Daumen so arg, dass es knackte und krachte, als ob ein Zweig abgebrochen wäre. Wolf kam mit einer dick geschwollenen, stark schmerzenden Hand nach Hause, und wir packten sie sofort in Beinwell ein. Ich schiente Hand und Gelenk mit einer selbst gebauten Konstruktion aus Holzstäbchen und erneuerte den Umschlag mindestens zwei- bis dreimal am Tag. Es heilte dann ziemlich schnell – welche Knochen genau gebrochen waren, haben wir nie untersuchen lassen. Das Ruhigstellen der Hand und die Umschläge führten jedenfalls bald zum Erfolg.

WOLFS KNOCHENBRÜCHE II

Richtig schlimm war auch Wolfs Reitunfall bei uns im Wald. Wir hielten anfangs ja zwei Pferde, wie wir es aus Amerika kannten, und wir dachten, wir bräuchten dann vielleicht kein Auto, um ins Tal zu fahren. Dass es hier im Allgäu sehr ungewöhnlich ist, zum Einkaufen ins Dorf zu reiten, das war uns am Anfang nicht so bewusst. Jedenfalls gibt es in unserem großen Bauernhof genug Platz für die Tiere. Doch einmal hatten wir ein besonders schreckhaftes Pferd, das seinen Reiter unbedingt loswerden wollte. Es rannte beim Ausritt plötzlich unter einem tief hängenden Ast durch und streifte meinen Mann dadurch unsanft ab – ein klassisches Pferdemanöver. Wolf kam schnell wieder auf die Beine, doch sein rechter Unterarm war eigenartig verrenkt und schmerzte stark – er war sicher, dass etwas gebrochen oder jedenfalls ganz schön angeknackst war. Wieder wickelten wir sofort eine große, wohltuende Beinwellpackung um das ganze Gelenk, und wieder stabilisierte ich Hand und Gelenk mit einer Schiene aus Holzstäbchen. Wir haben diese Prozedur täglich morgens und abends wiederholt – immer sehr vorsichtig darauf achtend, dass das Gelenk beim Ein- und Auswickeln ruhig auf der Tischplatte lag und möglichst nicht bewegt wurde. Nach etwa zweieinhalb Wochen haben wir die Schienen schon weggelassen und nach zwei Wochen reichte es, nur noch nachts eine Beinwellpackung anzulegen. Tagsüber bandagierten wir den Unterarm nur so fest, dass das Gelenk stabilisiert war und die Knochen gut heilen konnten. Weitere zwei, drei Wochen lang behandelten wir dann nur noch mit Beinwellöl, man kann auch Beinwellsalbe verwenden. Innerlich allerdings kam während der gesamten sechs Wochen dauernden Behandlungszeit Ackerschachtelhalmtee zum Einsatz: Wolf trank jeden Tag mehrere Tassen davon, denn das Kraut hilft beim Aufbau von Gewebe und Knochen. Das ausgekochte Kraut des Ackerschachtelhalms packte ich – vor allem am Anfang – auch immer wieder zusätzlich in den Beinwell-Umschlag mit hinein.

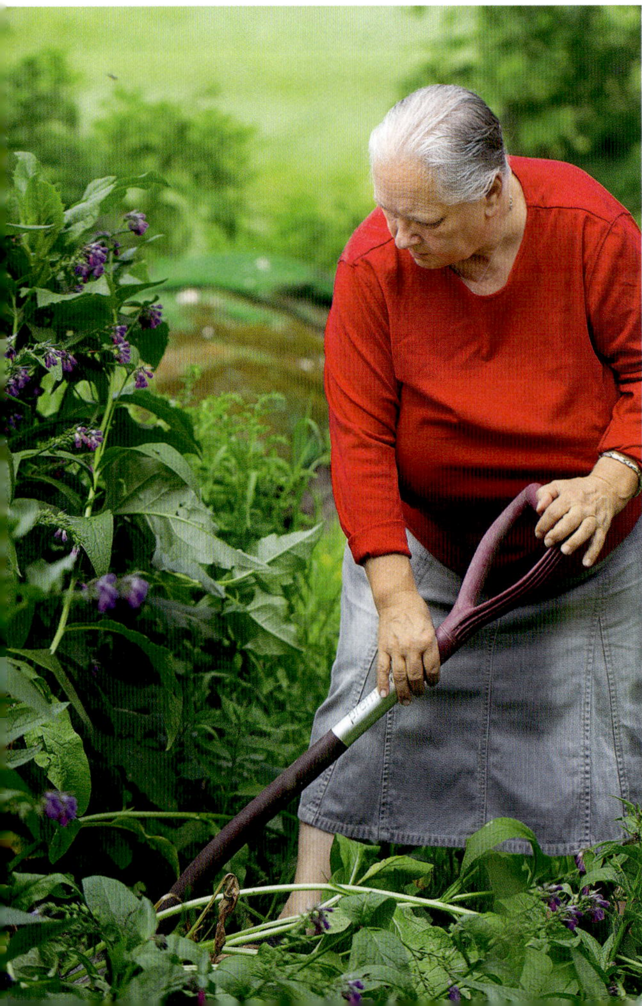

Zum Ausgraben der dicken Beinwellwurzeln braucht es Kraft und eine gute Grabgabel.

WOLFS KNOCHENBRÜCHE III

Einmal stürzte Wolf mit dem Fahrrad und brach sich das Schlüsselbein. Eine Schlüsselbeinfraktur ist ja sehr schmerzhaft, man kann den Bruch aber weder schienen noch eingipsen – nur ruhigstellen und sich entspannen. Und natürlich haben wir knochenheilende Beinwell-Umschläge daraufgepackt. Zusätzlich hat Wolf einige Tage lang Entspannungsvollbäder genommen: Wir haben aus verschiedenen Kräutern einen starken Tee gebraut und dem Badewasser zugesetzt. Darin waren: Baldrian für die Entspannung,

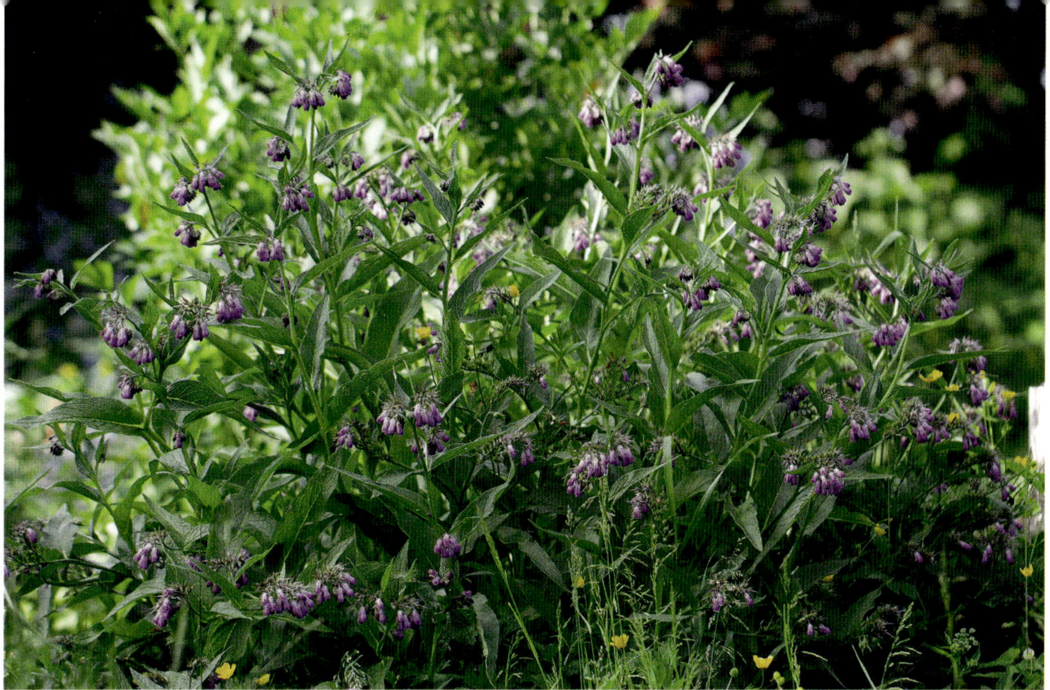

In unserem Garten wuchern viele Beinwellstauden, weil die Mäuse Wurzelstückchen verschleppen.

entzündungshemmende Schafgarbe, um das Gewebe zu tonisieren, und Braunelle zum Ausheilen der blauen Flecken. Diese Therapie zeigte schon bald Erfolge: Das Schlüsselbein heilte sehr schnell, und die Schmerzen waren gut erträglich.

SO SIEHT DER BEINWELL AUS

Rund ums Haus wachsen bei uns einige große Beinwellstauden. Der Echte Beinwell *(Symphytum officinale)* wird etwa 60 bis 100 cm hoch und blüht ab dem Frühsommer wunderschön: Aus den rosaroten Knospen werden lila Blüten, die wie Glöckchen in einer lockeren Traube zwischen dem raublättrigen Laub hängen. Wir haben aber auch eine blau blühende Sorte, den Kaukasus-Beinwell *(Symphytum caucasicum),* der bis 150 cm hoch wird und sich bei uns sehr wohl fühlt. Die Mäuse, die genauso wie wir an den Wurzeln interessiert sind, tragen kleine Wurzelstückchen in alle Ecken des Gartens. Und nachdem man die Pflanze am leichtesten über Wurzelschnittlinge vermehrt, können wir uns über eine ständig wachsende Zahl von Beinwellstauden freuen, ohne dass wir etwas dafür tun müssten.

BEINWELL MACHT KNOCHEN HEIL

Schon die Heilkundigen der Antike benutzten Beinwell fast als Allheilmittel – jedenfalls wenn es um Knochen, Gelenke und Entzündungen ging. »Symphytum« kommt aus dem Griechischen und bedeutet »zusammenwachsen«. Auch der deutsche Name besagt ja, dass die Gebeine wieder heil werden – das alte deutsche Wort »wallen« heißt »zusammenwachsen«. In früheren Zeiten wurden die wirkstoffhaltigen Teile des Beinwells auch innerlich angewendet, also Beinwellkraut und Beinwellwurzel. Davon ist man heute abgekommen, weil man inzwischen weiß, dass darin auch giftige Alkaloide enthalten sind. Dass die äußerliche Anwendung aber unbedenklich und nachweislich sehr hilfreich ist bei der Therapie von Prellungen, Zerrungen, Verstauchungen und Knochenschäden, wird von offizieller Seite bestätigt. Und nicht nur das: Auch gegen Arthritis und Arthrose helfen Beinwell-Umschläge.

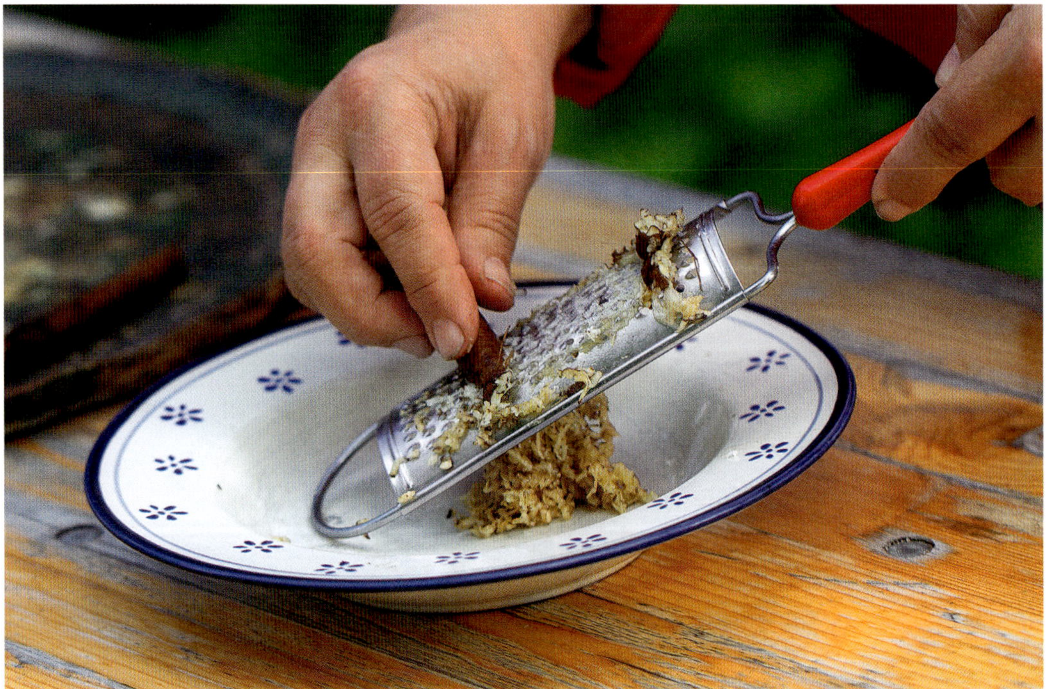

Zum Reiben der Wurzeln benütze ich eine Metallreibe, manche empfehlen Glas- oder Steinreiben.

Besonders das in der Wurzel enthaltene Allantoin bewirkt, dass sich die beschädigte Körperstelle nicht entzündet, dass Bakterien aus der Wunde abtransportiert und neue Zellen gebildet werden – es entsteht also neue Haut und neuer Knochen, die Wundheilung wird beschleunigt. Gleichzeitig enthält die Wurzel Gerbstoffe, die zusammenziehend wirken und damit das verwundete Gewebe schützen. Obwohl die Wirkstoffe auch im Beinwellkraut enthalten sind, verwendet man hauptsächlich die dicken, schleimhaltigen Wurzeln.

GRABEN MIT REHKRICKERL

Beim Graben von Wurzeln halte ich mich oft an die alte Tradition, dass man nicht mit Eisengeräten an Heilpflanzen herumgraben soll – nur Kupfer soll man verwenden, wenn man Werkzeug aus Metall verwendet. Die Wurzelgräber benutzen oft Rehkrickerl, das sind die Abwurfstangen von Rehböcken. Damit verletzt man das Wurzelwerk nicht so leicht wie mit einem scharfen Spaten. Es kostet aber auch mehr Mühe und Zeit, damit die Wurzeln sorgfältig freizulegen. Ich muss gestehen, dass ich – gerade, wenn es eilt – ab und zu doch die Grabgabel benutze. Dann entschuldige ich mich bei den Pflanzen dafür. Ich nehme auch die Küchenreibe aus Metall zum Zerkleinern der Beinwellwurzel. Ganz strenge Pflanzenheiler empfehlen auch hier, Glas- oder Steinreiben zu verwenden. Damit geht das Reiben aber sehr schwer, weil die Beinwellwurzeln sehr brüchig sind.

Man kann die Beinwellwurzeln das ganze Jahr ausgraben, selbst wenn die Erde einige Zentimeter tief gefroren ist – die Wurzeln reichen viel tiefer hinab. Allerdings enthalten sie im Frühling und Herbst am meisten Wirkstoffe. Zum Trocknen eignen sie sich nur in Scheiben geschnitten für Beinwellöl. Die Wurzeln werden beim Trocknen hart und lassen sich nicht mehr reiben.

ANWENDUNGEN

Beinwell ist die Pflanze schlechthin bei Verletzungen an Knochen, Knochenhaut und Gelenken: Am wirksamsten ist ein **Umschlag** mit dem Brei aus der frischen, zerkleinerten Wurzel. Ist die akute Phase der Verletzung überstanden, hilft eine Weiterbehandlung mit **Beinwellsalbe** oder **Beinwellöl.**

BEINWELL-UMSCHLAG

Frische Beinwellwurzel gut waschen, eventuell abbürsten und putzen. Auf einer Küchenreibe fein reiben. Die Masse ist sehr trocken. Deshalb mit ein wenig Wasser verrühren, bis ein streichfähiger Brei entstanden ist. Diesen Brei auf die zu behandelnde Stelle auftragen und mit einem weichen, feuchten Baumwolltuch umwickeln. Ist der Brei zu flüssig geworden, kann man ihn auch auf das Tuch geben und die ganze Packung auflegen. Darüber ein trockenes Tuch wickeln und den Umschlag mit einer elastischen Binde fixieren. Am besten über Nacht einwirken lassen – oder auch tagsüber, wenn der Patient ruhig liegen kann. Nach einigen Stunden ist der Brei durch die Körperwärme getrocknet, wirkt nicht mehr und kann entfernt werden.

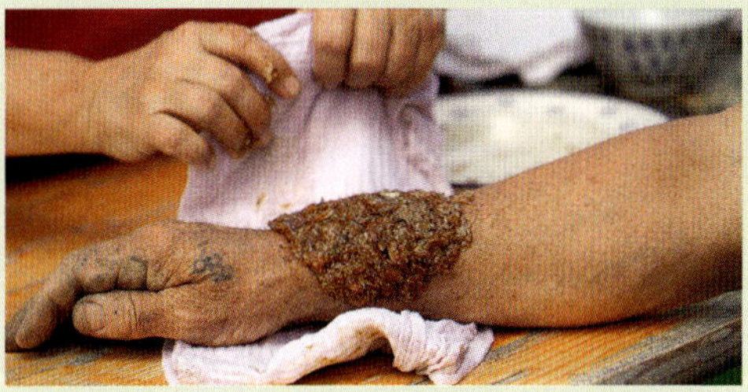

Wann anwenden?

• *bei Prellungen, Verstauchungen, Zerrungen; unterstützend bei der Heilung von Knochenbrüchen; bei chronischen Entzündungen (1–2-mal tgl.)*

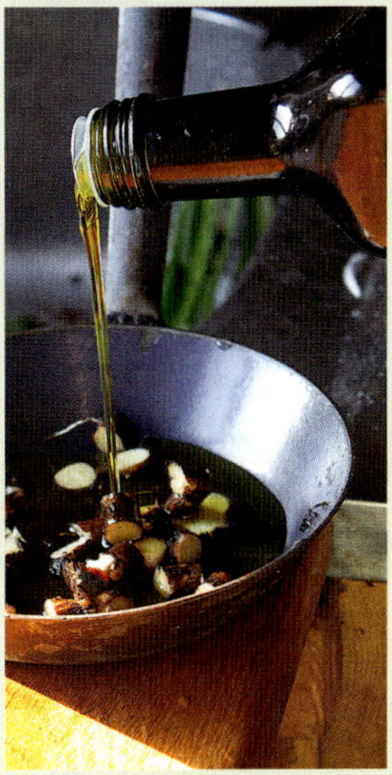

BEINWELLÖL UND BEINWELLSALBE

Frische Beinwellwurzel gut waschen; getrocknete Wurzel kann auch verwendet werden. Die Wurzel in dünne Scheiben schneiden und mit Olivenöl in einem kleinen Topf zum Sieden bringen (höchstens 70 °C). Auf eine Handvoll Wurzelstücke (frisch 30–40 g, getrocknet 15–20 g) nehme ich etwa 1/4 l Öl. Den Topf vom Herd nehmen und abgedeckt über Nacht erkalten lassen. Das Öl durch ein Mulltuch in ein dunkles Fläschchen abseihen. Für Beinwellsalbe das abgeseihte Öl noch einmal sanft erwärmen und 30 g Bienenwachs darin unter Rühren schmelzen lassen.

Wann anwenden?

• *nach der akuten Phase bis zum vollständigen Ausheilen von Knochenbrüchen täglich auf die betreffende Stelle auftragen; bei Prellungen, Verstauchungen, Zerrungen, Gelenkentzündungen, etwa Sehnenscheidenentzündung, Arthritis*

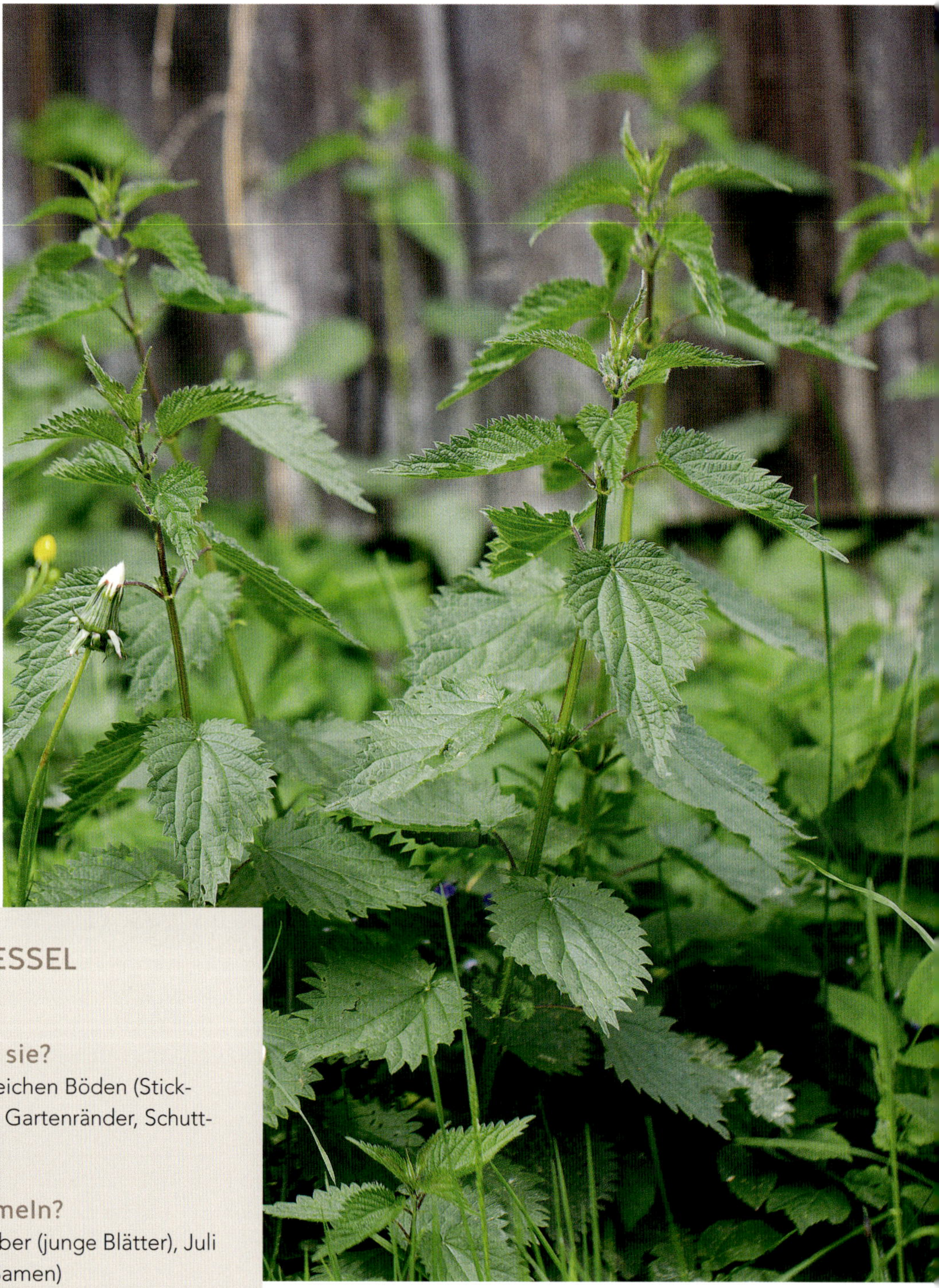

BRENNNESSEL

Urtica dioica

Wo wächst sie?

Auf nährstoffreichen Böden (Stickstoffanzeiger), Gartenränder, Schutthalden

Wann sammeln?

März bis Oktober (junge Blätter), Juli bis Oktober (Samen)

Was verwenden?

Junge Blätter, Samen

Vorrat?

Brennnesselblätter und -samen lassen sich gut trocknen.

BRENNNESSEL

Blutreinigend, heilend bei Rheuma und Gelenkentzündungen, außerordentlich vitamin- und mineralstoffreich als Gemüse – es gibt wohl kaum eine einheimische Pflanze, die so rundum hilfreich ist!

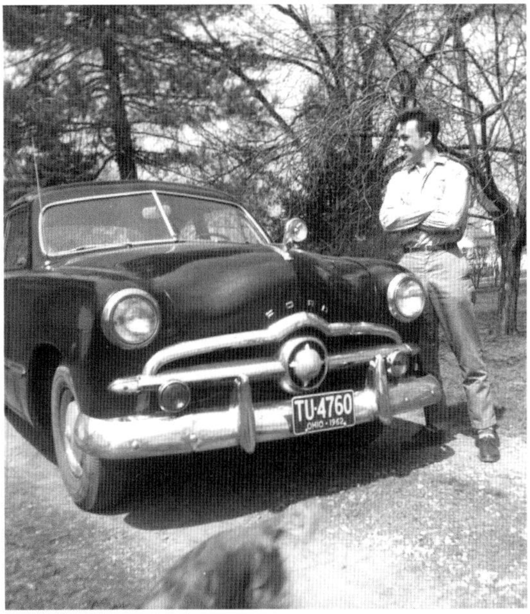

Schon 1960 in den USA hatte Wolf sein erstes Auto, und entsprechend stolz war er auch.

Vor sehr vielen Jahren – noch in den USA – wollten wir einmal nach Guatemala zum Peace Corps, dabei leisten Amerikaner Freiwilligenarbeit in verschiedenen Ländern der Erde. Wolf-Dieter musste über acht Stunden zum Vorgespräch nach San Francisco fahren und wir hatten damals einen kleinen rostigen VW Käfer. Es war Februar und über dem Gaspedal klaffte ein Loch, durch das beim Fahren ein kalter Luftzug direkt auf das Knie strömte. Bei kurzen Strecken war das natürlich kein Problem. Aber auf längeren Strecken konnte das gefährlich werden, wie wir nach dieser Fahrt merkten: Wolfs Knie schmerzte stark, als ob er Rheuma hätte, und es wurde fast steif. Zuerst versuchten wir es mit einem heißen Bad mit Johannisöl (2–3 EL auf ein Vollbad) und rieben anschließend das Knie auch noch mit Johannisöl ein, aber das reichte nicht aus.

BRENNNESSEL BRUTAL

Dann versuchte Wolf es mit einer äußerlichen Brennnesselbehandlung – er ist da ziemlich unerschrocken, auch wenn es um drastische Maßnahmen geht. Er pflückte ein großes Büschel Brennnesseln und schlug sein Knie damit rundherum immer wieder. Schon nach der ersten Behandlung trat ein wohltuendes Kribbeln ein und gleich darauf konnte er das Bein wieder bewegen. Bei der zweiten Anwendung brannte es schon stärker, sodass er keine weitere Brennnesselbehandlung mehr durchführte. Doch die Schmerzen waren ein für alle Mal verschwunden!

FRÜHJAHRSKUR

Die Brennnessel hat noch eine Vielzahl von weiteren hervorragenden Eigenschaften. So wirkt der Tee aus den Blättern stark durchspülend (entschlackend und harntreibend) und dadurch blutreinigend. Jedes Jahr kommen – besonders im Frühling, wenn die Spitzen treiben – jeden Morgen ein paar frische Brennnesseltriebe in unseren morgendlichen Kräutertee. Und als Wolf einmal eine fürchterliche Venenentzündung hatte, die wir vor allem mit Huflattich-Umschlägen bekämpften (Seite 61), war der Brennnesseltee eine wunderbare Möglichkeit, um das durch die Entzündung vergiftete Blut zu reinigen und die Krankheit sozusagen auszuschwemmen. Damals trank Wolf mindestens eine ganze Woche lang täglich einen Liter Brennnesseltee.

Verantwortlich für diese Heileigenschaften ist einerseits das Gift in den Brennhaaren, die bei Berührung abbrechen und auf der Haut Quaddeln und Kribbeln verursachen. Seit Menschengedenken wird das Auspeitschen mit frischen Brennnesseln deshalb zur Durchwärmung bei rheumatischen Beschwerden und Ischias angewendet. Wolfs Großvater benutzte Brennnesselsud (und Birkenwasser), um die Haare zu kräftigen. Auf der anderen Seite enthalten die Blätter, vor allem, wenn sie noch jung sind, viele Vitamine und Mineralstoffe: mehr Eisen als Spinat, sechsmal mehr Vitamin C als Zitronen, mehr Kalium, Magnesium, Kieselsäure und sogar Eiweiß als die meisten Gemüsepflanzen. Wir essen deshalb junge Brennnesselblätter regelmäßig – ob als Suppe oder im Gemüseeintopf. Sie schmecken auch gut. Beim Erhitzen wird das Nesselgift zerstört. Wenn man immer nur die Triebspitzen mit den obersten zwei bis vier Blättern abzupft, wachsen ständig junge Blätter nach und man kann bis zum ersten Frost täglich frische Brennnesselspitzen ernten. Sogar unseren Pferden haben wir regelmäßig Brennnesseln unters Futter gemischt – getrocknete, dann brennen sie nicht mehr –, davon bekommen sie ein glänzendes Fell.

BRENNNESSELSAMEN

Und im Herbst sammle ich die reifen Samen der Brennnessel und lasse sie an der Herdseite trocknen. Wir streuen sie dann den ganzen Winter lang als kleine, nussig schmeckende Vitalstoffquellen über den Salat.

SO SIEHT DIE BRENNNESSEL AUS

Die Brennnessel gehört sicher zu den Arten, die selbst heute noch zu den allgemein bekanntesten zählen. Die Brennnesselstauden besiedeln gern stickstoffreiche, gedüngte oder überdüngte Flächen – sie wandern dem Menschen nach und sind sehr ausdauernd. Zwar erfriert der oberirdische Teil der Pflanze im mitteleuropäischen Winter, aber aus dem Wurzelstock mit den charakteristischen gelben Wurzeln treiben mit den allerersten Frühlingssonnenstrahlen zunächst rötliche, dann grüne, am Rand gezähnte Blätter aus. Die ganze Pflanze, Blätter und Stängel, ist über und über mit Brennhaaren besetzt, die bei Berührung ein unangenehmes Brennen auf der Haut verursachen.

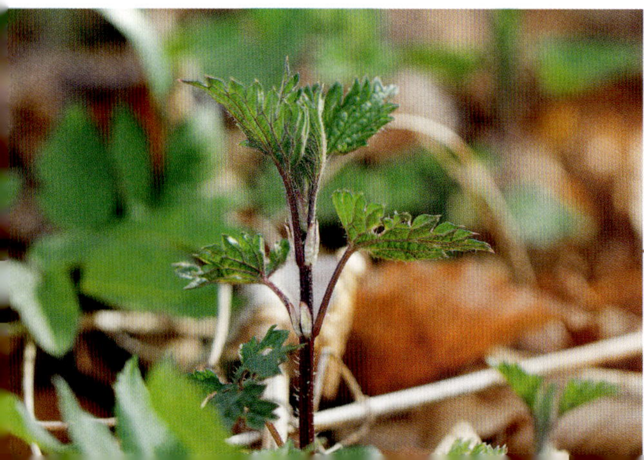

Die jungen Frühjahrstriebe der Brennnesseln sind zunächst rötlich gefärbt.

ANWENDUNGEN

Die äußerst gesunde und heilkräftige Brennnessel kann man in vielerlei Form anwenden: Als Tee zubereitet fördern Brennnesselblätter die Harnsäureausscheidung. Auch andere Giftstoffe werden mit einer **Teekur** schneller aus dem Körper gespült – nützlich bei unreiner Haut, bei Gicht, Rheuma und Harnwegsentzündungen. Junge Brennnesselblätter sollte man öfter als Gemüse zubereiten. Sie kräftigen das Immunsystem und enthalten mehr Vitamine und Mineralstoffe als die meisten unserer Zuchtgemüse.

BRENNNESSELTEE

2 EL frische Brennnesselblätter oder 1 EL getrocknete mit 1/4 l kochendem Wasser überbrühen, 10 Minuten zugedeckt ziehen lassen, abseihen und auf Trinktemperatur abkühlen lassen.

Wann anwenden?

- *bei Harnwegsentzündung; allen entzündlichen Vorgängen im Körper (Rheuma, Gicht …); zur Durchspülungstherapie (Frühjahrskur, Blutreinigung); bei chronischen Hautausschlägen (Akne) (2–3 Tassen tgl. kurmäßig über 3-4 Wochen)*

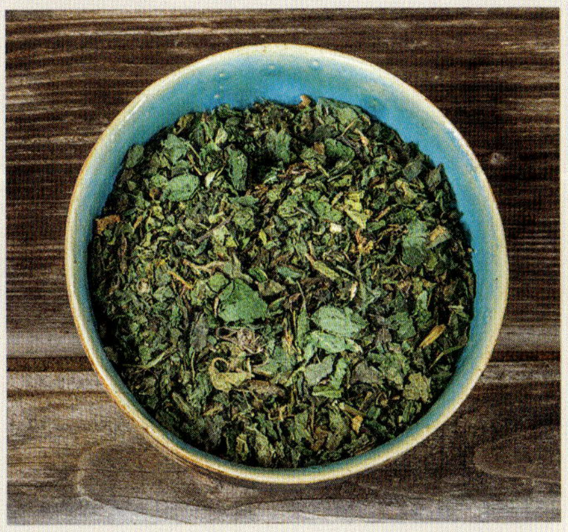

BRENNNESSELSUPPE

(ETWA 4 PORTIONEN)

Etwa 200 g Brennnesselblätter mit 1 l kochendem Wasser übergießen. Brennesseln abgießen, das Wasser auffangen.
1 Zwiebel schälen und fein schneiden, in 2 EL Olivenöl oder Butter in einem Topf glasig dünsten. Brennnesselblätter auf einem Schneidebrett grob zerkleinern und zugeben. 1 EL Mehl darüberstäuben und nach und nach unter Rühren mit dem aufgefangenen Wasser ablöschen. 1–2 Gemüsebrühwürfel zugeben, die Suppe salzen und pfeffern. Nach Belieben etwas Muskatnuss in die Suppe reiben. 100 g Sahne dazugeben, die Suppe mit dem Mixstab pürieren und noch einmal erhitzen. In Portionsteller verteilen und mit jeweils einem Klecks Sauerrahm oder Crème fraîche verzieren.

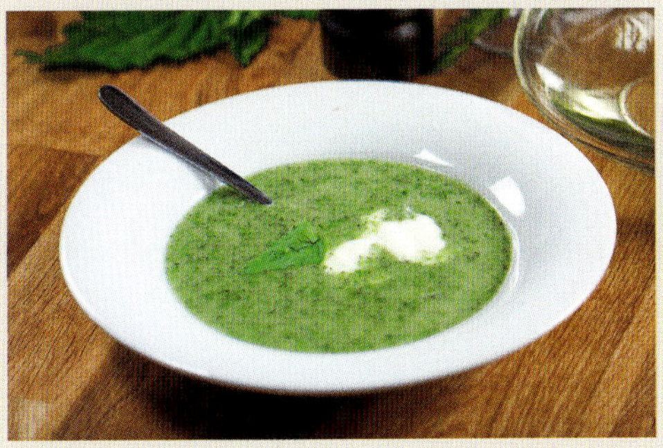

Wann anwenden?

- *vom Frühling bis in den Herbst so oft wie möglich zubereiten zur Grundversorgung mit wichtigen Vitaminen und Mineralstoffen*

FRAUENMANTEL

Alchemilla vulgaris

Wo wächst er?

Auf Wiesen mit guter Nährstoff- und Wasserversorgung

Wann sammeln?

Mai bis September

Was verwenden?

Blühendes Kraut (also alle oberirdischen Pflanzenteile)

Vorrat?

Frauenmantel lässt sich trocknen für den Wintervorrat, jedoch gehen beim Trocknen manche Inhaltsstoffe verloren. Ich verwende ihn lieber frisch.

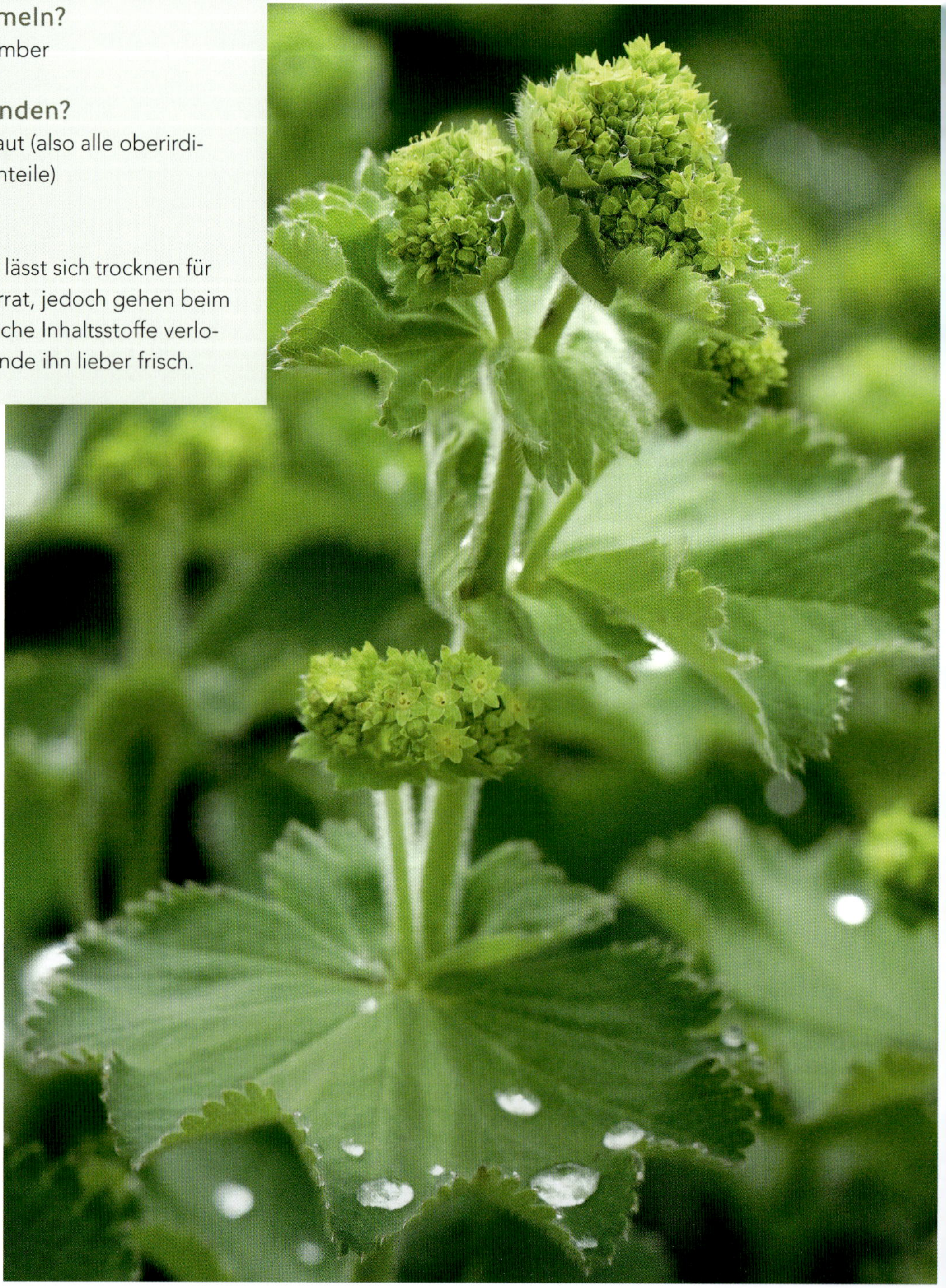

FRAUENMANTEL

Der Frauenmantel gilt als Allheilmittel für Frauen: bei Menstruations- und Wechseljahresbeschwerden ebenso wie während und nach einer Entbindung.

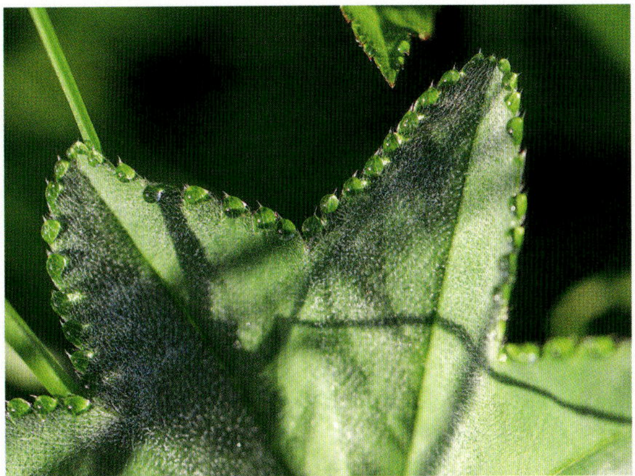

Guttationstropfen am Blatt des Frauenmantels.

Der Frauenmantel ist, wie ich finde, eine der schönsten heimischen Heilpflanzen, eine meiner Lieblingspflanzen. Er wächst bei uns überall auf der Wiese rund ums Haus, und ich freue mich immer an seinem Anblick. Wenn wir in der warmen Jahreszeit frühmorgens in den Garten hinausgehen und die Sonne den Tau der Nacht noch nicht abgetrocknet hat, trinken wir gern das Wasser, das sich in den fein gefältelten Frauenmantelblättern gesammelt hat. Aus so einem natürlichen Wassersammelbecherchen schmeckt auch uns der »Zwergentee« wie ein kostbares Elixier.

ALCHEMILLA MACHT SCHÖN

Früher hieß es ja, dass dieses besondere Wasser schön macht, dass es zu einer reinen Haut verhilft und dass man damit Sommersprossen entfernen kann. Die jungen Frauen hatten nicht so viele Cremes und Salben wie heutzutage zur Verfügung, Geld besaßen sie auch keins, und so griffen sie viel häufiger auf Schönheitsmittelchen aus der Natur zurück.

Als wertvoller noch als der große Tautropfen in der Mitte des Blattes galten die vielen kleinen Tröpfchen, die das Blatt an seinen Außenrändern ausscheidet, die sogenannten Guttationstropfen. Dabei gibt die Pflanze einfach überschüssiges Wasser ab. Aber nicht nur die jungen Frauen hielten diese Tröpfchen für heil- und wirksam, auch die experimentierfreudigen Wissenschaftler des Mittelalters, die Alchemisten, hofften darauf, dass diese wundersamen Tropfen ihnen bei der Herstellung von Gold helfen könnten. So kam unser Frauenmantel übrigens auch zu seinem Namen Alchemilla – »die kleine Alchemistin«. Schon 1485 findet er sich in dem Kräuterbuch »Gart der Gesundheit«.

DAS FRAUENHEILKRAUT

Ich trinke immer wieder Frauenmanteltee, auch ohne, dass ich Beschwerden hätte, denn ich habe das Gefühl, dass er mir einfach guttut. Seit vielen Jahren war ich nicht mehr krank, hatte keine Erkältung und keine Infekte, und ich nehme an, dass auch das vorbeugende Trinken von Frauenmanteltee dazu beiträgt. Denn dieses Pflänzchen gilt als Allheilmittel für Frauen.

Viele Frauen schätzen den Frauenmantel besonders auch bei allen »Frauenleiden« wie Menstruations- und Wechseljahresbeschwerden. Er soll entkrampfend und schmerzlindernd wirken, den Geburtsvorgang erleichtern, die nachgeburtliche Heilung beschleunigen (weil er das Gewebe strafft) und die Milchbildung fördern.

SO SIEHT DER FRAUENMANTEL AUS

Wahrscheinlich war auch die Ähnlichkeit der Blätter mit dem Mantel der Muttergottes, wie sie ihn auf vielen Bildern als »Schutzmantelmadonna« trägt, ausschlaggebend für den deutschen Namen Frauenmantel.

Wenn die jungen Blätter erscheinen, sind sie fein gefältelt wie ein Fächer. Sobald sie vollständig entfaltet und ausgewachsen sind, am Rand klein gezackt, wirken die Blätter an ihren langen Stängeln fast wie ein umgedrehter Regenschirm. Erst im Sommer erscheinen die kleinen gelben Blütchen in Doldentrauben. Dann sammelt man die oberirdischen Teile der blühenden Pflanze: Blätter und Blüten samt Stängel.

In den Bergen über etwa 1200 m Meereshöhe findet man nicht nur den »normalen« Frauenmantel, *Alchemilla vulgaris,* sondern auch den Alpenfrauenmantel, *Alchemilla alpina.* Manche nennen ihn auch Silbermantel, weil seine Blättchen von silbrig glänzenden Härchen überzogen sind. Diese alpine Sorte des Frauenmantels soll sogar noch mehr Wirkstoffe enthalten als die einfache Sorte. Das ist bei vielen Heilpflanzen der Fall – durch die stärkere Sonneneinstrahlung in der Höhe und die eher mageren Böden fern von jeder gespritzten Wiese sind etwa auch Schafgarbe oder Arnika auf den Bergen gehaltvoller. Die hochwachsende, in Gärten angebaute Zierform *Alchemilla mollis* würde ich für Heilanwendungen nicht benützen.

Die kleinen, unscheinbaren Frauenmantelpflänzchen sind ein universell wirksames Frauenheilkraut.

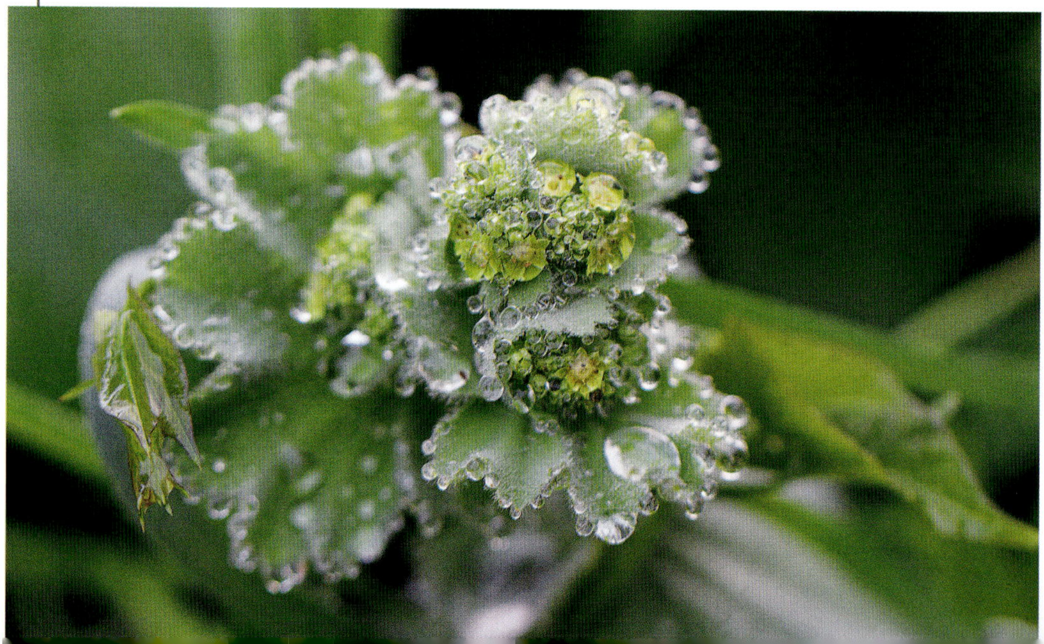

ANWENDUNGEN

Tatsächlich enthält der Frauenmantel nachweisbar Stoffe, die viele der traditionellen Heilanwendungen erklären: Seine Gerbstoffe wirken zusammenziehend und können so kleine Wunden heilen und einen straffenden Effekt auf die Haut haben. Die Gerbstoffe wirken auch auf den Schleimhäuten heilend und zusammenziehend, deshalb wendet man **Frauenmanteltee** auch zum Gurgeln bei Entzündungen im Mundraum an. Sie erklären auch die Wirkung des Tees bei Durchfall.

FRAUENMANTELTEE

1 EL getrocknetes Frauenmantelkraut oder 2 Stängel frisches Kraut mit 1/4 l kochendem Wasser überbrühen, 10 Minuten ziehen lassen und abseihen.

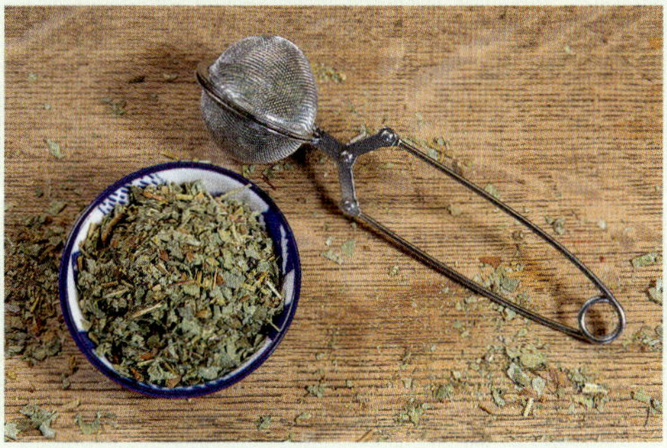

Wann anwenden?
3–4 Tassen Tee tgl.

- *bei starker, schmerzhafter, lang dauernder Periodenblutung; prämenstruellen Beschwerden (schlechte Laune, Bauchkrämpfe, Gefühl des Aufgeblähtseins); bevorstehender Entbindung, zur nachgeburtlichen Heilungsbeschleunigung, Förderung der Milchbildung; zur Förderung der Fruchtbarkeit*
- *bei Rheuma, Gicht, entzündlichen Veränderungen*
- *leichtem Durchfall*

Mehrmals tgl. mit dem Tee gurgeln bei:

- *Mund-, Rachen-, Zahnfleischentzündung*

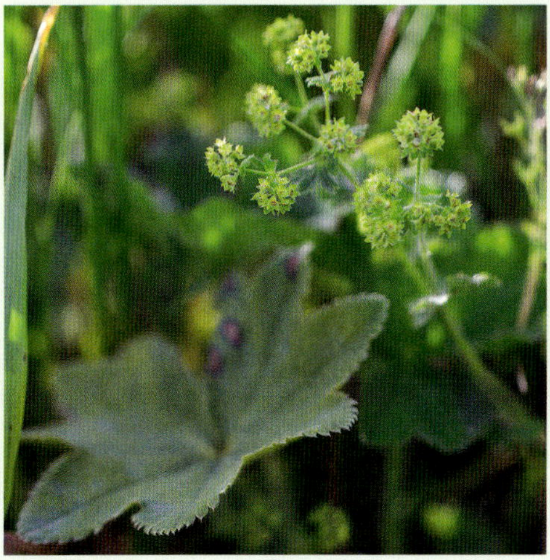

FRAUENMANTELSITZBAD

Für ein Sitzbad 1 l Frauenmanteltee zubereiten, dabei den Aufguss mindestens 20 Minuten ziehen lassen. Den Tee in eine Sitzbadewanne mit temperiertem Wasser gießen und täglich einmal etwa 15 Minuten ein Sitzbad nehmen.

Wann anwenden?

- *bei juckendem/entzündlichem Scheidenausfluss, Scheidenentzündungen, Analfissuren, Analekzemen*

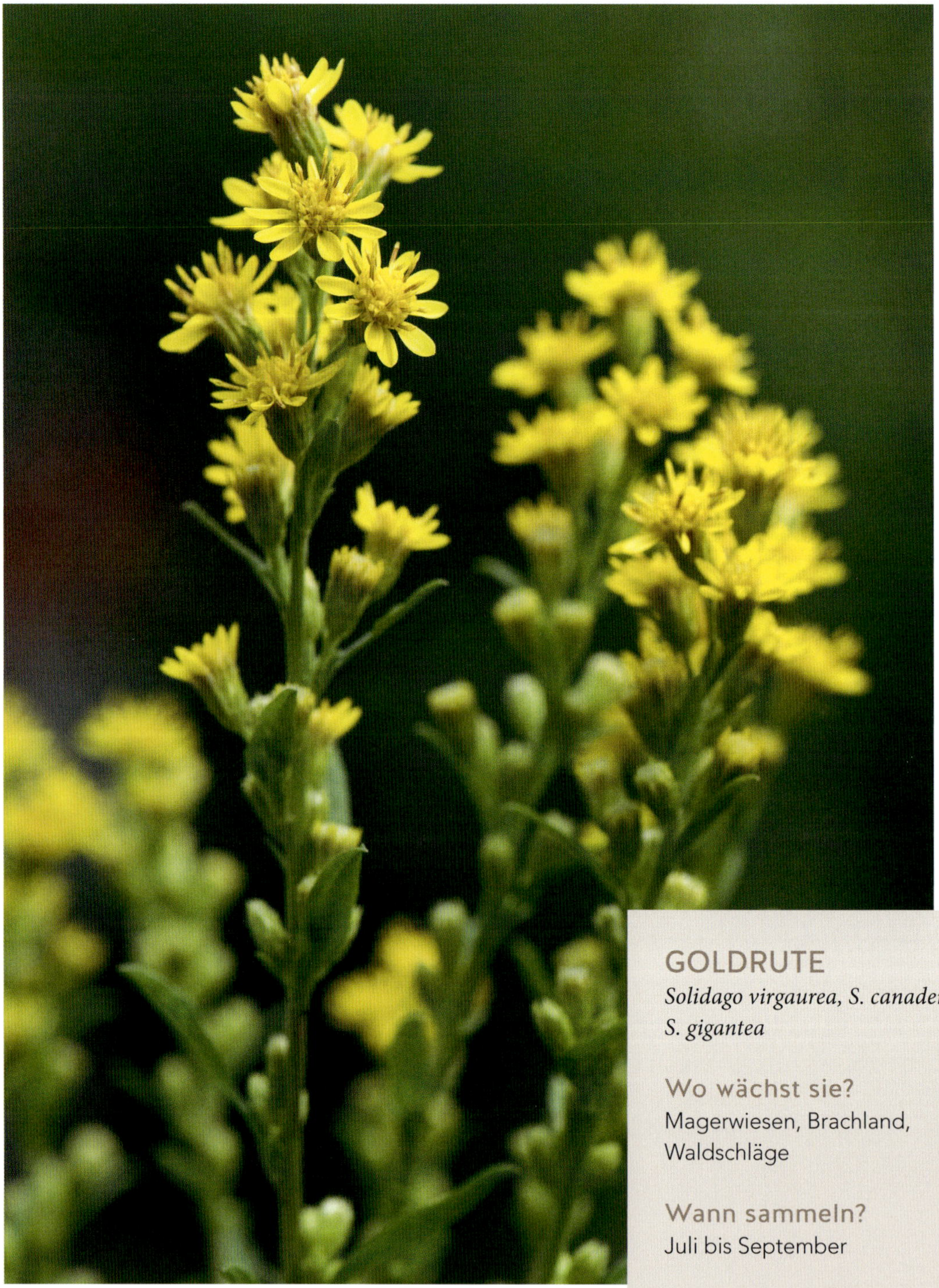

GOLDRUTE

Solidago virgaurea, S. canadensis, S. gigantea

Wo wächst sie?

Magerwiesen, Brachland, Waldschläge

Wann sammeln?

Juli bis September

Was verwenden?

Blühendes Kraut (also alle oberirdischen Pflanzenteile), ich verwende nur die Blütenrispen

Vorrat?

Goldrute lässt sich gut trocknen.

GOLDRUTE

Das beste Nierenkraut unter den einheimischen Heilpflanzen: Die Goldrute reizt das empfindliche Nierengewebe nicht, wie es viele andere harntreibende Pflanzen tun, sondern sie beruhigt und heilt.

Die Goldrute ist das Nierenkraut schlechthin. Wir haben schon so viele Menschen begleitet, die Nierenprobleme hatten und die dann durch die Goldrute Heilung erfahren haben.

WIRKSAMES NIERENKRAUT

Es gibt eine in Deutschland heimische Art, *Solidago virgaurea,* genauso wirksam ist aber die in Amerika wild wachsende Art *Solidago canadensis.* Die kenne ich aus meiner Kindheit und Jugend, und auch Wolf ist ja in den USA mit dieser Pflanze aufgewachsen, die dort überall wächst. So haben wir uns die wertvolle Goldrute, eine unserer wichtigsten Verbündeten aus dem Pflanzenreich, auf unseren Berg mitgebracht, und sie hat uns die Freude gemacht, sich schön auszubreiten. Schon als wir noch in Amerika, in Wyoming, lebten, gab es den Fall einer Nachbarin, die nach einem traumatischen Erlebnis schwer nierenkrank wurde: Ihr Mann war bei einem schrecklichen Autounfall ums Leben gekommen. Nachdem sie den fürchterlich zugerichteten Leichnam hatte identifizieren müssen, war sie zusammengebrochen und kurz

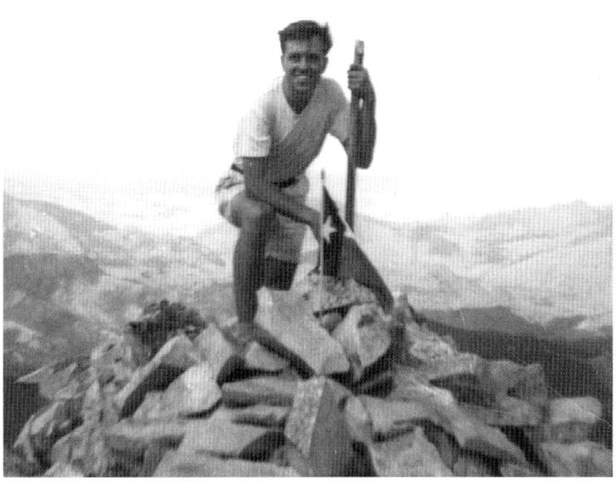

Wolf auf dem Electric Peak in Wyoming.

darauf erkrankt. In ihrer Verzweiflung bat sie Wolf um Hilfe, und er erklärte ihr, wie man einen Kaltauszug aus der Goldrute zubereitet und einnimmt. Nach wenigen Wochen waren die Nieren ausgeheilt.
Ein Bekannter hier im Allgäu arbeitet sehr erfolgreich als Naturheiler: Er beschäftigt sich vor allem mit Krebs- und Aidspatienten, die von der Schulmedizin für austherapiert erklärt wurden. Dabei geht er tief hinein in ihr seelisches Leiden und nimmt sehr viel auf – eine Arbeit, die nicht jeder aushält. Auch er nicht: Er trank immer mehr Alkohol, weil er mit der psychischen Belastung nicht fertig wurde. Irgendwann streikten seine Nieren und er fragte uns um Rat. Wir rieten ihm,

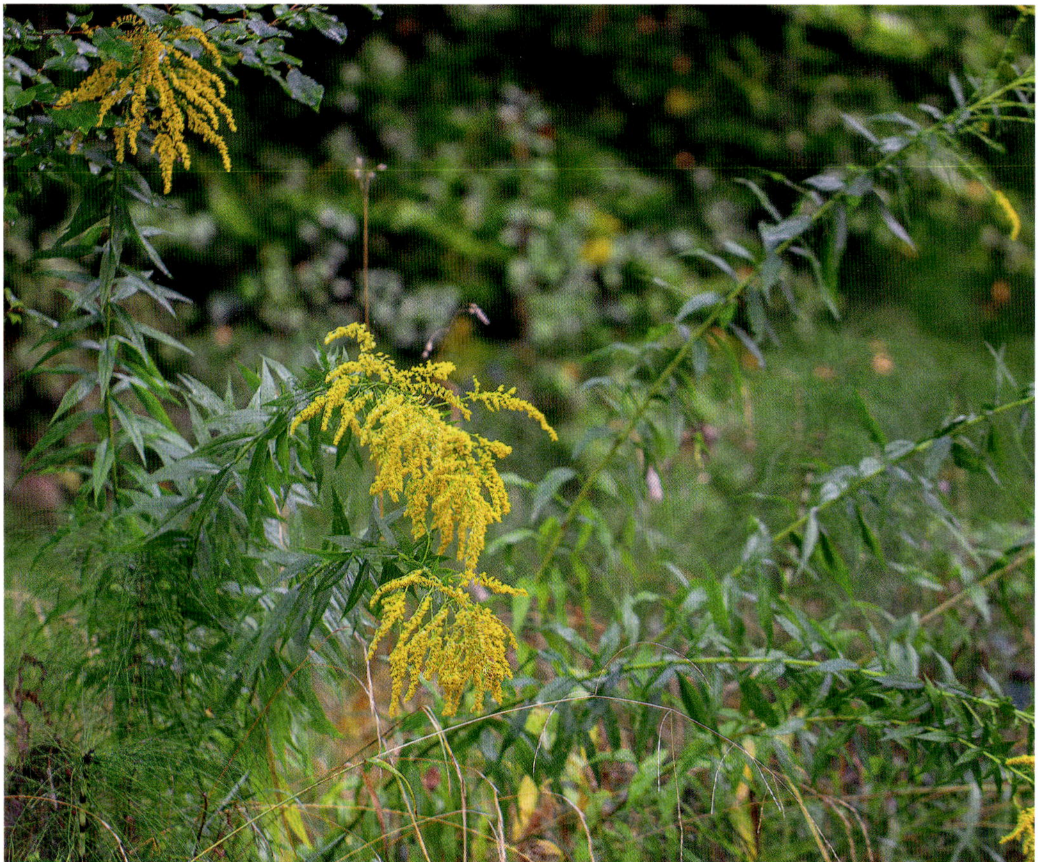

Mit ihren langen goldenen Blütenrispen ist die kanadische Goldrute auch ein sonniger Farbtupfer im Garten.

Goldrutentee zu trinken, und schon nach drei Tagen der regelmäßigen Einnahme rief er überglücklich an: »Mir geht's wieder gut, die Schmerzen sind weg, ich kann wieder Bier trinken!« Eine akute Nierenentzündung kann man mit der Goldrute in drei Tagen kurieren.

DIE DOSIS MACHT DAS GIFT

Aber auch hier ist die richtige Dosis wichtig, wie die folgende Geschichte zeigt. Da kam nämlich eines Tages ein Besucher hier zu uns auf den Hof – selten genug, dass jemand den Weg findet. Er sagte nur: »Hi, I'm Buffy Smith. I'm a herbal doctor.« Er sprach Englisch mit einem fränkischen Akzent, das klang ziemlich lustig, und wir erfuhren, dass er vor langer Zeit aus Oberfranken nach Oregon ausgewandert war und dort als Heiler für die arme Bevölkerung lebte – für Holzfäller und Hippies und alle anderen, die sich keine Krankenversicherung leisten können. Wir unterhielten uns eine Weile und stellten fest, dass er wirklich viel über Heilpflanzen wusste. Doch als er die blühende Goldrute rund um unser Haus bemerkte und Wolf ihm sagte, es gebe kein besseres Nierenmittel, widersprach Buffy vehement und behauptete, die Pflanze sei sehr gefährlich. Es stellte sich heraus, dass er die Pflanze in Oregon nach einem angeblichen alten Indianerrezept zubereitet hatte. Dabei kochte er die Blüten in Wasser so lange, bis die Flüssigkeit auf die Hälfte reduziert war. Nach der

Einnahme dieses Suds wurde der Patient mit Nierenkolik notfallmäßig ins Krankenhaus gebracht. Das zeigt wieder einmal, dass die Dosis das Gift macht und dass Heilpflanzen, wenn man sie falsch anwendet, durchaus Schaden anrichten können. Es stimmt also nicht, wenn manche Menschen glauben, dass pflanzliche Heilmittel grundsätzlich harmlos seien. Und es ist auch nicht richtig, wenn man nach der Devise handelt: Viel hilft viel. Auch bei der Anwendung von Heilpflanzen sollte man sich an die Anweisungen von verantwortungsbewussten Kräuterkundigen und Phytotherapeuten halten, die mit den Traditionen der Heilmittel vertraut sind.
Ein anderer Bekannter von uns hatte sich einer Nierentransplantation unterzogen. Sein Körper kämpfte jedoch noch gegen das neue Organ, und unser Freund fühlte sich nicht wohl. Bei unseren Besuchen hatten wir manchmal den Eindruck, ein anderes Wesen blicke uns aus seinen Augen an. Wir rieten unserem Freund, es mit einem Goldruten-Kaltauszug zu versuchen, und tatsächlich ging es ihm nach wenigen Tagen Goldrutenkur wesentlich besser. Wir trinken den Kaltauszug vorbeugend, wenn wir das Gefühl haben, dass die Nieren etwas angeschlagen sind, um eine eventuelle Erkrankung sozusagen schon im Keim zu ersticken.

SO SIEHT DIE GOLDRUTE AUS

Die Goldrute ist sehr wuchsfreudig: Wer sie einmal im Garten hat, muss sich nicht um sie kümmern – wenn sie sich wohlfühlt, breitet sie sich von selbst weiter aus. Von den Schnecken verschmäht, hat sie außer dem Menschen in unseren Gärten keine Feinde. Die einheimische Goldrute, *Solidago virgaurea,* ist inzwischen in vielen Regionen von der Kanadischen Goldrute abgelöst worden. Bis über einen Meter hoch wachsen die Stauden mit ihren leuchtend gelben Blütenrispen.

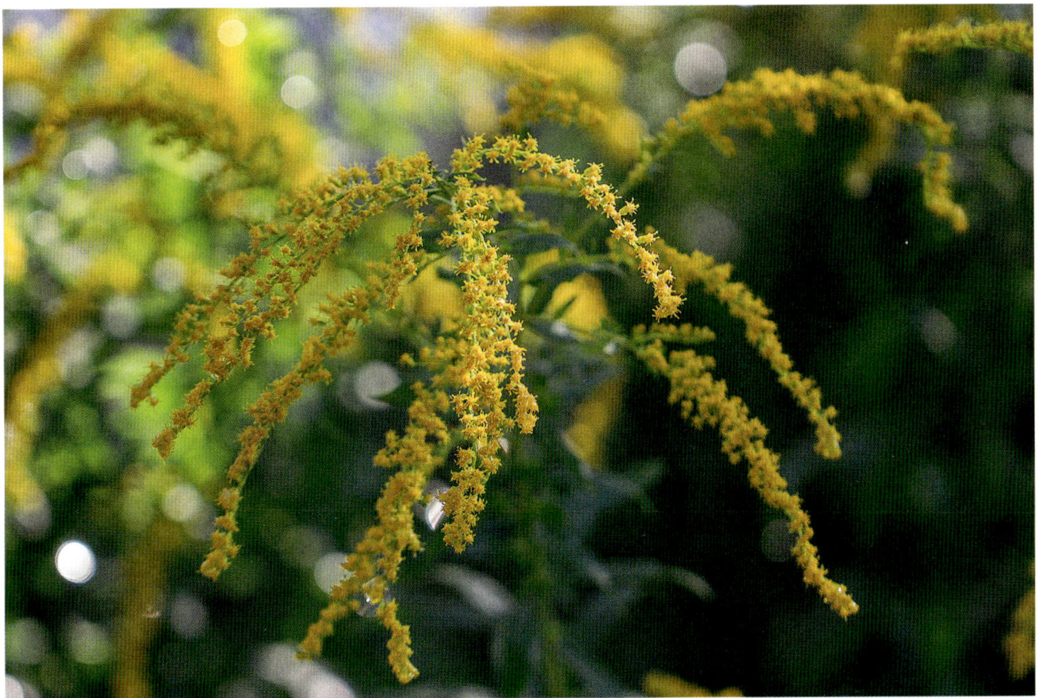

Für Heiltees verwende ich bei ausgewachsenen Goldruten-Pflanzen nur die Blütenrispen.

ANWENDUNGEN

Goldrute ist das wichtigste Kraut bei Nierenproblemen und allen Krankheiten und Irritationen, die mit den ableitenden Harnwegen zu tun haben. Wenn man spürt, dass eine Blasenentzündung im Anmarsch ist – wenn man sich also verkühlt hat und meint, dass es beim Wasserlassen brennt –, dann sollte man sich sofort einen **Goldrutentee** zubereiten. Goldrute wirkt auch antientzündlich und krampflösend. Wegen der entzündungshemmenden Wirkung kann eine Goldrutenkur auch für Gicht- und Rheumakranke Erleichterung bringen. Die Goldrute heilt das Nierengewebe – im Gegensatz zu anderen Nierenkräutern, die leicht reizen, um den Harndrang anzuregen. Je nachdem, ob man lieber ein kaltes oder ein warmes Getränk zu sich nimmt, kann man Goldrutentee oder einen **-Kaltauszug** zubereiten. Die Wirkung ist die gleiche.

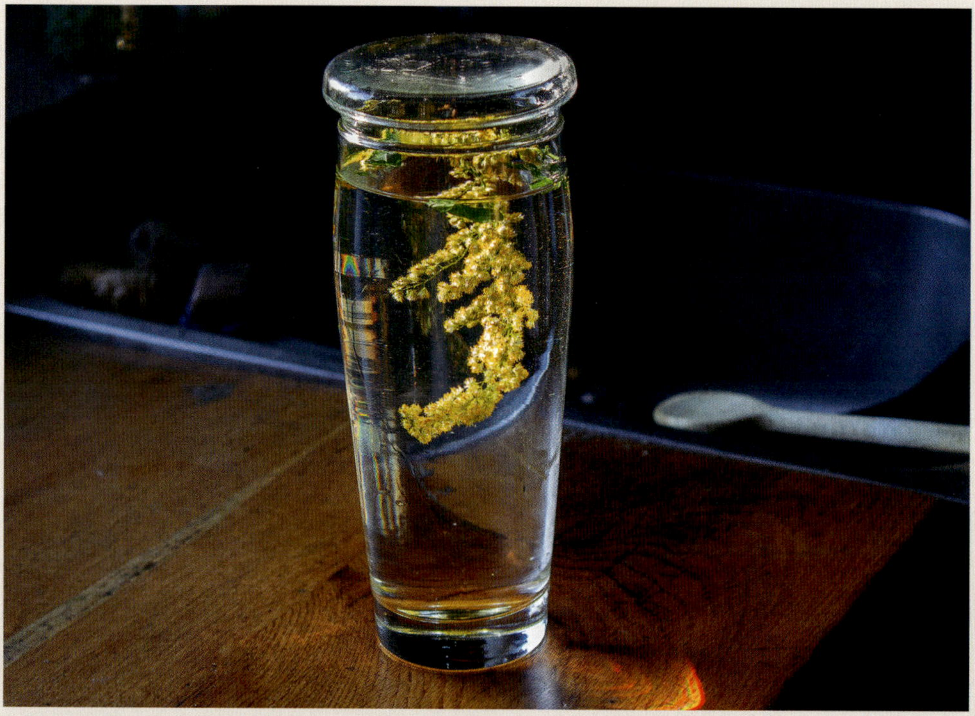

GOLDRUTEN-KALTAUSZUG

1 frische, blühende Goldrute oder 1 gehäuften EL getrocknete Blüten in einen Topf mit 1/2 l kaltem Wasser geben. 8–12 Stunden ziehen lassen, abseihen und den Goldruten-Auszug über den Tag verteilt schluckweise trinken. Diese Kur so lange fortsetzen, wie sich die Nieren noch unangenehm bemerkbar machen – meistens etwa 2–5 Tage.

GOLDRUTENTEE

1 frische, blühende Goldrute oder 1 gehäuften EL getrocknete Blüten mit 1/2 l kochendem Wasser überbrühen. Abgedeckt 10 Minuten ziehen lassen, abseihen und auf Trinktemperatur abkühlen lassen. Über den Tag verteilt trinken.

Wann anwenden?

Kaltauszug und Tee (tgl. 1/2 l kurmäßig über 2–5 Tage, im Extremfall auch 10 Tage):

- *vorbeugend bei leichter Nierenreizung, leichten Blasenschmerzen oder Brennen beim Wasserlassen*
- *bei chronischen Nierenleiden; akuter Nieren- und/oder Blasenentzündung; zur Durchspülungstherapie bei allen Entzündungen der ableitenden Harnwege; bei Gicht und Rheuma*

GOLDRUTEN-ACKER-SCHACHTELHALM-WEIDENRÖSCHEN-TEE

Eine Mischung der drei Heilkräuter Goldrute, Ackerschachtelhalm (Seite 20) und Kleinblütiges Weidenröschen *(Epilobium parviflorum)* zu gleichen Teilen wird nach demselben Rezept zu einem Tee aufgebrüht und hilft bei den gleichen Beschwerden. Besonders Männer sollten ihn trinken, weil das Weidenröschen bei Prostata-Erkrankungen angezeigt ist.

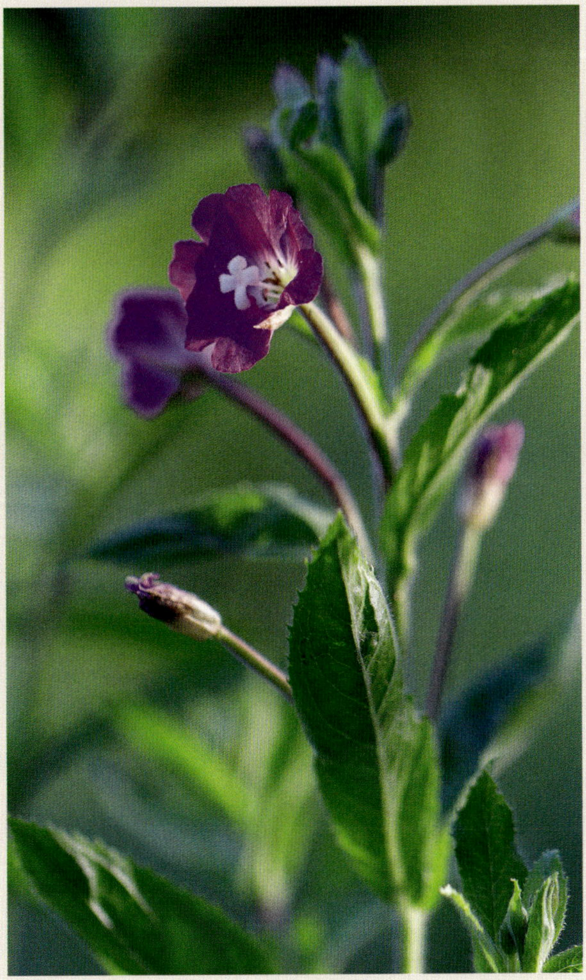

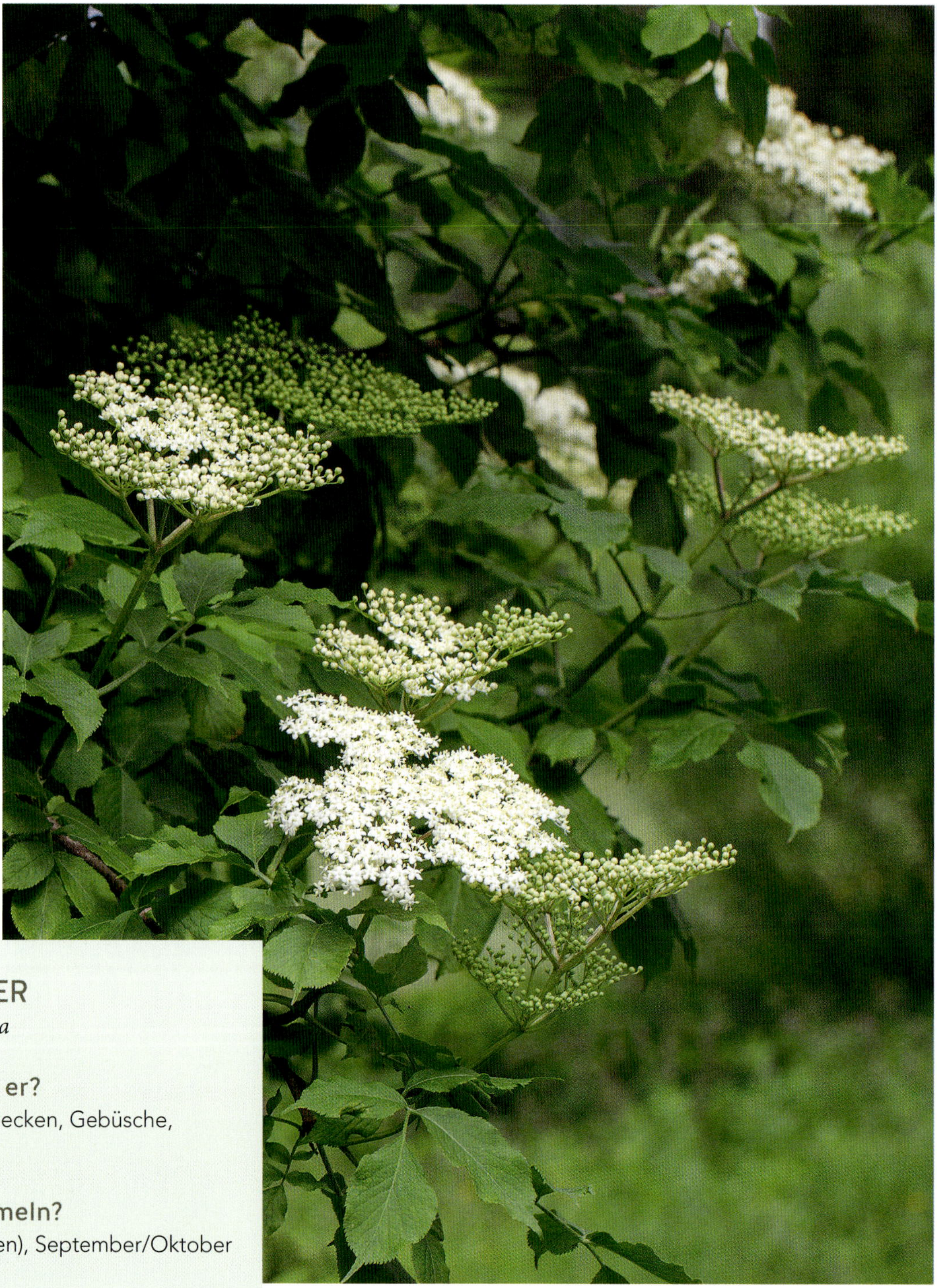

HOLUNDER

Sambucus nigra

Wo wächst er?

Waldränder, Hecken, Gebüsche, Gärten

Wann sammeln?

Juni/Juli (Blüten), September/Oktober (Beeren)

Was verwenden?

Blüten, Beeren

Vorrat?

Blüten und Beeren lassen sich trocknen, die Beeren kann man einmachen.

HOLUNDER

»Holunder wirkt Wunder« – dieser alte Spruch trifft wirklich zu: Holunderblüten wirken im Tee bei Fieber und Erkältung, und die Beeren sind eine Vitaminbombe in der Erkältungszeit.

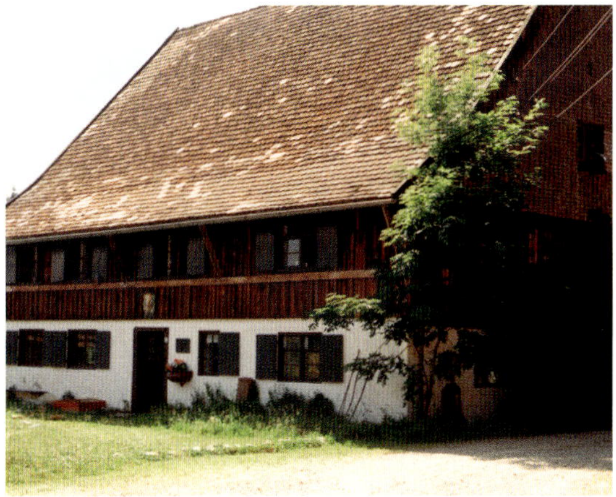

Auch an unserem Haus hat sich schon vor vielen Jahren ein Holunderstrauch angesiedelt.

Holunder wächst bei uns an vielen Stellen auf dem Hof: am Holzschuppen, am alten Stall, an den warmen Ost- und Westmauern unseres Wohnhauses und in den Hecken. Wir freuen uns über jeden einzelnen Strauch, denn der Holunder gehört seit jeher in unsere Hausapotheke.

SCHMECKT GUT UND HEILT

Im Juni sammeln wir die Blüten und trocknen sie für den Winter. Die frischen Blütendolden bereite ich als Holunderpfannkuchen zu – manche sagen Holunderküchel dazu. Dafür nimmt man die Blütendolde am Stiel, taucht sie in Ausbackteig und bäckt sie in heißem Öl in der Pfanne knusprig braun. So verzehrt man die gesamte frühsommerliche Blütenkraft auf sehr angenehme Art und Weise! Die Blütezeit ist kurz und nach ein paar heißen Tagen schnell vorbei. Deshalb essen wir in diesen wenigen Wochen immer mal wieder Holunderpfannkuchen.

Die reifen schwarzen Beeren verarbeite ich im Herbst zu Sirup und Kompott, gewürzt mit Zitronensaft, Kardamom, Zimt, Honig und Rohzucker. Der Sirup stärkt das Immunsystem für den kommenden Winter. Es sind vor allem die Farbstoffe in den schwarzen Holunderbeeren, die aus wissenschaftlicher Sicht den großen gesundheitlichen Nutzen für die menschliche Gesundheit ausmachen. Sie gehören zur Gruppe der Flavonoide und schützen das Herz und angeblich sogar vor Krebs. Außerdem enthalten sie große Mengen an Vitaminen, besonders die Vitamine C und B2. Ein Blausäure-Glykosid in den Beeren könnte allerdings dazu führen, dass manche Menschen empfindlich reagieren. So dürfen Holunderbeeren niemals unreif, also grün, verzehrt werden und nicht roh. Aber

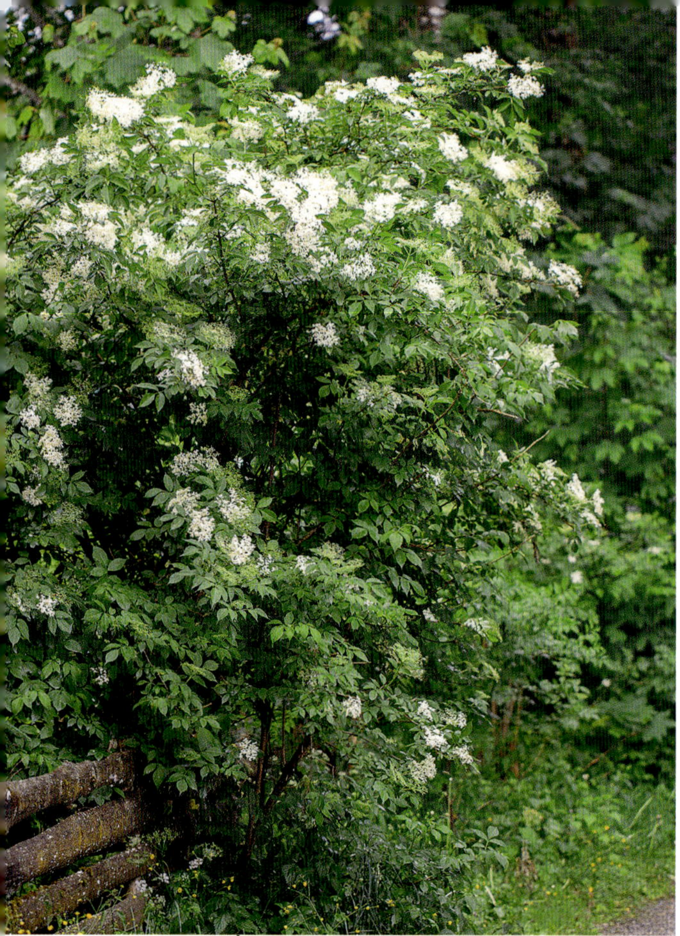

Der Holunder fühlt sich in der Nähe menschlicher Siedlungen wohl.

auch gekochte Beeren und Saft sollten nicht in zu großer Menge auf einmal eingenommen werden. In kleineren Portionen sind sie jedoch außerordentlich gesund. Manche Naturheilkundler empfehlen Holunderbeersaft sogar bei akuten Rheumaschüben.
So ist der Holunder für uns wie eine beruhigende, uns rundum versorgende Hausapotheke. Wie bei vielen anderen Heilpflanzen könnte man meinen, er suche die Nähe der Menschen, die ihn brauchen. Aus wissenschaftlicher Sicht liebt er einfach stickstoffreiche Böden, und die findet er häufig in Siedlungsnähe, wo die Menschen Gärten und Kompostwirtschaft betreiben. Doch so einfach ist es nicht. Nicht umsonst verehrt der Mensch seit jeher den Holunder. In seinem Namen ist Frau Holle verborgen. Sie soll nämlich unter dem Holunderstrauch wohnen und den Menschen, die sie darum bitten, ihre Krankheiten abnehmen. Sie zieht sie tief in die Wurzeln des Strauchs hinab, wo sie in ihren riesengroßen Topf kommen, der ständig über einem Feuer brodelt (→ auch Seite 129/130).

HOLUNDER WIRKT WUNDER

Der Holunder galt als Sitz der guten Hausgeister und darf deshalb nach altem Glauben niemals umgeschlagen werden, das würde Unglück bringen. Ein Holunderstrauch soll böse Geister abhalten, ebenso Unwetter, Blitzschlag und Feuer. »Vor dem Holunder muss man den Hut ziehen«, sagen die Alten heute noch, und: »Holunder wirkt Wunder.«
In allen Teilen hat man früher den Holunder verwendet: Man nutzte auch Blätter und Rinde, um abführende Tees daraus zu brauen – heute nicht mehr zu empfehlen, die Vergiftungsgefahr ist zu groß. Auch die schwarzen Beeren sollten nur gekocht verzehrt werden.

SO SIEHT DER HOLUNDER AUS

Wie ein größerer Strauch oder ein kleiner Baum von zwei, drei oder vier Metern Höhe schmiegt sich der Holunder gern an die Nebengebäude, an Zäune und in Gebüsche in der Nähe menschlicher Siedlungen. Das Holz mit seinem weißen Mark ist sehr weich und eignet sich nicht für Tischlerarbeiten, aber zum Basteln von Pfeifchen für die Kinder war es früher sehr beliebt. Über den dunkelgrünen Blättern leuchten im Juni die cremeweißen Blütendolden, die einen intensiven Geruch ausströmen und viele Insekten anlocken. Bis Oktober sind zunächst grüne, dann schwarze Beeren aus den Blüten geworden. Man muss sie sich mit den Vögeln teilen, zu deren Leibspeise die saftigen Beeren gehören und die für die Verbreitung des Holunders sorgen, indem sie nach dem Festmahl die Samen wieder ausscheiden.

ANWENDUNGEN

Die Blüten wirken als Tee schweißtreibend und schleimlösend, eine Wohltat im Herbst und im Winter, um einer Erkältung vorzubeugen oder wenn man spürt, dass eine Erkältung im Anzug ist. Wir trinken den Tee auch sehr gern, wenn wir uns nach der Gartenarbeit im feuchtkalten Herbst drinnen an den Ofen setzen und uns auch von innen aufwärmen wollen – es gibt dann nichts Besseres als einen Holunderblütentee mit einem Löffelchen Honig.
Daneben gilt **Holunderblütentee** auch als harntreibend – wichtig, um die Krankheitserreger auszuschwemmen – und als blutreinigend.

HOLUNDERBLÜTENTEE

2 TL getrocknete Holunderblüten mit 1/4 l kochendem Wasser überbrühen, 10 Minuten zugedeckt ziehen lassen und abseihen. So heiß wie möglich schluckweise trinken.

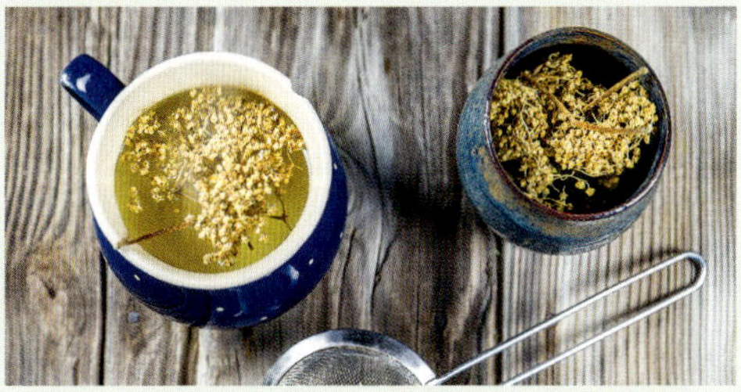

Wann anwenden?
- *bei fiebriger Erkältung zur Schwitzkur; bei beginnender oder schon ausgebrochener Erkältung mit Schnupfen, Halsschmerzen; vorbeugend zur Immunstärkung*
- *zur Durchspülungstherapie bei Entzündungen der ableitenden Harnwege*
- *bei Rheuma*

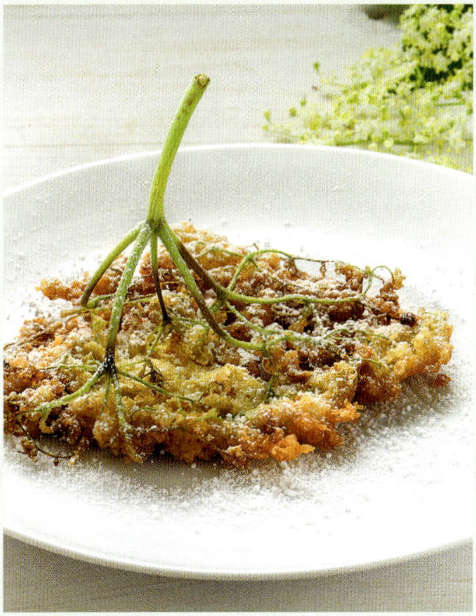

HOLUNDERPFANNKUCHEN

(4–5 PORTIONEN)

Für diese Pfannkuchen – im Allgäu heißen sie Holderküchle – taucht man Holunderblütendolden in Teig und backt sie in der Pfanne goldgelb. Die folgende Teigmenge reicht für etwa 16 Holunderblütendolden, also je nach Appetit für 4–5 Personen: 125 g Mehl mit 3 Eiern, 125 ml Weißwein (oder Apfelsaft, Bier, Milch) und 1 Prise Salz zu einem dickflüssigen Teig verschlagen. Etwa zweifingerhoch Butterschmalz oder Sonnenblumenöl in einer weiten Pfanne erhitzen. Die Holunderblütendolden ausschütteln, aber nicht waschen, am Stiel fassen und in den Teig tauchen. Im heißen Fett ausbacken und mit Puderzucker bestreut servieren. Dicke Stiele nicht mitessen.

HUFLATTICH

Tussilago farfara

Wo wächst er?

Pionierpflanze auf trockenen, warmen Standorten mit durchlässigen Böden: Schuttplätze, Kiesgruben, Wegränder

Wann sammeln?

Februar/März bis April (Blüten), April bis Juni (junge Blätter)

Was verwenden?

Blüten, Blätter

Vorrat?

Blüten und Blätter lassen sich trocknen.

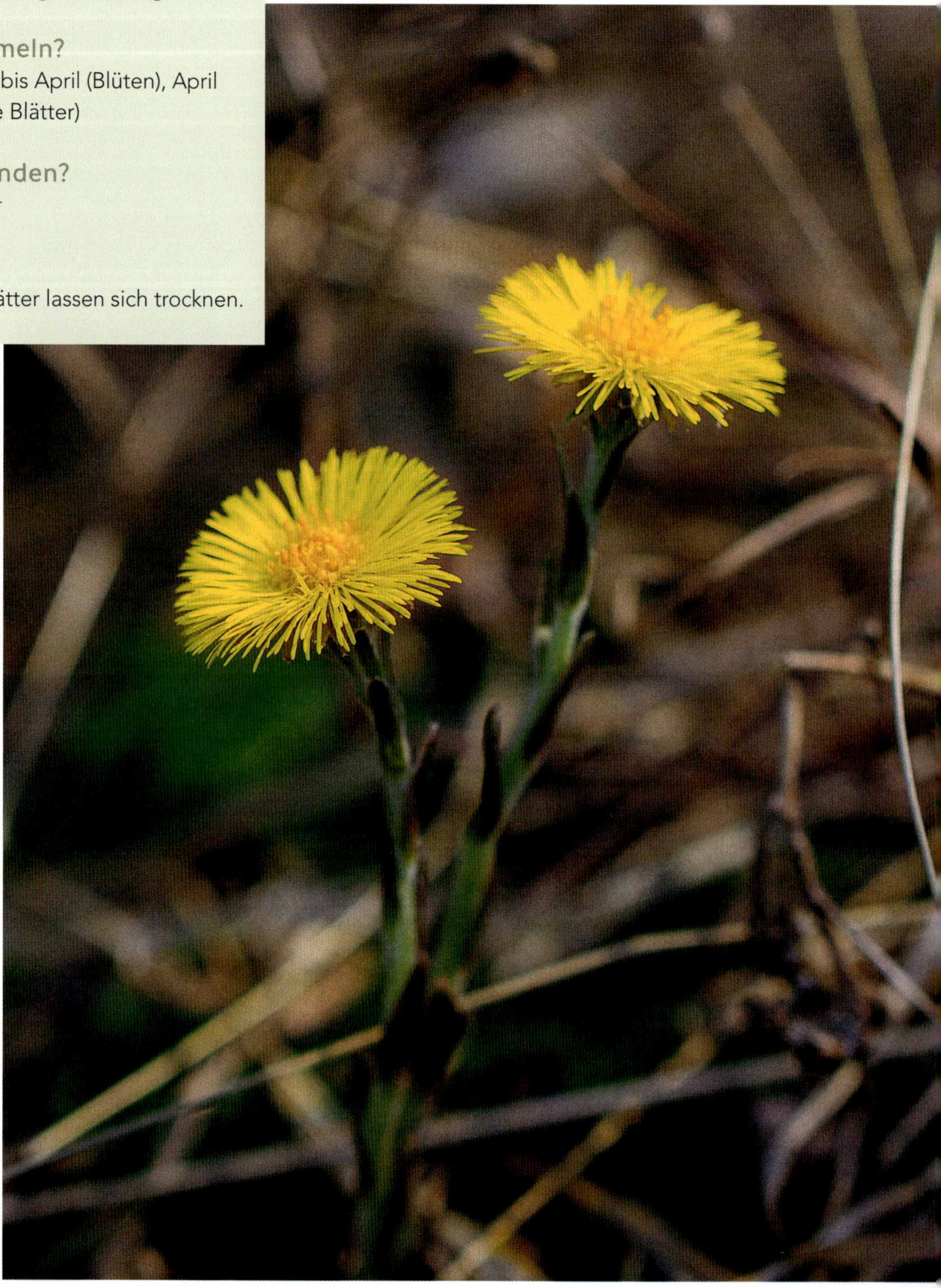

HUFLATTICH

Schon unsere Großmütter nutzten Huflattich bei schlecht heilenden Wunden und Venenentzündungen. Seine Alkaloide sind nur bei übermäßigem innerlichem Genuss schädlich.

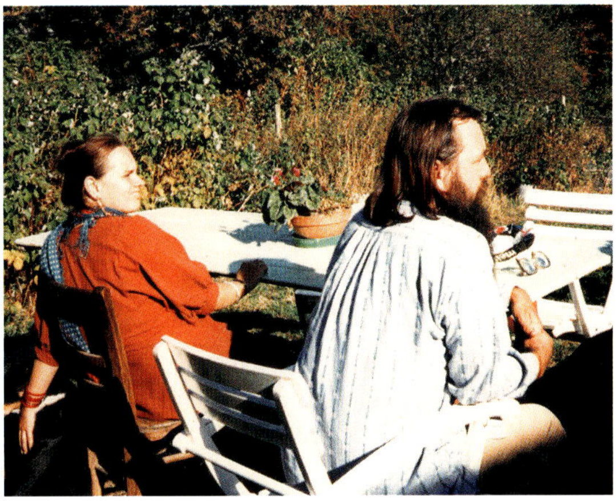

Wir lauschen einem Vortrag von Arthur Hermes.

Unsere enge Beziehung zum Huflattich – wenn man das so sagen kann – begann schon vor vielen Jahren. Wir waren noch nicht lange in Europa und verbrachten den Winter auf einem kleinen Hof in der Schweiz. Wolf saß jeden Tag viele Stunden am Schreibtisch und übersetzte sein erstes Buch, das er noch in Amerika geschrieben hatte, aus dem Englischen ins Deutsche: Es hieß »Der Garten als Mikrokosmos« (inzwischen unter neuem Titel: «Der Kosmos im Garten«). Irgendwann fing er an zu husten, er fühlte sich matt und krank – offensichtlich waren seine Lungen arg entzündet, und wir überlegten, was dagegen zu tun sei.

GELBE TRAUMBLÜTEN

In einer solchen fiebrigen Nacht hatte Wolf einen Traum, am Morgen erzählte er mir davon: Er hatte ganz klar kleine gelbe Blüten gesehen. Sonst nichts. Doch tatsächlich erschienen solche kurz darauf an einer sonnigen Stelle vor dem Haus. Zuerst kamen nur graue Stängel aus der Erde und bald öffnete sich eine wunderschöne gelbe Blüte auf jedem Stängel. Sie sahen wie kleine Sonnen aus. Wolf kannte die Pflanze unter ihrem amerikanischen Namen *colt's foot*, das bedeutet »Huf eines Fohlens«, denn die Form der Huflattichblätter erinnert mit etwas Fantasie an einen Pferdehuf. Auch der deutsche Name nimmt ja darauf Bezug, während der wissenschaftliche, *Tussilago*, von lateinisch *tussis* kommt, das heißt Husten.

SONNENENERGIE IM WINTER

Daran erinnerte Wolf sich nun und er war überzeugt, dass die Frühlingskraft des Huflattichs gegen den aus der Winterkälte geborenen Husten helfen würde. Er trank also jeden Tag ein paar Tassen Huflattichtee, und schon nach drei Tagen ging es ihm viel besser. Wie wenn Sonnenenergie in seine entzündeten Lungen geströmt wäre – so habe sich die Wirkung des Huflattichtees angefühlt, sagte er im Nachhinein. Bis heute ist er überzeugt, dass die Pflanze ihn im Traum auf ihre Heilkraft hingewiesen hat.

LUFTFEUCHTIGKEIT IST WICHTIG

Inzwischen glaube ich, dass es nicht nur der Stress war und die Tatsache, dass Wolf vor lauter Arbeit kaum mehr an die frische Luft ging. Dazu kam die geringe Luftfeuchtigkeit in der Wohnung. Wir heizten ununterbrochen in diesem kalten, langen Winter. Zwar mit einem Holzherd, der ja eine gesündere Wärme erzeugt als eine Zentralheizung, aber dennoch habe ich meine Lehren daraus gezogen und inzwischen immer einen großen Topf Wasser auf dem Herd stehen. Die Luftfeuchtigkeit sollte nie unter 50 Prozent sinken – sogar ein Hygrometer habe ich gekauft, das die Luftfeuchtigkeit misst. Je trockener die Luft ist, desto leichter können sich Viren verbreiten. Und auf den ungenügend befeuchteten Schleimhäuten in Nase und Rachen haben sie dann leichtes Spiel und verbreiten sich rasch.

RETTENDER HUFLATTICH-UMSCHLAG

Und noch einmal hat der Huflattich Wolf-Dieter geholfen. Nach wieder einmal arbeitsreichen Wochen daheim war er zu einem Seminar in Tirol gefahren. Man muss wissen, dass er als Folge einiger heftiger Verletzungen in seiner Jugend an einem Bein Krampfadern hat, und diese waren nun rot und dick aufgeschwollen wie Gartenschläuche. Er wollte das Seminar nicht ausfallen lassen und fuhr los, obwohl das Bein schlimm aussah und ihm heftige Schmerzen bereitete, nur mit Mühe konnte er aufrecht gehen. Während der Mittagspause am ersten Seminartag schaute er über die blühende Almwiese und seufzte: »Ist denn da niemand, der mir helfen könnte?« Da winkte ihm – obwohl es vollkommen windstill war – ein großes Huflattichblatt zu, als wollte es seine Aufmerksamkeit auf sich lenken. Das nahm er als Einladung der Pflanze, ihre Heilkraft zu nutzen. So pflückte er ein paar Blätter und

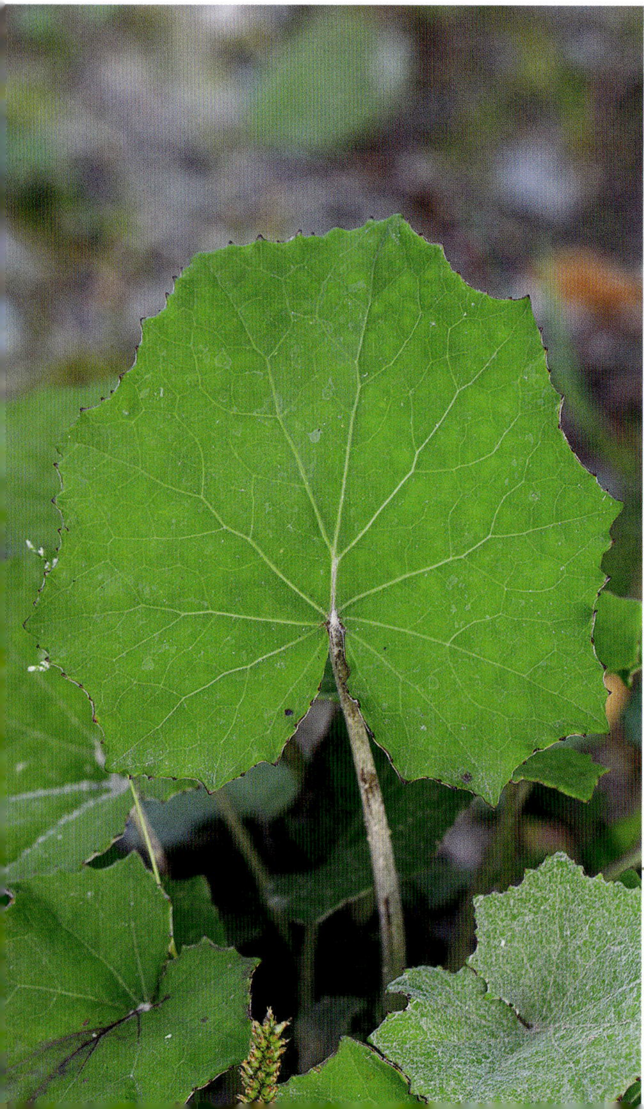

Die Huflattichblätter erscheinen erst nach den Blüten. Sie haben ihren Namen von der auffälligen Form, die einem Hufabdruck ähnelt.

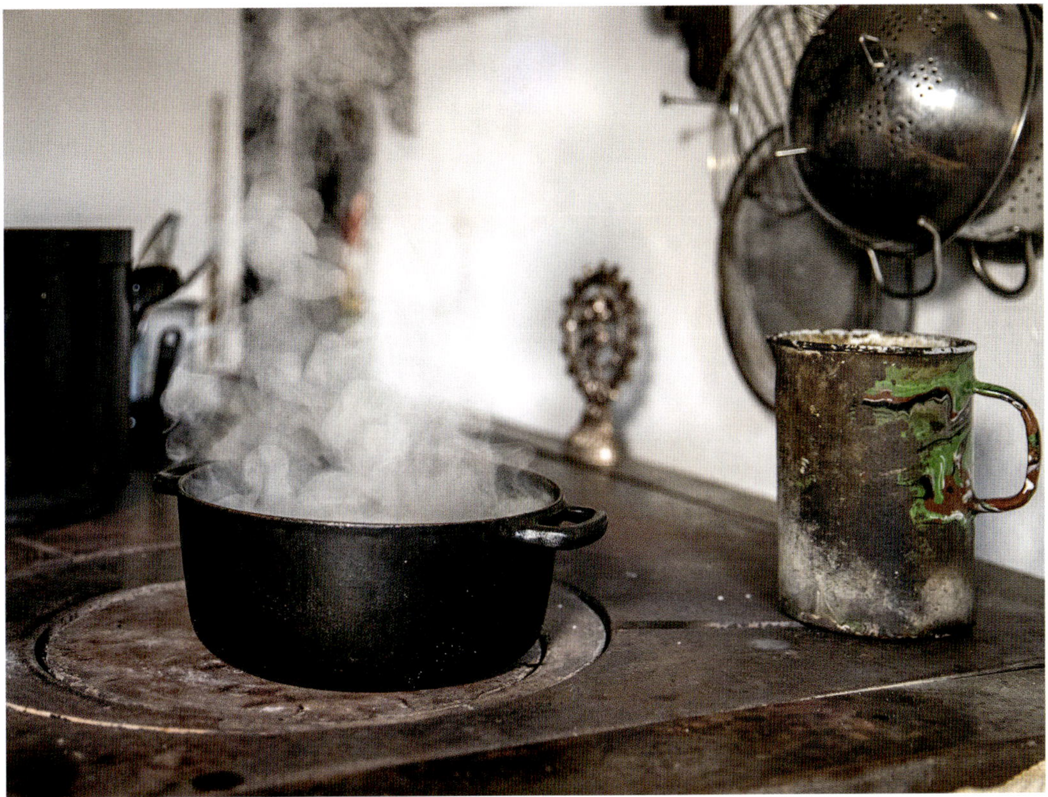

Zur Erhöhung der Luftfeuchtigkeit im Winter habe ich immer einen Topf Wasser auf dem Herd.

quetschte sie zwischen zwei Steinen zu einem feinen Brei, den er auf die entzündeten Stellen strich. Einen Stoffbeutel, den er dabeihatte, riss er in lange Streifen und fixierte damit den Pflanzenbrei auf dem Bein. Das sah eine Seminarteilnehmerin, Krankenschwester von Beruf, die ihm riet, unbedingt ein Krankenhaus aufzusuchen. Eine solche Entzündung sei lebensgefährlich! Wolf aber hatte das Gefühl, dass die Pflanze schon dabei war, ihm zu helfen. Wieder daheim, mischten wir auf den Rat eines befreundeten Kräuterkundigen Huflattichblätter mit Quark, weil auch Quarkauflagen ja Entzündungen aus dem Körper ziehen.
Jeden Abend bereiteten wir einen solchen Huflattich-Quark-Umschlag zu, der dann über Nacht einwirken konnte – ganze sechs Wochen lang!

Als er am ersten Morgen zu Hause aufstand, sah er furchterregend aus: bleich, krank, geschwächt, und die Venen rot, dick und entzündet. Um sein Blut von dieser offensichtlichen Vergiftung zu reinigen, braute ich ihm jeden Tag mindestens einen Liter Brennnesseltee. Schon nach wenigen Tagen sah er zunehmend besser aus.
Am Ende dieser Pflanzenkur war die Venenentzündung komplett geheilt und seine Beine waren glatt und schön, besser als zuvor! Wieder einmal dankten wir dem Huflattich für die großartige Hilfe.

DIE LIEBE HEILT

Als wir vor Kurzem wieder über diese Geschichte sprachen, fragte ich ihn, warum er damals in Tirol nicht ins Krankenhaus gehen wollte, und er erwiderte, er sei sicher gewe-

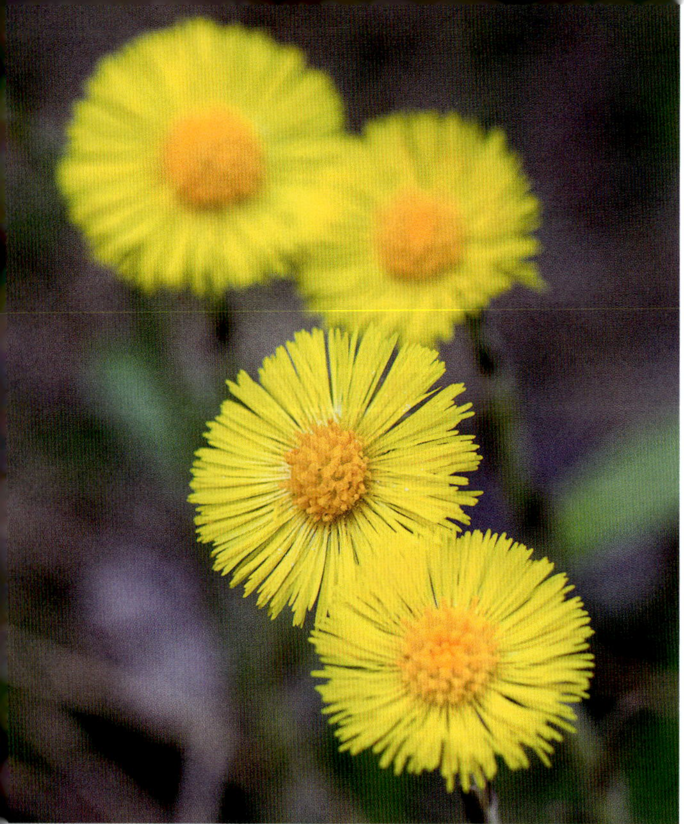

Die Huflattichblüten strahlen wie goldene Sonnen im frühen Frühling und lassen die Menschen den warmen Sommer ahnen.

sen, dass er dort keine Heilung erfahren hätte. Sein Freund, der alte Cheyenne-Medizinmann, Häuptling Elk Shoulder, hatte in einer ähnlichen Situation einmal gesagt: »Dort können sie uns nicht heilen, weil sie uns nicht lieben.«

Elk Shoulder hatte einst verhindert, dass auf dem Gelände des Cheyenne-Reservats in Montana ein Krankenhaus gebaut wurde. Wie auch immer er das den Leuten erklärt hat, die den Indianern zu einer besseren Gesundheitsversorgung verhelfen wollten – unter Freunden war das seine Begründung: »Ich glaube, tief im Herzen wissen wir alle, dass nur die Liebe heilen kann.«

Auch wenn ich denke, dass im Krankenhaus so viele Menschen arbeiten, die ihr Möglichstes tun, um den Kranken zu helfen, so bin ich doch davon überzeugt, dass man zu Hause am schnellsten gesund wird – solange es sich um Beschwerden handelt, die einen Krankenhausaufenthalt nicht unbedingt nötig machen und man nicht alleine und ohne Hilfe ist.

SO SIEHT DER HUFLATTICH AUS

Der Huflattich ist eine der allerersten Heilpflanzen im Jahr, wenn er seine leuchtend gelben Blütenköpfe in die Sonne streckt. An trockenen, besonnten Stellen entdeckt man die ersten schon im Februar. Die Blüten erscheinen vor den Blättern, als ob die Pflanze alle Kraft auf sie verwenden wollte. Erst Wochen später, wenn die Blüten schon vergehen, wachsen die anfangs kleinen Blätter zu manchmal handtellergroßem Umfang heran. Sie sind dick und ledrig und auf der Unterseite filzig behaart. Unsere Großmütter haben die ganzen Blätter als Auflage auf schlecht heilende Wunden wie etwa »offene Beine«, *Ulcus cruris,* gelegt, mit einer Binde fixiert und täglich erneuert.

HUFLATTICH GIFTIG?

Allerdings ist die Pflanze in letzter Zeit in Verruf geraten, weil sie sogenannte Pyrrolizidinalkaloide enthält, das sind Stoffe, die – bei innerlichem Gebrauch - auf die Dauer leberschädigend wirken können. Es kommt jedoch wie immer auf die Dosis an. Wer nur ab und zu, wenn er erkältet ist, ein paar Tassen Huflattichtee trinkt, dem werden, denken wir, diese Alkaloide nichts ausmachen. Allerdings sollte man es mit der innerlichen Anwendung bei Huflattich nicht übertreiben und Huflattichtee nicht länger als zwei Wochen am Stück trinken. Schwangere und Stillende sollten auf Huflattichtee aus Wildsammlung zur Sicherheit verzichten. Wer ganz vorsichtig ist, kann in der Apotheke Huflattich aus kontrolliertem Anbau kaufen: Man hat inzwischen alkaloidfreien Huflattich gezüchtet, der über Apotheken vertrieben wird.

ANWENDUNGEN

Traditionell werden Huflattichblüten und -blätter als Tee gegen Erkältungskrankheiten verwendet, auch gegen Husten und Bronchitis. Auch uns hat **Huflattichtee** schon oft bei Husten und Entzündungen der Atemwege geholfen. Und mein **Huflattich-Quark-Umschlag** ist unübertroffen bei Venenentzündungen und schlecht heilenden Wunden.

HUFLATTICHTEE

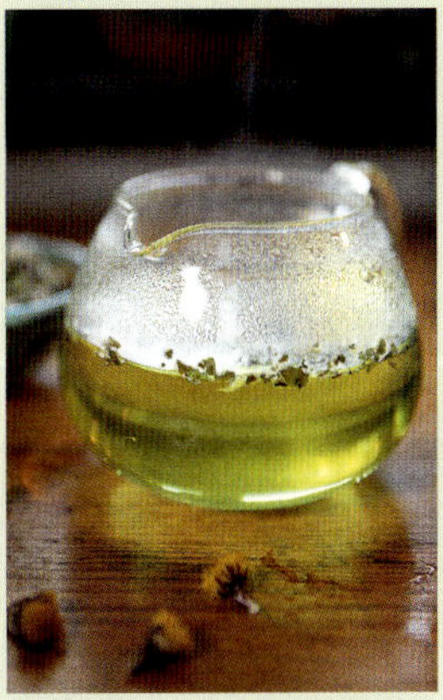

2 TL getrocknete Huflattichblätter mit 1/4 l kochendem Wasser überbrühen, 10 Minuten ziehen lassen, abseihen und auf Trinktemperatur abkühlen lassen. Man kann eigentlich auch die Blüten verwenden, aber die Blätter enthalten mehr heilende Schleimstoffe und weniger Alkaloide als die Blüten.

Wann anwenden?

- *bei Husten, Bronchitis, Heiserkeit, allgemein Entzündungen der Atemwege täglich 3–4 Tassen, nicht länger als 1–2 Wochen am Stück*
- *bei Entzündungen in Mund und Rachen tgl. mehrmals mit dem Tee gurgeln*

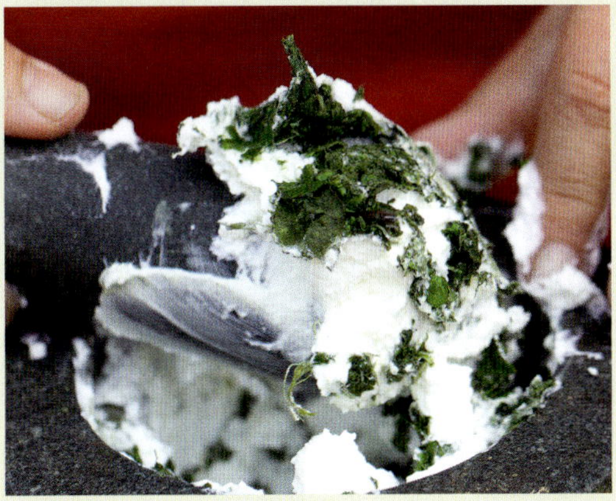

HUFLATTICH-QUARK-UMSCHLAG

10–15 (je nach Größe) frische Huflattichblätter im Mörser zu Brei reiben und mit 250 g Quark (halbfett oder fett) mischen. Diesen grünen Brei auf die zu behandelnde Stelle am Körper auftragen und mit einem feuchten Tuch oder einer Mullkompresse bedecken. Ein trockenes Tuch darüberlegen und den Umschlag mit einer elastischen Binde fixieren. Am besten über Nacht einwirken lassen. Bei sehr akuten Zuständen kann man den Umschlag zwei- bis dreimal täglich erneuern.

Wann anwenden?

- *bei Venenentzündungen, schlecht heilenden Wunden*
- *bei entzündlichen Hautausschlägen*

DIE GRÜNE NEUNE

Sobald im Frühling die ersten grünen Blätter aus der Erde spitzen, bereiten wir uns regelmäßig eine Kräutersuppe zu. Wir nennen sie unsere Grüne-Neune-Suppe und befinden uns damit in einer wohl jahrtausendealten Tradition. Schon in vorchristlicher Zeit haben die Menschen in Mitteleuropa nach den langen Wintern die kraftspendenden Frühlingskräuter gesammelt – begierig nach frischem Grün, das dem wintermüden Körper neue Energie verleiht. Die Wildkräuter enthalten wesentlich mehr wertvolle Biostoffe als unsere hochgezüchteten Gemüse- und Salatsorten aus dem Supermarkt. Die Neunzahl der Kräuter weist darauf hin,

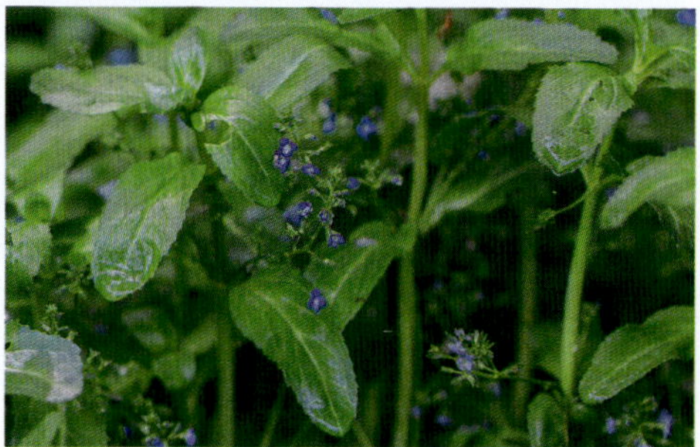

Die Bachbunge liebt feuchte Standorte an Bächen und Tümpeln.

dass es sich nicht nur um eine gesunde Suppe handelte, sondern auch um eine magische Speise, deren Verzehr eine rituelle, zauberische Handlung darstellte. Neun Kräuter verwendeten angeblich auch die Hexen, wenn sie jemanden verzaubern wollten, ebenso wie man mit neun Kräutern in der Walpurgisnacht räuchern sollte, um Haus, Hof und Bewohner vor dem Verhextwerden zu schützen.

Durch die Neunkräutersuppe verband man sich im Frühling mit den Vegetationsgeistern, die zu neuem Leben erwacht waren.

Seit christlicher Zeit nennt man die göttliche Frühlingsspeise Gründonnerstagssuppe und nimmt sie in der Vorbereitung auf das Osterfest zu sich, das ebenfalls das Leben und die Auferstehung (= die neu erwachte Vegetation) feiert. Auch die Frankfurter Grie Soß, die berühmte Grüne Sauce, hat diesen Ursprung. Die Zahl Neun darf man dabei nicht wörtlich nehmen. Neun ist drei mal drei und symbolisiert damit die Vollkommenheit, das Universum – in Bezug auf unsere Kräuter meint die Neun: alle Frühlingskräuter, die man nun finden kann.

Bei uns sind das unter anderem folgende Wildkräuter, die jetzt im Garten zu wachsen beginnen, auf der wilden Wiese, am Gartentümpel und unter der Hecke:

- **Bachbunge** *(Veronica beccabunga)*. Im feucht-nassen Uferbereich der Tümpel wächst die leicht bitter schmeckende Pflanze, deren fleischige Blätter und Stängel man in den Salat oder die Suppe schneiden kann, am besten, bevor im Mai die zarten blauen Blüten erscheinen.
- **Bärlauch** *(Allium ursinum)*. Er gedeiht im lichten, feuchten Laub- oder Mischwald und duftet intensiv nach Knoblauch. Man sammelt die Blätter im März/April, bevor die Blüten erscheinen.
- **Brennnessel** *(Urtica dioica)*. Schon sehr früh treiben die ersten Brennnesseltriebe noch zwischen den letzten Schneeresten aus.

Die Brunnenkresse ist als kräftige Würze immer willkommen.

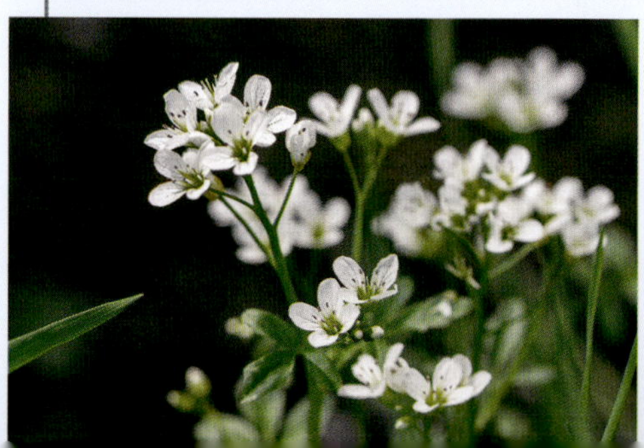

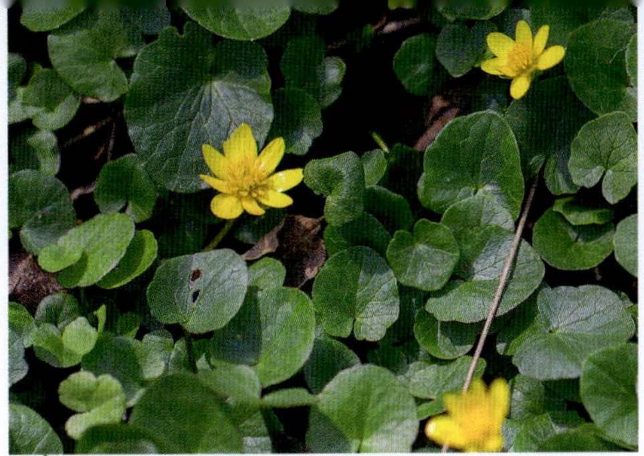

Das Scharbockskraut erscheint im frühen Jahr und liefert viel Vitamin C.

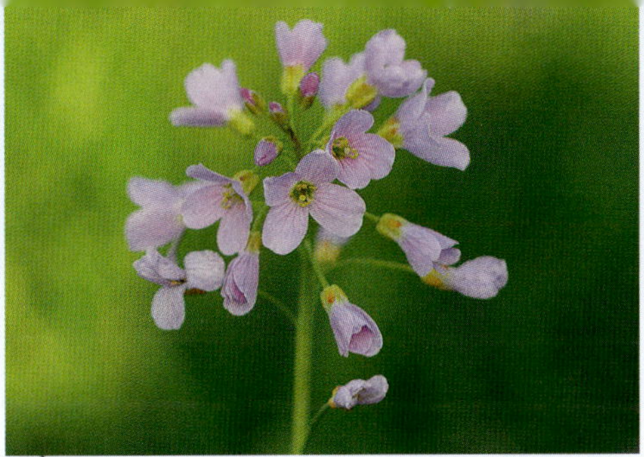

Die Blüten des Wiesenschaumkrauts sind eine hübsche Dekoration für Kräuterspeisen.

In ihnen steckt die ganze Kraft des Frühlings, und wir sammeln das ganze Jahr über, vom Austrieb bis zum Frost, die Triebspitzen für die Suppe.

◆ **Brunnenkresse** *(Nasturtium officinale).* Man findet sie ab April in Bächen und Quellen. Von dem scharf schmeckenden Kraut sollte man nicht zu viel in die Suppe geben.

◆ **Gänseblümchen** *(Bellis perennis).* Vom allseits bekannten Blümchen kann man Blätter, Blüten und Knospen roh und gekocht verzehren.

◆ **Giersch** *(Aegopodium podagraria).* Der als hartnäckiges Unkraut verschriene Giersch mit seinem vitalen weißen Wurzelwerk ist ein ständig nachwachsendes gesundes Gemüse – wenn man es so betrachtet und die jungen Blätter immer in die Suppe gibt, muss man sich über seine Wuchsfreudigkeit nicht mehr ärgern.

◆ **Knoblauchsrauke** *(Alliaria petiolata).* Bis in den Frühsommer kann man die jungen Blätter und Triebe nutzen, sie schmecken nach Knoblauch und Kresse, aber sehr mild.

◆ **Löwenzahn** *(Taraxacum officinale).* Vom Frühjahr an verwendet man Blätter, Stängel und Knospen roh oder in der Suppe. Löwenzahn enthält sehr viele gesunde Bitterstoffe.

◆ **Sauerampfer** *(Rumex acetosa).* Man verwendet Blätter, Triebspitzen und die knospigen Blütenstände der jungen Pflanzen. Sie verleihen der Wildkräutersuppe ein würzig-säuerliches Aroma.

◆ **Schafgarbe** *(Achillea millefolium).* Die zarten Blättchen im Frühjahr würzen die Wildkräutersuppe – zu viel davon schmeckt allerdings unangenehm herb.

◆ **Scharbockskraut** *(Ranunculus ficaria).* Es war früher eine der ersten grünen Speisen im Jahr, die die wintermüden Menschen vor dem Skorbut (= Scharbock) bewahren sollte, der berüchtigten Vitaminmangelkrankheit. Man sollte die Blätter aber nur vor der Blüte verzehren, weil danach der Gehalt an reizenden Inhaltsstoffen ansteigt.

◆ **Spitzwegerich** *(Plantago lanceolata).* Sobald die ersten Blätter erscheinen, kann man diese laufend in die Suppe oder den grünen Eintopf schneiden.

◆ **Vogelmiere** *(Stellaria media).* Das zarte Wildkraut wächst das ganze Jahr über, sogar unter einer Schneedecke, und ist besonders im Frühjahr willkommener Vitaminspender in der Suppe und im Salat.

◆ **Wiesenschaumkraut** *(Cardamine pratensis).* Die zarten Blättchen und Triebspitzen des Wiesenschaumkrauts schmecken angenehm kresseartig scharf, aber nur vor der Blüte, danach werden sie bitter.

UNSERE GRÜNE-NEUNE-SUPPE

Etwa 2 Handvoll gemischte Kräuter waschen und fein schneiden. In etwas Butter oder Olivenöl 5–10 Minuten andünsten und mit 1/2–3/4 l Brühe aufgießen. Man kann auch halb Brühe und halb Sahne verwenden. Die Suppe nach Belieben mit dem Mixstab pürieren. Mit Salz, Pfeffer, geriebener Muskatnuss und Koriandersamen würzen.

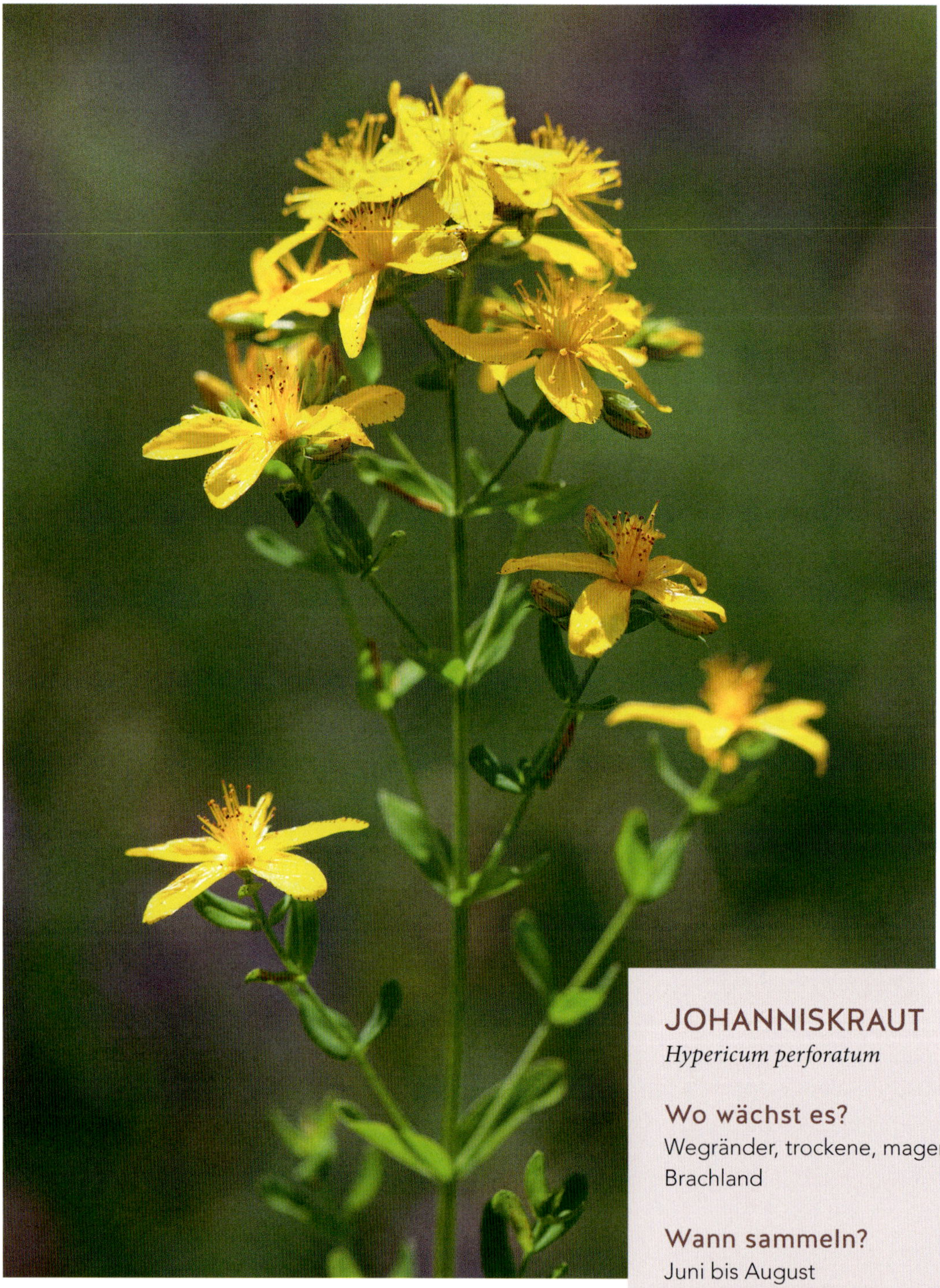

JOHANNISKRAUT

Hypericum perforatum

Wo wächst es?

Wegränder, trockene, magere Wiesen, Brachland

Wann sammeln?

Juni bis August

Was verwenden?

Blühendes Kraut (Tee), Blüten (Öl)

Vorrat?

Johanniskraut lässt sich (für Tee und zum Räuchern) gut trocknen.

JOHANNISKRAUT

Das Johanniskraut hilft besonders als Ölauszug zuverlässig bei Prellungen, Verstauchungen und stumpfen Sportverletzungen. Das bekannte Rotöl kann man leicht selber machen.

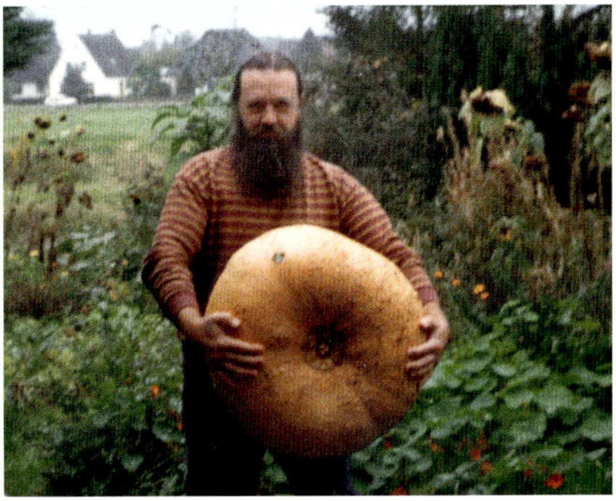

Riesenkürbis aus unserem Garten in Norddeutschland (1988).

Johanniskrautöl ist fast ein Allheilmittel – auch in unserem Haushalt. Ich mache jedes Jahr im Sommer so viel davon, dass es ein ganzes Jahr lang reicht.
Wenn jemand Muskelschmerzen hat, Zerrungen, eine Prellung oder wenn man beim Laufen oder Arbeiten mit dem Bein umknickt und der ganze Knöchel wehtut – dann reiben wir das Öl immer wieder auf den schmerzenden Stellen ein, bis sich die Muskeln entspannt haben.

EXPERIMENT JAPANISCHE MASSAGE

Wolf versuchte einmal, einen unbeschreiblich schweren Brunnendeckel neben dem Haus wegzuziehen. Es gelang ihm zwar nicht, den Deckel zu bewegen, dafür hatte sich in seinem Rücken vermutlich etwas verschoben. Tagelang plagte er sich mit starken Rückenschmerzen herum, und nichts schien zu helfen. Nachbarn und Freunde schlugen verschiedene Maßnahmen vor, die er ausprobieren sollte: »Häng dich mit den Händen an eine Turnstange, sodass der Rücken gedehnt wird!«, meinte der eine, und: »Geh zu einem Dorn-Therapeuten!«, der andere. Das mit dem Therapeuten konnten wir vergessen, denn wir hatten kein Auto. Also hängte er sich immer wieder an den Ast eines unserer Apfelbäume, aber es nützte nichts.
Als er schließlich bemerkte, dass seine Beine stellenweise taub wurden, konnte man nicht länger abwarten – wir mussten handeln. Ich hatte mal von einer japanischen Methode gehört, bei der eine Therapeutin zu Massagezwecken auf dem Rücken des Patienten läuft, das schlug ich ihm vor. Mein armer Mann wurde zuerst ganz blass bei dem Gedanken, ich bin ja nicht gerade ein Leichtgewicht. Trotzdem beschlossen wir, das einmal ganz

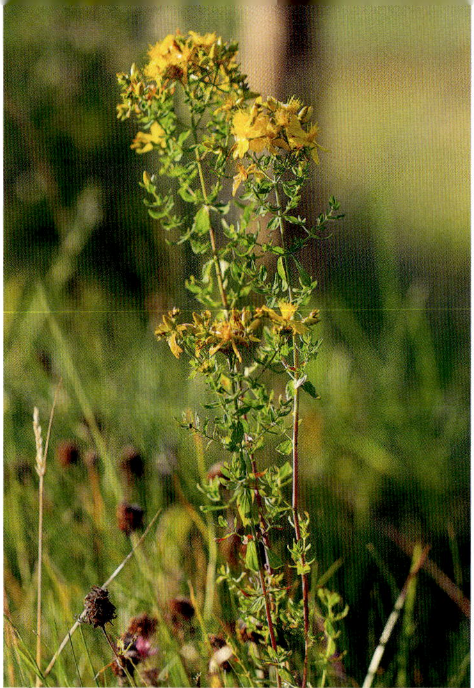

Rund um den Johannistag zur Zeit der Sommersonnenwende blüht das Johanniskraut.

vorsichtig auszuprobieren. Er badete erst einmal warm, damit die Muskeln maximal entspannt waren, und legte sich dann bäuchlings auf den Stubenboden. So sachte wie möglich stieg ich dann barfuß auf seinen Rücken. Ich begann unten neben der Lendenwirbelsäule, die Fußsohlen links und rechts dicht neben der Wirbelsäule. Nach zwei oder drei Schritten meinte er gespürt zu haben, dass sich bei den Wirbeln etwas getan habe, als ob etwas eingerastet sei. Und auch ich hatte das Gefühl, dass sich unter meinen Zehen etwas bewegt hatte.
Ich rieb die schmerzende Stelle dann mit Johanniskrautöl ein, immer wieder, sicher noch eine Woche lang. Bald waren die Rückenschmerzen komplett verschwunden. Das Taubheitsgefühl in den Beinen war schon wenige Stunden nach unserer experimentellen Behandlung vergangen.
Auch bei weniger dramatischen Rückenproblemen, Hexenschuss oder Ischiasschmerzen nehmen wir immer als Erstes Johanniskrautöl, und meistens reicht das auch. Bei der Anwendung kann man auch zweigleisig fahren und das Öl zuerst einem heißen Vollbad zufügen und nach dem Bad die Stelle mit Öl einreiben.

SO SIEHT DAS JOHANNISKRAUT AUS

Johanniskraut ist eine der Heilpflanzen, deren Wirkungen – in der Volksheilkunde seit Jahrhunderten bekannt – auch von der modernen Wissenschaft in zahlreichen Studien bestätigt wurden. Seine gelben Blüten öffnen sich gegen Ende Juni, etwa um den Tag der Sommersonnenwende herum, dem 21. Juni. Seit Menschengedenken wird das Kraut deshalb auch, wie andere Sonnwendkräuter, als Zauberkraut zu magischen Zwecken verwendet. Und weil die christliche Kirche den Gedenktag des heiligen Johannes des Täufers auf den 24. Juni festgesetzt hat, erhielt die Pflanze auch den Namen Johanniskraut. Die »heidnischen« Umtriebe rund um die Mittsommernacht sollten so in christliche Bahnen gelenkt werden, die Sonnwendfeuer heißen seither in der christlichen Welt auch Johannifeuer. Der Legende nach war der Teufel einst so zornig über die Zauberkraft, die die Pflanze über ihn hatte, dass er die Blütenblätter mit Nadeln durchstach. Seither, so heißt es, sieht man die Pünktchen in den Blütenblättern, wenn man diese gegen das Licht hält. Tüpfelhartheu heißt das Johanniskraut auch wegen dieser Pünktchen, die in Wirklichkeit Öldrüsen sind und die heilsamen Wirkstoffe der Pflanze enthalten. Weil sich der Ölauszug des Johanniskrauts mit der Zeit rot färbt, nennt man das Öl auch Rotöl und die Pflanze auch Jesuwundenkraut – die Fünfzahl der gelben Blütenblätter brachte man mit den fünf Wunden Jesu in Verbindung.
Heute findet man das Johanniskraut nur noch selten auf den Wiesen, denn intensive Bewirtschaftung mag die Pflanze nicht. Nur auf Brachland und auf mageren Bergwiesen treffen wir sie immer noch häufig an.

ANWENDUNGEN

Neben der äußerlichen Anwendung im **Johanniskrautöl/Rotöl** wird Johanniskraut auch innerlich verwendet: als **Tee** oder als standardisierter Auszug in Kapseln aus der Apotheke. Die sanfte Wirkung gegen depressive Verstimmungen ist nachgewiesen. Wir brauchen das zum Glück nicht, aber ich gebe ab und zu ein paar der gelben Blüten zu unserem gemischten Kräutertee – einfach, weil sie schön aussehen. Vielleicht tragen sie ja auch zu unserer positiven Stimmung bei?

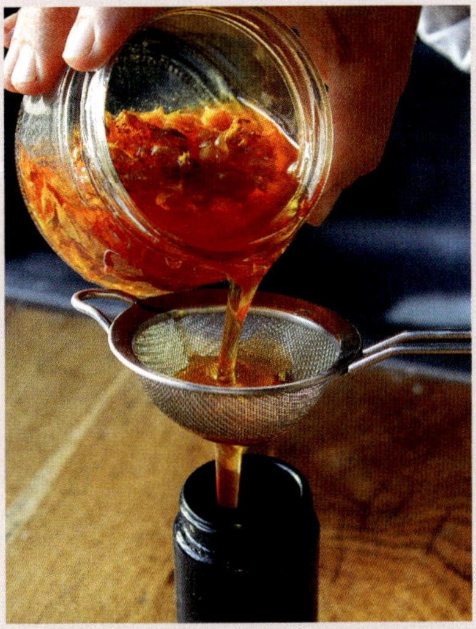

JOHANNISKRAUTÖL/ROTÖL

Frische Johanniskrautblüten locker in ein Glas füllen. Kalt gepresstes Olivenöl darübergießen, bis die Blüten bedeckt sind, und das Glas mit Deckel an einen warmen, sonnigen Ort stellen. Etwa 3–6 Wochen ziehen lassen. In ein sterilisiertes Schraubglas abseihen und dunkel aufbewahren. Das Öl hält sich 1–2 Jahre.

Wann anwenden?

- *in die schmerzende Stelle einmassieren bei Prellungen, Zerrungen, Bluterguss, Hexenschuss, steifem Nacken/Nackenschmerzen, Ischiasschmerzen, Nervenschmerzen, rheumatischen Schmerzen*
- *als Badezusatz bei ebendiesen Indikationen (1–2 EL auf ein Vollbad)*

JOHANNISKRAUTTEE

Für einen sehr leichten Tee 3 frische Blüten pro Tasse mit 150 ml kochendem Wasser überbrühen, 2–3 Minuten ziehen lassen, abseihen und schluckweise trinken. Für einen stärker wirksamen Tee 2 TL getrocknetes Kraut auf 200 ml Wasser verwenden.

Wann anwenden?

- *bei leichten Depressionen, »Winterblues«, Wochenbettdepression (»Babyblues«), nervöser Unruhe, Schlafstörungen 2–3 Tassen tgl. über einen Zeitraum von 4–6 Wochen*

Achtung: *Johanniskraut macht die Haut lichtempfindlich!*

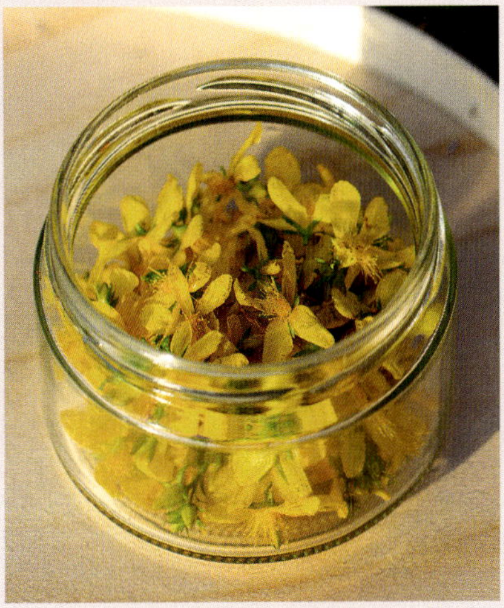

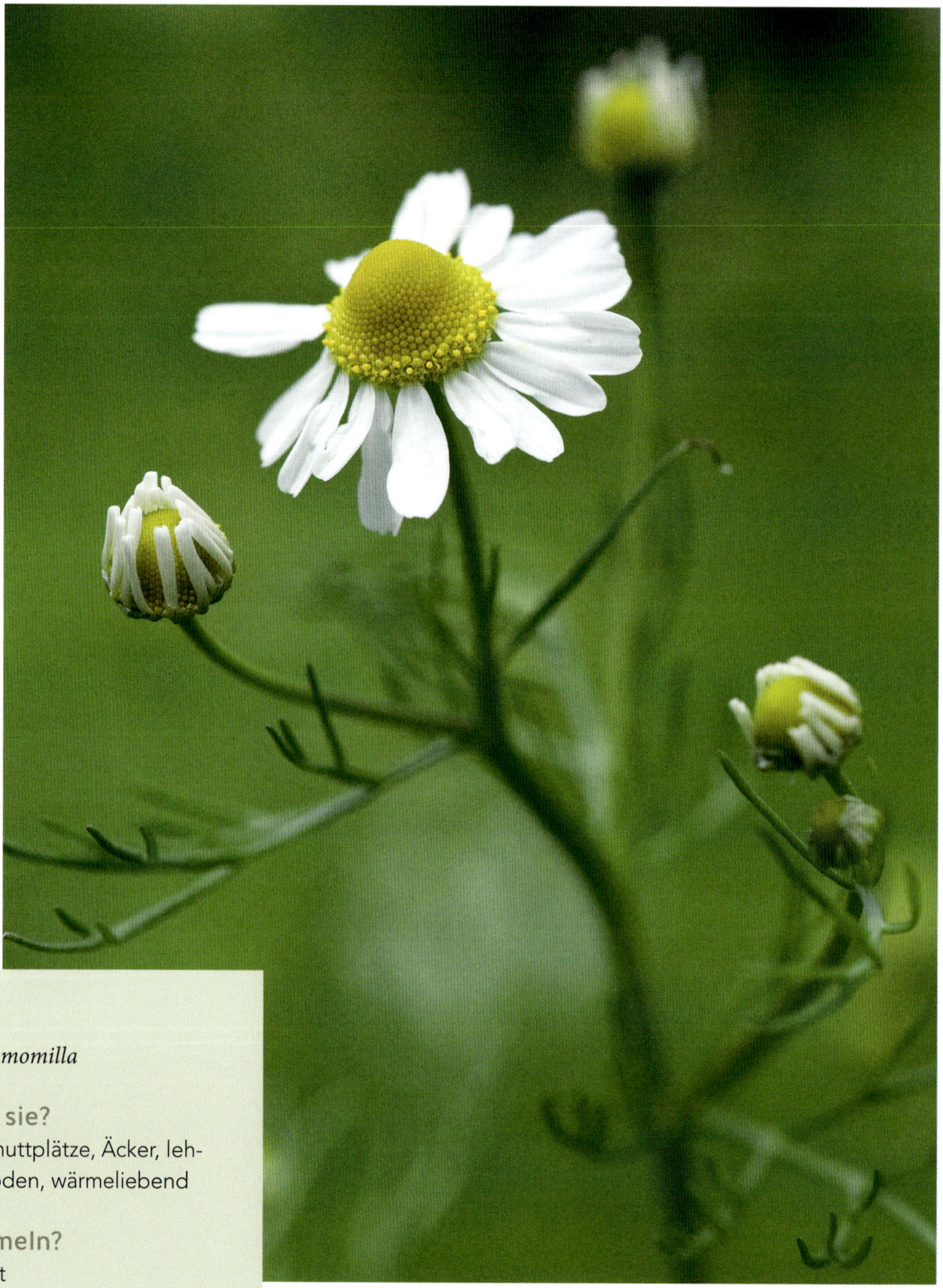

KAMILLE

Matricaria chamomilla

Wo wächst sie?

Brachland, Schuttplätze, Äcker, lehmig-tonige Böden, wärmeliebend

Wann sammeln?

Mai bis August

Was verwenden?

Blüten

Vorrat?

Kamillenblüten lassen sich gut trocknen.

KAMILLE

Innerlich und äußerlich wirkt die Kamille zuverlässig bei Magen-Darm-Beschwerden wie bei Entzündungen auf der Haut und den Schleimhäuten. Außerdem beruhigt sie vor dem Einschlafen.

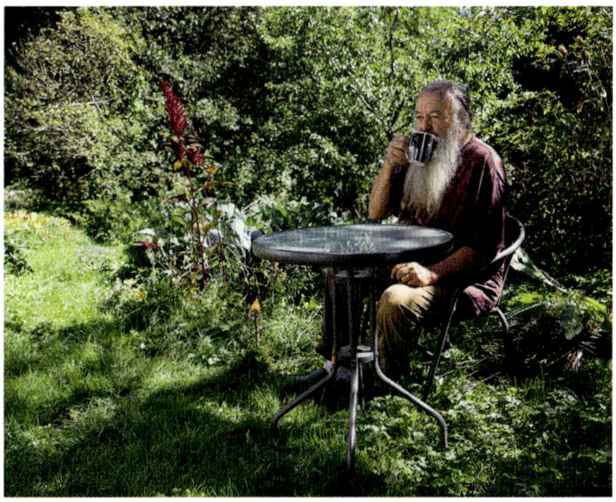

Wolf setzt sich nach der Arbeit gern in den Garten und genießt seinen Kräutertee.

Die Kamille gehört zu uns wie ein Familienmitglied, sie begleitet uns auf Schritt und Tritt – im wahrsten Sinne des Wortes! Denn die Kamille wächst wie Unkraut in unserem Garten, seit wir ihn vor über dreißig Jahren angelegt haben, und zwar bevorzugt auf den Wegen. Viele Besucher staunen, wenn sie beobachten, wie wir auf unseren Kamillen »herumtrampeln«, weil die üppig blühenden, duftenden Pflanzen wirken, als hätten wir sie auf Beeten angesät. Dass sie die eigentlichen Wege zwischen den Beeten besiedeln, das sieht man nicht mehr.

OMAS KAMILLENTEE

Zur Kamille, sagt Wolf, hat er ein ganz enges Verhältnis, seit seine geliebte Oma ihm als kleinem Kind, damals in Sachsen, in Kriegs- und Nachkriegszeiten, oft Kamillentee braute. Wenn er oder sein Vetter Klausi Bauchweh oder anderes Weh hatte, dann kam sie mit einer großen, warmen, duftenden Tasse Tee an sein Bett, und zusammen mit dem Zauberspruch: »Nu, das wird schon wieder!« war der Schmerz bald vergessen. Beim Geruch von Kamille kommen diese tröstlichen Kindheitserinnerungen hoch. Vielleicht auch deshalb gibt es bei uns in der Familie immer ein Tässchen Kamillentee, wenn es irgendwo im Verdauungstrakt rumort und der Körper in Unordnung ist.

Bei jeder Reise, egal wo in der Welt, nehmen wir einen kleinen Vorrat an Kamille mit. Manchmal ist es nur der Duft, der schon heilend wirkt. Selbst wenn man keine Kamille dabei hat, kann schon der Gedanke an die Pflanze heilen: Der Heilungsprozess wird allein dadurch schon in Gang gesetzt – das nennt man heute Geistheilung oder auch Plazeboeffekt – aber es wirkt!

Meine Großmutter in Wyoming litt an einer chronischen Darmentzündung, einer Kolitis. Seit vielen Jahren war sie deshalb in Behandlung bei einem Internisten. Als wir einmal für einige Monate zu Besuch waren, schlugen wir ihr vor, regelmäßig Kamillentee zu trinken. Sie reagierte mürrisch: Sie habe keine Zeit für so was, und außerdem sei das ja nur Indianermedizin. Doch ich braute ihr jeden Abend einen Kamillentee, setzte mich zu ihr und wartete ab, bis sie ihre große Tasse Tee auch wirklich ausgetrunken hatte. Gegen Ende unseres Aufenthalts war die Entzündung verschwunden und ihr Arzt meinte: »Endlich schlagen unsere Medikamente an!« Sie erzählte ihm, ihre Enkelin habe ihr jeden Tag Kamillentee gekocht, und das habe geholfen. Worauf er sie streng ermahnte, solchen Ammenmärchen nicht zu glauben und auf keinen Fall mehr diese Kräutermedizin zu sich zu nehmen! Von Kamille könne man – was totaler Unsinn ist – einen anaphylaktischen Schock bekommen! Sie befolgte seinen Rat, trank keinen Kamillentee mehr, und bald war – wie es zu erwarten war – ihre Kolitis zurückgekehrt.

KAMILLENROLLKUR

Nicht nur gegen Darmentzündung ist eine Kamillenteekur hervorragend wirksam, sondern auch gegen Magenschleimhautentzündung (Gastritis), einen ständig gereizten oder übersäuerten Magen und gegen Magen-Darm-Entzündung (Gastro-Enteritis) mit Schmerzen, Blähungen und Durchfall. Neben dem regelmäßigen Trinken von Kamillentee kann man es dann auch einmal mit einer Rollkur versuchen. Dabei dreht man sich im Liegen mit dem Kamillentee im Magen mehrfach um die eigene Achse, damit der heilsame Tee möglichst die gesamte Oberfläche der Magenschleimhaut erreicht. Am besten stellt man den Kamillentee schon abends in einer Thermoskanne neben das Bett. Dann kann man morgens vor dem Aufstehen die Rollkur durchführen: Man trinkt 3 Tassen des warmen Tees und dreht sich anschließend jeweils für 5 Minuten auf den Bauch und auf den Rücken, danach auf die linke und auf die rechte Seite. Die Rollkur kann man so lange jeden Morgen durchführen, bis der Magen geheilt ist und die Schmerzen verschwunden sind.

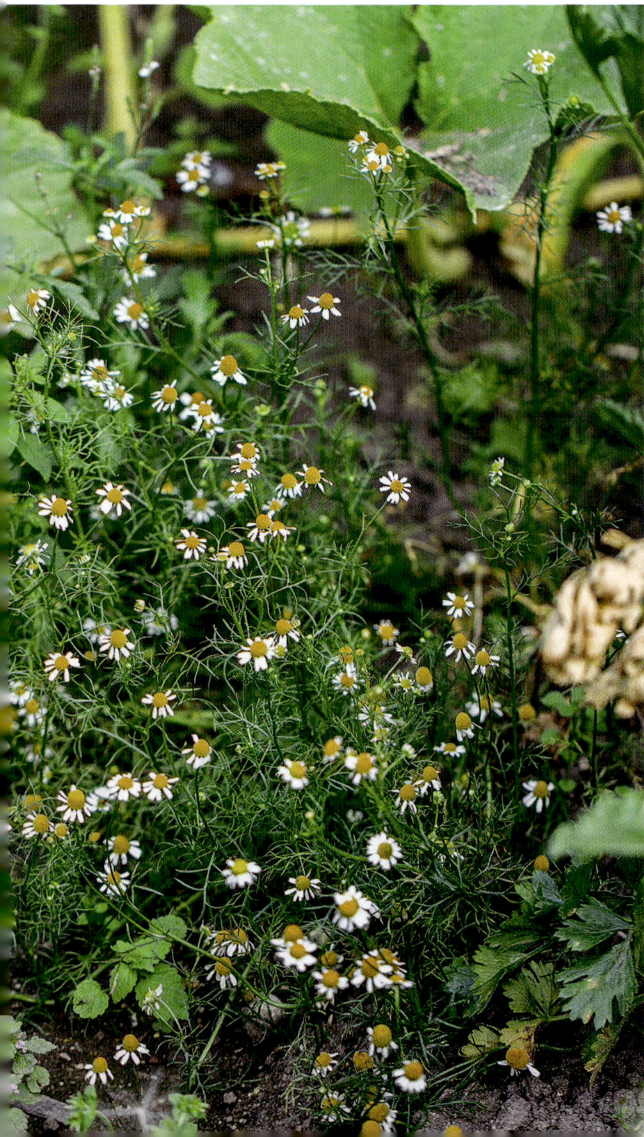

Die Kamille liebt lehmige Gartenerde, ist sehr trittfest und wächst bei uns bevorzugt auf den Wegen zwischen den Beeten.

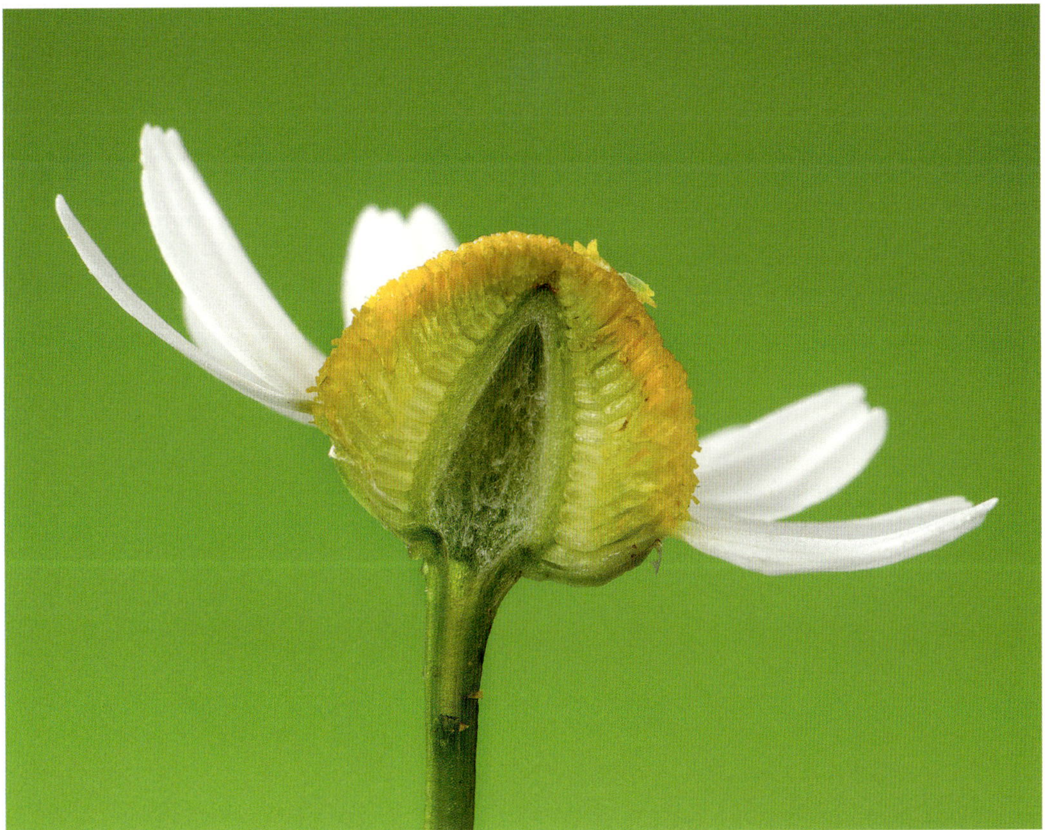

An ihrem typischen würzigen Duft und am hohlen Blütenboden erkennt man die Echte Kamille.

KAMILLE, DIE MÜTTERLICHE

Schon unsere Vorfahren schätzten die Kamille als umfassende, mütterliche Heilerin, denn sie nannten die Kamillenfamilie *Matricaria.* Darin steckt das Wort *mater,* das im Lateinischen »Mutter« bedeutet. Die Kamille hat eine mütterliche, eine beruhigende Wirkung. Tatsächlich haben Studien auch diese beruhigende, einschlaffördernde und angstlösende Wirkung beschrieben, weshalb Kamillentee häufig als Abendtee vor dem Zubettgehen empfohlen wird.

SO SIEHT DIE KAMILLE AUS

Am bekanntesten ist die Echte Kamille *(Matricaria chamomilla),* die man leicht von der auf den ersten Blick sehr ähnlich aussehenden Geruchlosen Kamille – sie siedelt sich ebenfalls gern auf lehmig-humosen Äckern an – unterscheiden kann: Die Blüten der Echten Kamille duften intensiv nach Kamille und sie besitzen einen rundkegelförmig erhabenen gelben Blütenboden, an dessen Basis die weißen Blütenblätter sitzen. Wenn man den gelben Blütenkegel längs durchschneidet, sieht man, dass er hohl ist. Der Blütenboden der Geruchlosen Kamille ist nicht so stark erhaben, im Längsschnitt ist er nicht hohl und die Blüte duftet nicht.
Die Echte Kamille ist einjährig, das heißt, die ganze Pflanze existiert nur einen Sommer lang und erfriert im Winter. Sie bildet in der kurzen Saison aber so viele Samen, dass sie sich großzügig selbst aussät und an Orten, an denen sie sich wohlfühlt, jedes Jahr von selbst üppigst wieder keimt und blüht.

ANWENDUNGEN

Die ätherischen Öle der Kamille helfen nicht nur beim Einschlafen und gegen Bauchschmerzen und Bauchkrämpfe, sie sind auch äußerst wirksam gegen Entzündungen aller Art, auch in Mund und Rachen. Im Allgemeinen wird die Heilpflanze als **Kamillentee** angewendet, den man auch als **Kamillendampfbad** zum Inhalieren und als **Badezusatz** verwenden kann. In der Apotheke kann man auch Kamillenextrakt, -tinktur und -öl kaufen, die man dann verdünnt bei den gleichen Beschwerden anwendet.

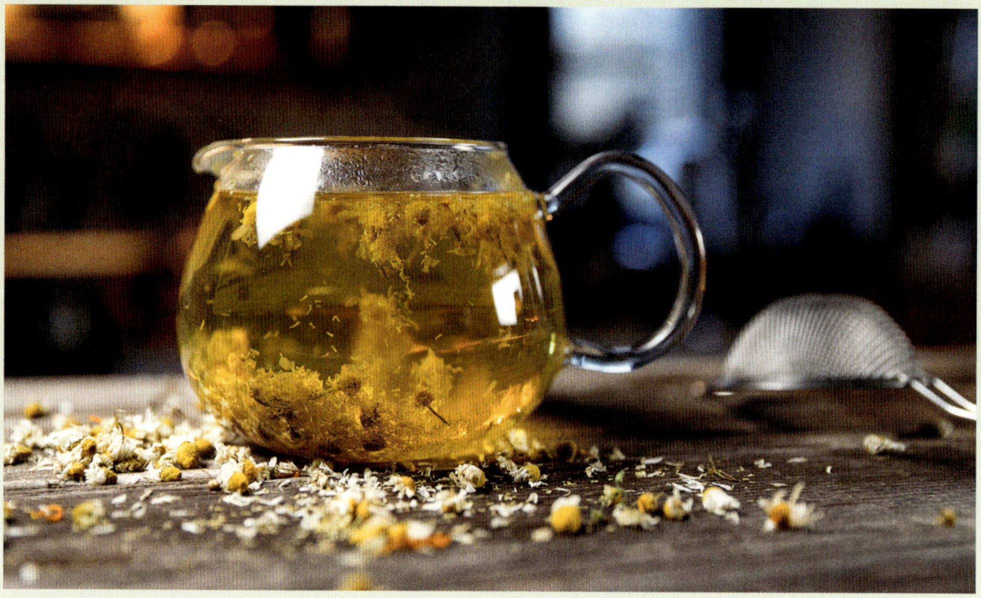

KAMILLENTEE

1 TL getrocknete Kamillenblüten mit 1/4 l kochendem Wasser überbrühen, 10 Minuten abgedeckt ziehen lassen, abseihen und auf Trinktemperatur abkühlen lassen. Schluckweise trinken, 3–4 Tassen tgl. zwischen den Mahlzeiten.

Für die Anwendung gegen Mund- und Rachenentzündungen und als Dampfbad kann man die Kamille auch mit Salbei mischen im Verhältnis 2 : 1, also 2 Teile Kamille auf 1 Teil Salbei.

Wann anwenden?

- *Magen-Darm-Beschwerden: krampfartige Schmerzen im Magen-Darm-Bereich, Magenschleimhautentzündung, Blähungen, Sodbrennen*
- *Menstruationsbeschwerden: krampfartige Unterbauchschmerzen*
- *Entzündungen in Mund und Rachen: Aphten, Zahnfleischentzündung, Halsentzündung, Heiserkeit (trinken und mit dem Tee gurgeln)*

KAMILLENDAMPFBAD

Für ein Kamillendampfbad Kamillentee zubereiten (linke Seite), in eine weite Schüssel oder einen Topf füllen und kurz zugedeckt abkühlen lassen, bis man den aufsteigenden heißen Dampf gerade auf der Haut ertragen kann. Der Patient setzt sich so, dass er mit dem Kopf über dem heißen Dampf sitzt, und breitet ein großes Tuch wie ein Zelt über Kopf und Schüssel, sodass der Dampf nicht entweichen kann. Nun etwa 15 Minuten den heilenden Kamillendampf tief einatmen. Anschließend am besten hinlegen und ruhen.

Wann anwenden?

- *Erkältung: Schnupfen, Nebenhöhlenentzündung, Husten, Heiserkeit, Halsentzündung, Bronchitis, angeblich auch Heuschnupfen*
- *entzündliche Hautkrankheiten*

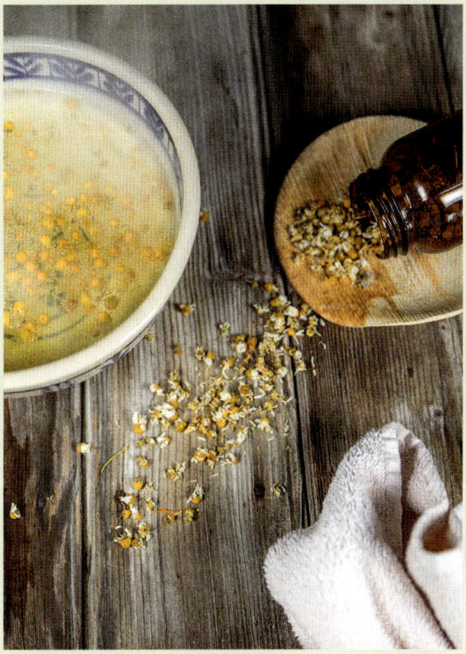

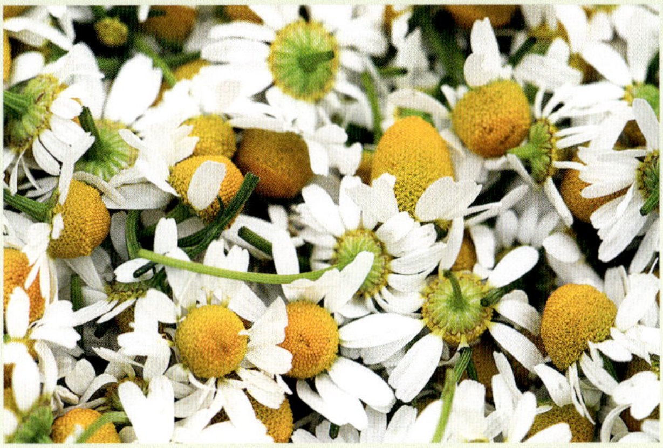

KAMILLEN-UMSCHLAG

Kamillentee zubereiten wie oben, mit dem lauwarmen Tee ein Baumwoll- oder Leinentuch tränken und auf die Haut auflegen bzw. die betreffenden Stellen auf der Haut damit betupfen.

Wann anwenden?

- *Hauterkrankungen wie Akne, Furunkel, Abszesse*

KAMILLENBAD

Starken Kamillentee mit der doppelten Menge Kamillenblüten zubereiten (linke Seite) und als Badezusatz verwenden.

Wann anwenden?

- *entzündliche Hautkrankheiten, als Sitzbad bei Entzündungen im Genital- und Analbereich*

KARDE

Dipsacus sylvestris, Dipsacus fullonum

Wo wächst sie?

Brachland, Schuttplätze, Äcker, lehmig-tonige Böden

Wann sammeln?

Oktober bis März

Was verwenden?

Wurzeln (am Ende des ersten Jahres)

Vorrat?

Kardenwurzel lässt sich trocknen.

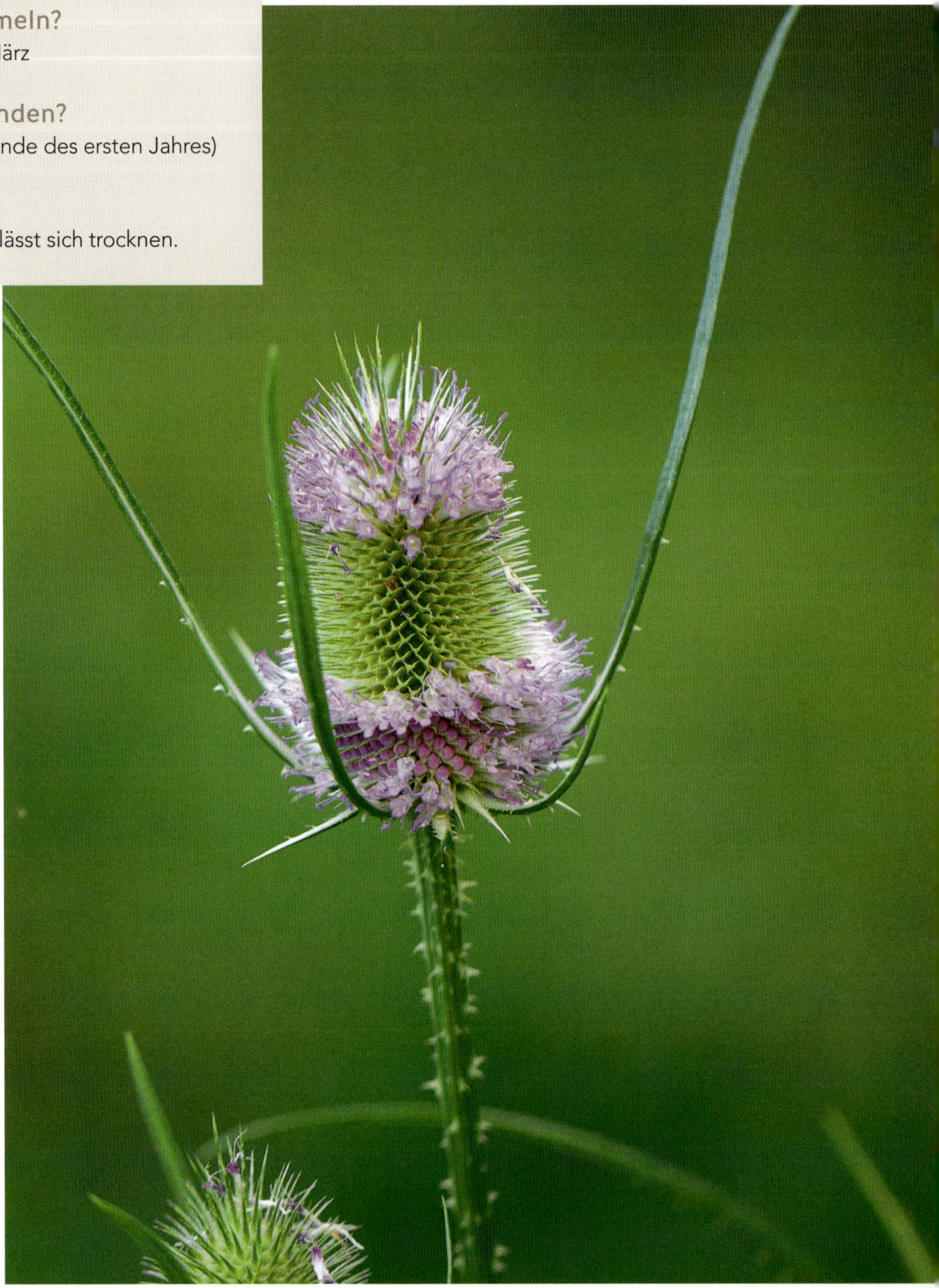

KARDE

Mit der Karde hat Wolf seine Borreliose geheilt, ganz ohne Antibiotika. Traditionell wird Kardenwurzeltinktur auch bei schlecht heilenden Wunden eingesetzt.

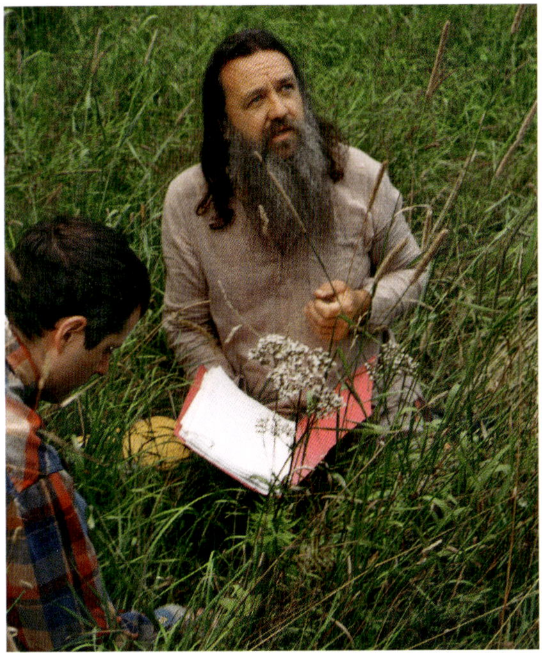

Wolf bei einem Kräuterkurs in der Schweiz.

Auf Brachflächen und Schuttplätzen ragen vom späten Herbst an stachelige, braune Kugeln auf meterhohen Stängeln in den Himmel. Sie gehören zur Karde, die heute kaum noch jemand kennt. Früher war das anders: Da benützten Weber und Tuchmacher die kratzigen Stachelkugeln zum Aufrauen der Stoffe und zum Kardieren.
Den Blütenstand beschreibt der Botaniker Heinrich Marzell als »walzenförmig; die Blüten der Mitte entfalten sich zuerst, worauf sich das Blühen nach oben und unten fortsetzt«. Diese Eigenschaft der Pflanze gilt auch als Signatur dafür, dass man mit der Karde die Wanderröte, *Erythema migrans*, behandeln kann bzw. ihre Ursache – die Lyme-Borreliose. Aber von Anfang an:

ZECKENBISS UND WANDERRÖTE

Im Sommer 2001 hatte Wolf einen Zeckenbiss am Bauch, dem er zunächst keine Beachtung schenkte. Erst später bemerkte er einen roten Ring um die Bissstelle, der immer größer wurde und sich schließlich fast bis zum Hals ausgedehnt hatte. Die Zecke hatte ihn mit Borreliose infiziert, und Wolf litt sehr: Die Krankheit ging durch den ganzen Körper, griff die Organe an und bereitete ihm starkes Unwohlsein von Kopf bis Fuß, denn er lief herum und klagte, es wäre kaum auszuhalten. Er fühlte sich, als ob er eine schwere Grippe hätte, Gelenkschmerzen, Sehstörungen, Schlaflosigkeit und heftige Kopfschmerzen plagten ihn.

Auf der Suche nach einer Therapie stellte er zunächst fest, dass die Medizin heute mit einer Antibiotika-Behandlung sofort nach Auftreten der Wanderröte meistens gute Behandlungserfolge erzielt. Doch nach einer schlechten Erfahrung mit einem Antibiotikum vor Jahren in Indien will er keine solchen Mittel mehr einnehmen. Er durchforstete die ethnomedizinische Literatur und stieß auf ein Buch von Matthew Wood, einem Kräuterkundigen in den USA, in dem dieser die Karde als eine reinigende Heilpflanze erwähnt, die auch bei der Borreliose einsetzbar wäre. Wolf besorgte sich die Pflanze und siedelte sie auch bei uns im Garten an. Er kaute die Wurzeln und bereitete eine Tinktur daraus.

Seine Recherchen ergaben auch, dass die Borreliose Ähnlichkeit mit der Syphilis hat – beide Krankheiten werden durch Bakterien aus der Gruppe der Spirochäten ausgelöst. Die Indianer der Karibik bekämpften die Syphilis mit einer Kur aus Schwitzbädern und Kräutertees. Und Wolf machte es ebenso: Sein Grundgedanke war, dass er das natürliche Immunsystem so unterstützen wollte, dass es in der Lage war, ohne die Hilfe von chemischen Antibiotika die Krankheit zu besiegen. Er nahm Schwitzbäder, schlief sehr viel, fuhr zur Erholung ans Meer, trank verschiedene Kräutertees, vor allem Kardentee, und nahm Kardenwurzeltinktur ein. Tatsächlich kurierte er sich mit seiner Methode selbst. Nachdem er die Krankheit überwunden hatte, schrieb er in der schweizerischen Zeitschrift »Natürlich« einen Artikel darüber. Danach konnten wir uns kaum retten vor Anfragen, wie genau seine Therapie funktionieren würde. Wir wurden mit der Beantwortung der vielen E-Mails nicht mehr fertig, weshalb Wolf schließlich ein Buch darüber schrieb.

Von Wolfs Erfahrungen profitierten damals übrigens auch unsere Pferde: Nachdem sich die Karde in unserem Garten munter vermehrte, bekamen auch sie frische Kardenwurzel klein geschnitten ins Futter als Prophylaxe vor der Borreliose.

SO SIEHT DIE KARDE AUS

Die Karde ist zweijährig: Im ersten Jahr entwickelt sich eine Blattrosette, die überwintert, und aus der im zweiten Jahr hohe Stängel mit dem stachelig-kugeligen Blütenstand wachsen. Die Wurzel für Tee und Tinktur wird im späten Herbst des ersten Jahres ausgegraben, weil im zweiten Jahr die Energie der Pflanze von der Wurzel in die Ausbildung der Blüte wandert.

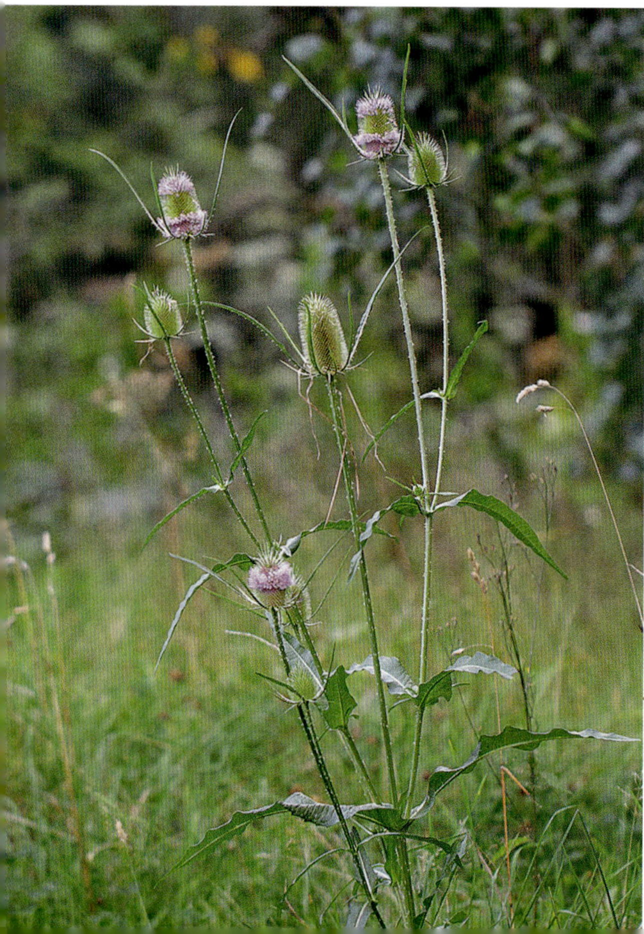

Im zweiten Standjahr der Karde wächst aus der Rosette des vergangenen Jahres ein hoher Stängel mit stacheligen Blütenböden.

ANWENDUNGEN

Mit der Karde kurierte Wolf seine Borreliose. Die **Tinktur aus der Wurzel** ist in der Volksheilkunde altbekannt. Sie wurde äußerlich bei oberflächlichen Hautrissen und Schrunden eingesetzt, der **Tee** gegen Arthrosen, rheumatische Beschwerden und Gelenkentzündungen allgemein, aber vor allem als »Blutreiniger«. Für beide Zubereitungen wird die Wurzel ausgegraben, samt Blattherz gesäubert und zerkleinert, aber nicht geschält.

KARDENWURZELTINKTUR

Die Kardenwurzel klein schneiden, dicht in ein Schraubglas packen und mit Korn oder Wodka übergießen. Verschließen und an einem warmen Ort 3 Wochen ziehen lassen. Wer nicht so lange warten kann, püriert die frische Wurzel im Mixer, übergießt sie mit Alkohol und kann sie dann schon am nächsten Tag verwenden.

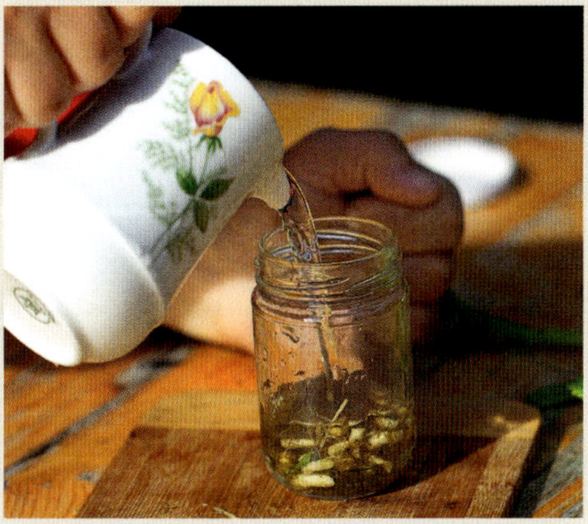

Wann anwenden?

Dreimal tgl. 3 Tropfen einnehmen, 3–4 Wochen lang. Matthew Wood empfiehlt, die Einnahme danach noch 12 Monate lang fortzusetzen, wobei die Tinktur einmal im Monat jeweils 3 Tage lang eingenommen wird. Die Erreger der Borreliose, die Borrelien, vermehren sich in einem Rhythmus von etwa 28 Tagen, und mit der monatlichen Einnahme soll dieser möglichen schubweisen Vermehrung der Borrelien vorgebeugt werden.

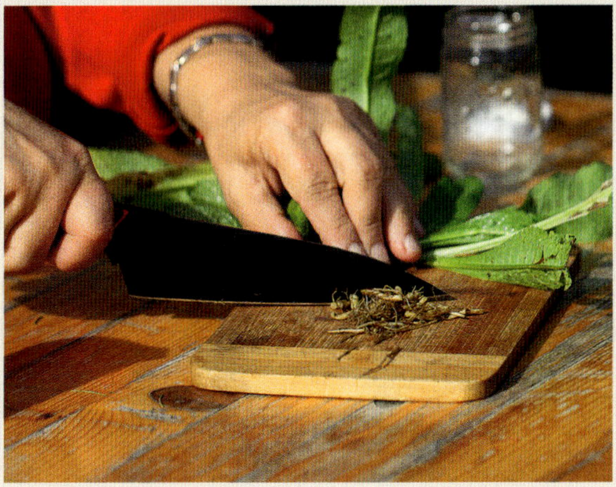

KARDENWURZELTEE

1 TL zerkleinerte frische oder getrocknete Kardenwurzel oder Wurzelpulver mit 1/4 l Wasser kurz aufkochen.

Wann anwenden?

3 große Tassen tgl trinken. Morgens auf nüchternen Magen, die anderen beiden Tassen jeweils vor den Mahlzeiten. Besonders geeignet für Patienten, die den Alkohol der Tinktur nicht vertragen.

UNSER HAUSTEE

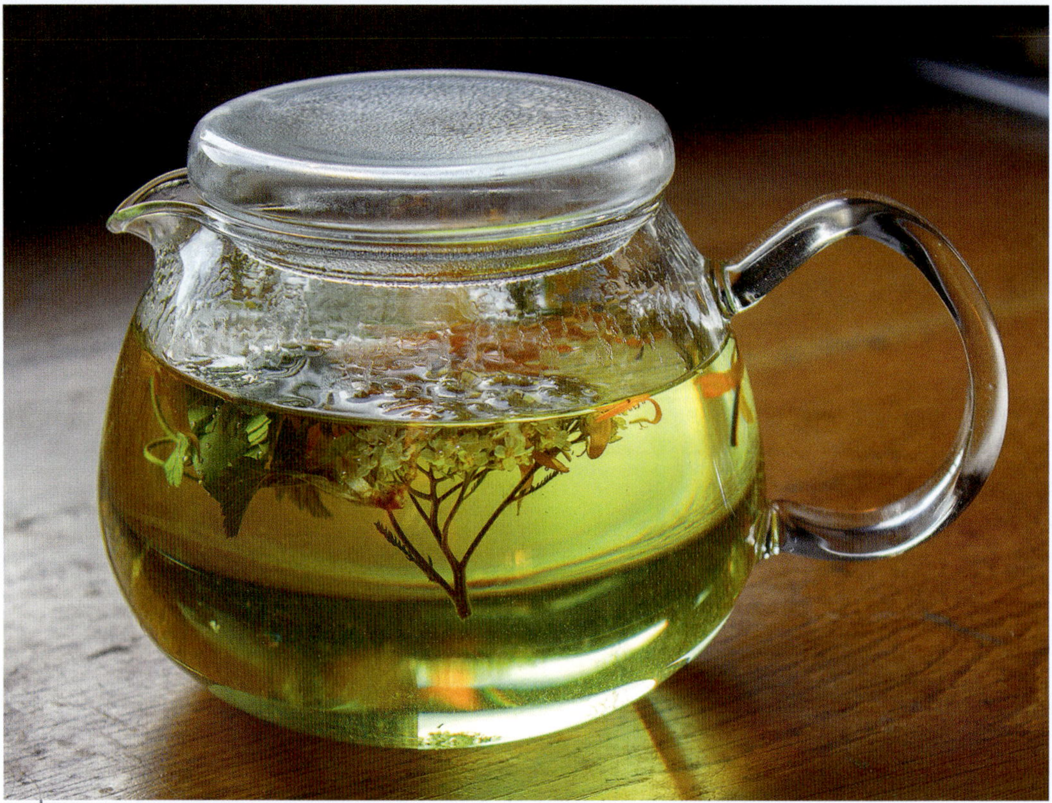

Unseren Haustee bereite ich gern in der Glaskanne zu, einfach weil es hübsch aussieht.

ZUTATEN

10 Teile **Schwarze-Johannisbeer-Blätter** – Vitamin-C-Quelle
5 Teile **Himbeerblätter** – Vitamin-C-Quelle
4 Teile **Zitronenmelisseblätter** – entspannend, beruhigend
4 Teile **Schafgarbenkraut** (Blüten, Blätter, Stängel) – tonisierend
1 Teil **Brennnesselblätter** – entschlackend, blutreinigend, blutbildend
1 Teil **Löwenzahnblätter** (oder getrocknete, fein geschnittene Wurzeln) – Leber-Galle-Tonikum
1 Teil **Ringelblumenblüten** – reinigend, pilztötend
1 Teil **Schmalblättriges Weidenröschen** – stärkt unter anderem das Immunsystem
1 Teil **Lindenblüten** – stärken das Immunsystem
1 Teil **Borretschblüten** – damit der Tee in meiner Glaskanne schön aussieht. Wenn denn so wenig eine Wirkung hat, dann ist sie beruhigend.

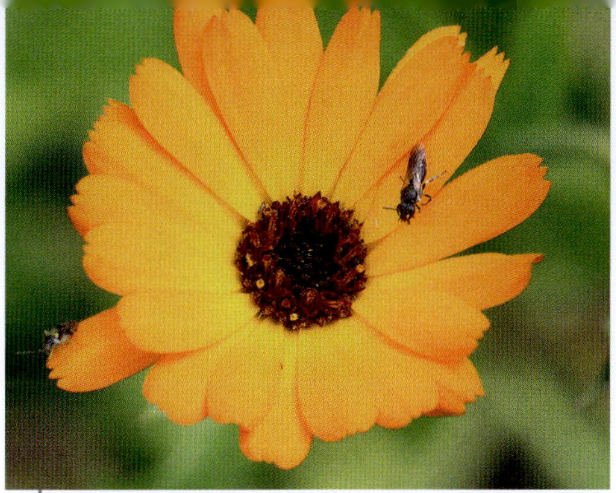

Ringelblumen wirken reinigend und pilztötend, und sie bringen Farbe in den Tee.

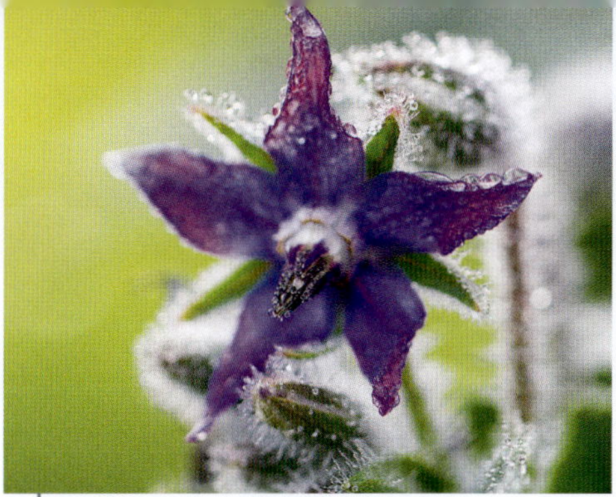

Die zarten blauen Blüten des Borretsch kommen ebenfalls in den Haustee.

In der kalten Jahreszeit trinken wir gern unseren Haustee. Sobald es anfängt, kühl zu werden, und man sich nach der Arbeit draußen gerne ein bisschen von innen aufwärmt, setzen wir als Erstes Wasser auf und genießen den Kräutertee in der warmen Stube. Wir trinken ihn nicht unbedingt jeden Tag, obwohl man das könnte. Aber wie bei jedem Kräutertee sollte man nach 3–4 Wochen, in denen man ihn täglich zu sich genommen hat, eine Pause von etwa 1–2 Wochen einlegen.

Die Kräuter sind alle recht neutral. Sie sollen in der Hauptsache nicht medizinisch wirken, sondern nur insgesamt wohltuend. Von den stärkeren, wie Brennnessel und Löwenzahn, gebe ich deshalb nur weniger dazu. Die verschiedenen Pflanzen in meinem Haustee sammle ich jeweils zum optimalen Zeitpunkt: die Himbeer- und Schwarze-Johannisbeer-Blätter im Frühsommer, wenn sich die frischen Triebe voll entwickelt haben, aber noch nicht blühen. Dasselbe gilt für Zitronenmelisse und Löwenzahn, auch sie sind am kräftigsten unmittelbar vor der Blüte. Auch die Löwenzahnwurzeln grabe ich aus, bevor im Mai die Blüten erscheinen. Fürs Ernten der Brennnesselblätter – ebenfalls vor der Blüte – ziehe ich Handschuhe an und knipse nur die oberste Triebspitze mit vier Blättern ab. Die Schafgarbe dagegen wird in der vollen Blüte gepflückt, ebenso wie Ringelblumen- und Borretschblüten.

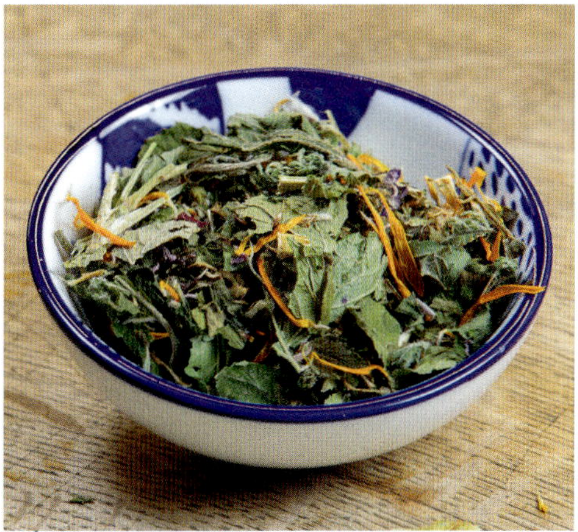

Die fertige Mischung fülle ich in Gläser und bewahre sie im dunklen Schrank auf.

Die geernteten Kräuter trockne ich auf Backpapier oder in einfachen Holzkistchen. Am besten geschieht das an einem trockenen, schattigen Ort, keinesfalls in der prallen Sonne! Man mischt sie täglich ein wenig durch, damit überall Luft hinkommt. Ganze lange Stängel, etwa Zitronenmelisse und Schafgarbe, kann man auch kopfüber aufhängen, allerdings nicht in zu dicken Büscheln, sonst bildet sich Schimmel im Inneren. Sobald die Kräuter richtig trocken sind, dann, wenn man sie leicht zwischen den Fingern zerbröseln kann, stelle ich sie nach meinem Rezept zusammen. Die Teemischung bewahre ich in verschließbaren Gläsern an einem trockenen, dunklen Ort auf. Die Sonne oder das Tageslicht zerstören sonst die Wirkstoffe in den Kräutern, die feinen ätherischen Öle.

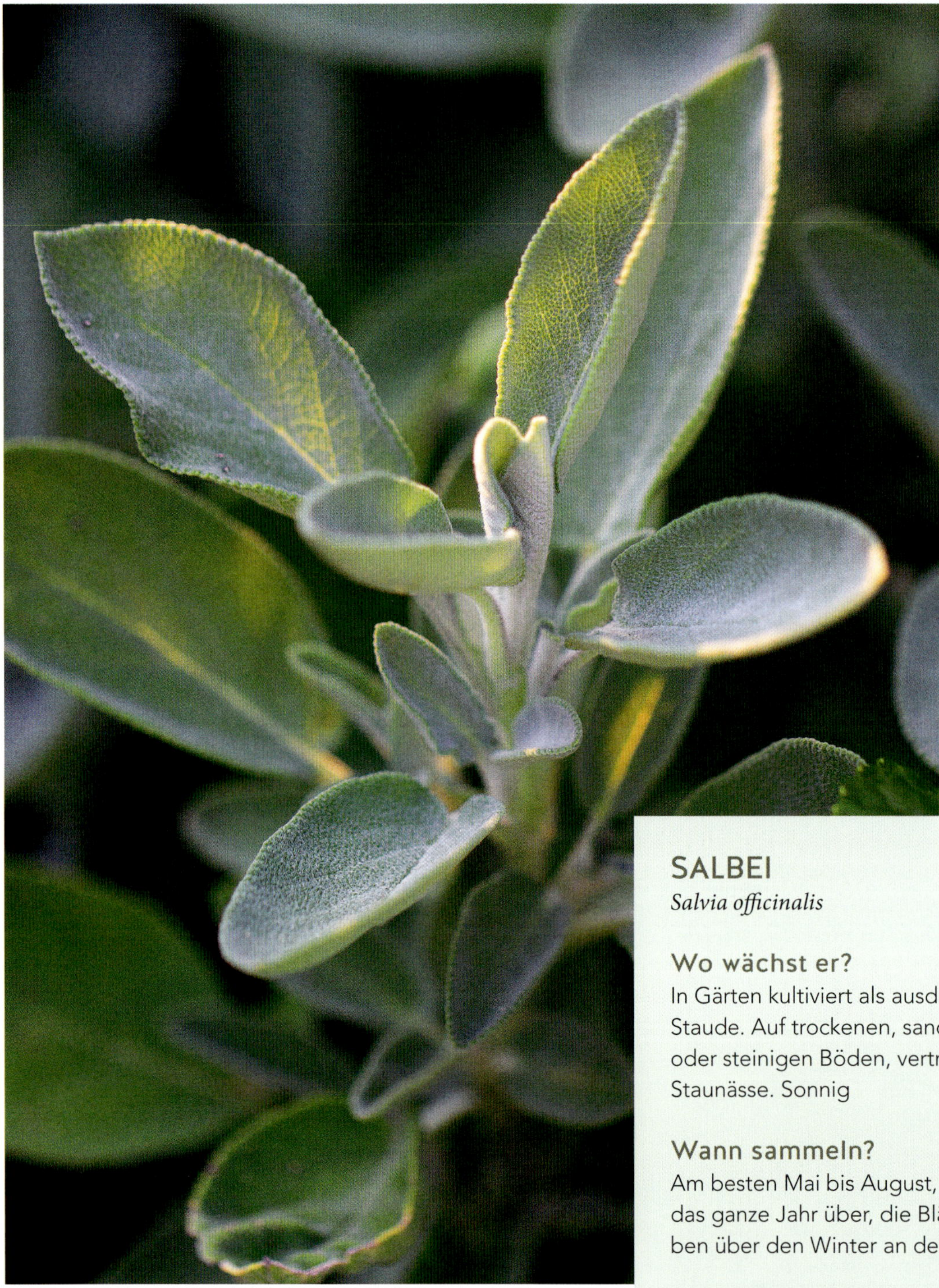

SALBEI

Salvia officinalis

Wo wächst er?

In Gärten kultiviert als ausdauernde Staude. Auf trockenen, sandigen oder steinigen Böden, verträgt keine Staunässe. Sonnig

Wann sammeln?

Am besten Mai bis August, aber auch das ganze Jahr über, die Blätter bleiben über den Winter an den Zweigen.

Was verwenden?

Blätter und Blüten

Vorrat?

Salbei lässt sich gut trocknen, sollte aber nicht länger als ein Jahr aufbewahrt werden.

SALBEI

Der intensiv duftende Salbei wirkt vor allem entzündungswidrig und antibakteriell und hilft bei Husten und Halsschmerzen. Außerdem reguliert er die Schweißdrüsen und hilft jungen Müttern beim Abstillen.

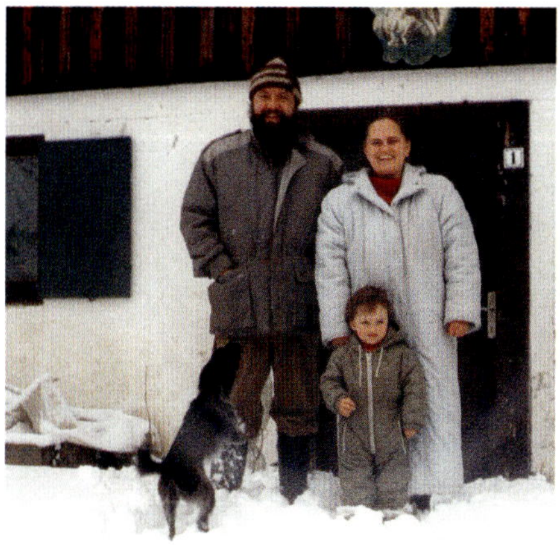

Unser erster Winter auf dem Berg.

Salbei kommt bei uns immer zum Einsatz, wenn jemand Halsschmerzen hat. Eine große Salbeistaude steht im Garten, und ich achte darauf, dass ich im Sommer genug Salbei trockne für den Winter und die Erkältungszeit. Allerdings bleiben die Salbeiblätter auch im Winter bei Frost und Schnee an den Zweigen, sie haben aber keine Kraft mehr und eignen sich kaum für den Tee.
Der Salbei ist nicht nur als Heilkraut hilfreich, er bereitet uns auch viel Freude durch seine wunderbaren Blüten im Frühsommer, die eine wahre Bienenweide sind. Bis die letzte der wunderschönen violetten Lippenblüten verblüht ist, summt es den ganzen Tag und man kann Bienen, Hummeln und allerlei andere Insekten beobachten, wie sie sich über den reich gedeckten Salbeitisch freuen.

ENTZÜNDUNGSWIDRIG UND ANTIBAKTERIELL

Seit der Antike beschreiben Heilkundige die segensreiche Wirkung des Salbeis für die Gesundheit. Und nicht umsonst kommt der wissenschaftliche Name *Salvia officinalis* von lateinisch *salvus,* »gesund«. Unter anderem entzündungswidrige, antibakterielle und zusammenziehende Stoffe sind in den Blättern enthalten. Wie andere stark duftende Kräuter – etwa Thymian und Lavendel – galt der Salbei im Mittelalter zur Zeit der großen Seuchen sogar als hilfreich gegen die Pest. Auch Hildegard von Bingen schätzte ihn gegen eine Vielzahl von Krankheiten, unter anderem auch gegen Krämpfe im Verdauungstrakt und gegen Appetitlosigkeit. Hebammen empfehlen Salbeitee zum sanften Abstillen – so wird die Milchmenge, die der Körper produziert, allmählich weniger und es entstehen keine Brustentzündungen. Deshalb sollten stillende Frauen, die nicht

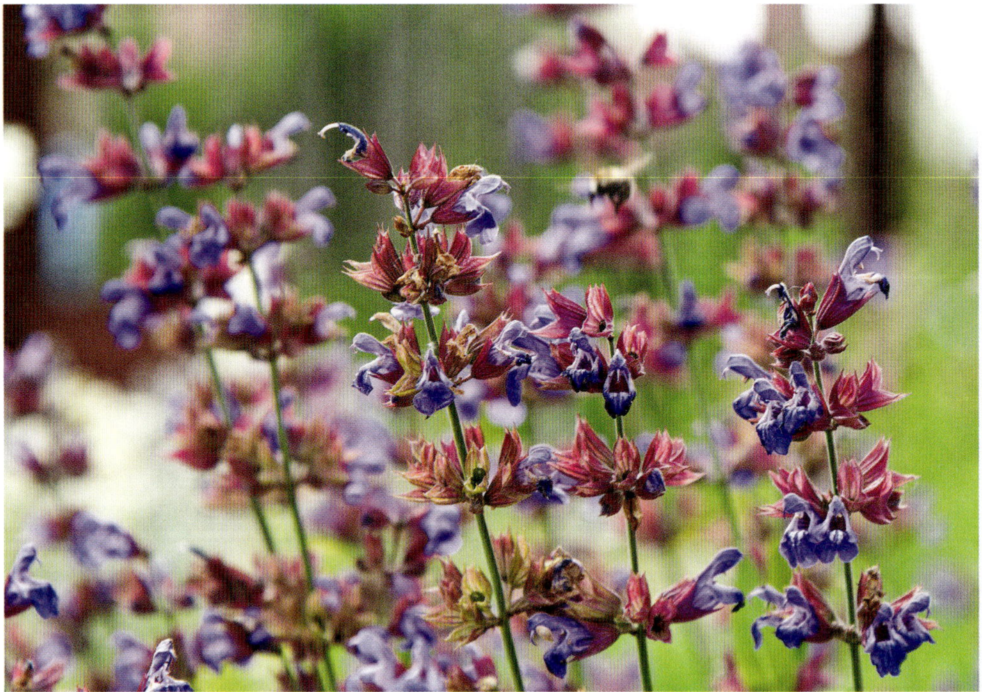

Die lilablauen Salbeiblüten erfreuen nicht nur das Auge, sondern auch die Bienen.

abstillen wollen, wenn überhaupt, nur wenig Salbeitee trinken. Auch übermäßiges Schwitzen wird durch die im Salbei enthaltenen Gerbstoffe eingedämmt. Naturärzte empfehlen bei krankhaftem Schwitzen ebenso wie bei den Hitzewallungen der Wechseljahre eine Salbeiteekur.

AKUTHILFE BEI ZAHNSCHMERZEN

Wenn wir Zahnweh haben, zupfen wir als Schnellhilfe im Garten ein Salbeiblatt ab, legen es auf die schmerzende Stelle und lassen es eine Weile im Mund. Dann spuckt man es aus und nimmt ein neues Blatt – auch getrocknete Blätter kann man dafür verwenden. Zahnschmerzen oder entzündete Zähne und Zahnfleisch beruhigt auch eine Spülung aus Salbei, Kamille und Schafgarbe. Salbei wirkt nicht nur schmerzlindernd, sondern auch reinigend auf die Zähne und verhilft zu einem frischen Atem. Deshalb wird vielen Naturzahncremes Salbeiextrakt beigemischt. Apropos Zahnschmerzen: In der Hausapotheke habe ich immer Nelkenöl aus der Apotheke. Die Gewürznelke enthält nämlich ebenfalls einen Stoff, der den Zahnschmerz etwas lindert, bis man zum Zahnarzt gehen kann. Auch als unsere Kinder zahnten, habe ich Nelkenöl auf die empfindlichen Stellen im Mund getupft – das betäubt. Bei Kindern sollte man das Öl aber verdünnen, weil es doch sehr intensiv ist: Man mischt 1 Tropfen Nelkenöl mit 10 Tropfen Olivenöl und bringt es mit einem Wattestäbchen auf.

SO SIEHT SALBEI AUS

In unsere Gärten ist der Salbei schon im Mittelalter eingezogen, als er über die Klöster aus dem Mittelmeerraum zu uns kam. Mit seinen filzig-graugrünen Blättern wirkt er im Garten sehr dekorativ. Die Staude ist relativ winterhart, in sehr kalten Gegenden sollte sie aber einen Winterschutz bekommen.

ANWENDUNGEN

Gegen Halsschmerzen bereite ich starken **Salbeitee zum Gurgeln** zu. Man kann den Tee auch trinken, aber nach meiner Erfahrung ist er nicht so bekömmlich, wenn man die Blätter einfach nur überbrüht wie normalen Kräutertee. Ich lasse ihn deshalb etwa 3 Minuten leise kochen, dann verträgt man ihn besser.

SALBEITEE ZUM TRINKEN

2 TL frische oder 1 TL getrocknete Salbeiblätter mit 1/4 l Wasser zum Kochen bringen und etwa 3 Minuten leise kochen lassen. Abseihen und schluckweise trinken. Man sollte nicht mehr als 3 Tassen täglich trinken.

Wann anwenden?
- *bei leichten Verdauungsbeschwerden, Magen-Darm-Krämpfen*
- *Appetitlosigkeit*
- *zum Abstillen (3 Tassen tgl.)*
- *gegen übermäßiges Schwitzen (3 Tassen tgl.)*

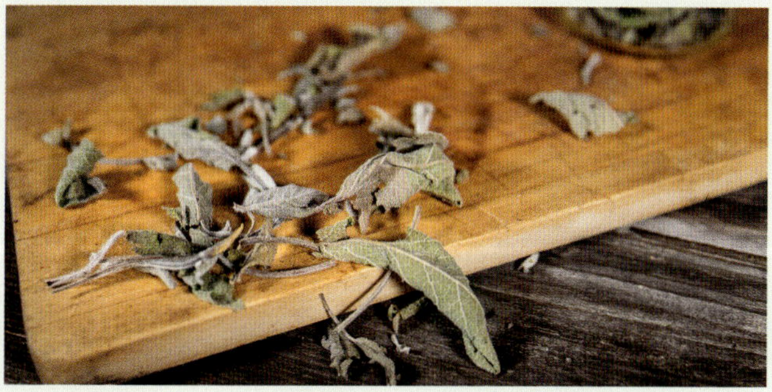

SALBEITEE ZUM GURGELN/SPÜLEN

4 TL frische oder 2 TL getrocknete Salbeiblätter mit 1/4 l kochendem Wasser überbrühen und zugedeckt 10 Minuten ziehen lassen. Abseihen, etwas abkühlen lassen und anwenden.

Wann anwenden?
- *bei Halsschmerzen, Halsentzündung, Heiserkeit, Raucherhusten*
- *bei Entzündungen im Mund: Zahnfleischentzündung, Zahnentzündung, Aphten*

SALBEI-KAMILLEN-SCHAFGARBEN-TEE ALS MUNDSPÜLUNG

Je 1 TL frische oder getrocknete Salbeiblätter, Kamillen- und Schafgarbenblüten mischen und mit 1/4 l kochendem Wasser überbrühen. Zugedeckt 10 Minuten ziehen lassen. Abseihen, mit 1 EL Salz verrühren und so lang abkühlen lassen, bis die Temperatur gerade im Mund verträglich ist. Damit den Mund kräftig ausspülen, die Lösung auch in die Zahnzwischenräume ziehen und möglichst lange im Mund behalten. Danach ausspucken und eine Weile nichts essen und trinken, damit die Spülung noch nachwirken kann.

Wann anwenden?
- *bei Entzündungen im Mund: Zahnfleischentzündung, Zahnentzündung, Aphten*

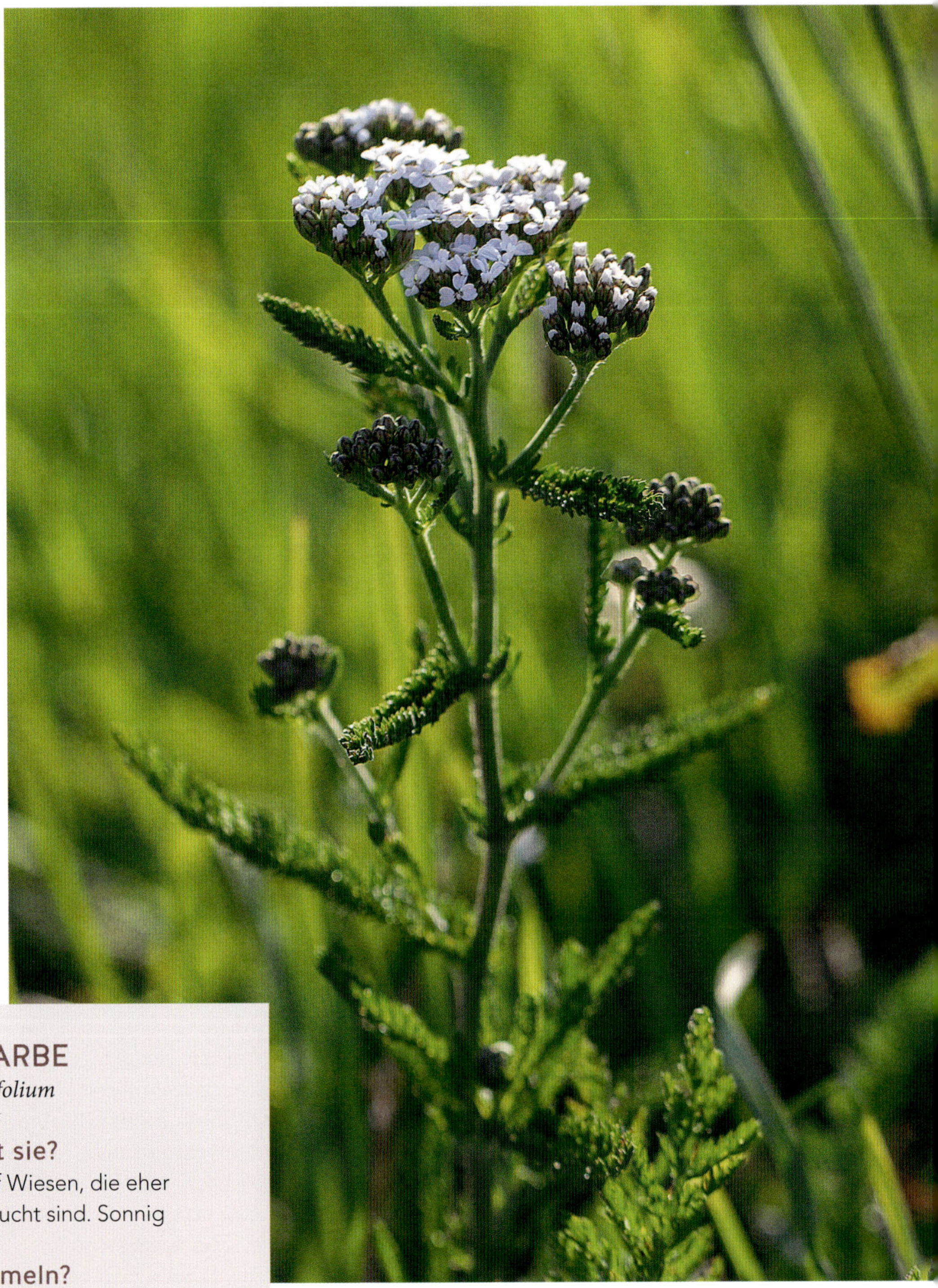

SCHAFGARBE

Achillea millefolium

Wo wächst sie?

Verbreitet auf Wiesen, die eher trocken als feucht sind. Sonnig

Wann sammeln?

Juni bis September

Was verwenden?

Blühendes Kraut/Blüten

Vorrat?

Schafgarbe lässt sich gut trocknen.

SCHAFGARBE

Äußerlich angewendet ist die Schafgarbe ein wichtiges blutstillendes Heilkraut, innerlich hilft sie bei Beschwerden im Magen-Darm-Trakt und wirkt beruhigend bei Menstruationsschmerzen.

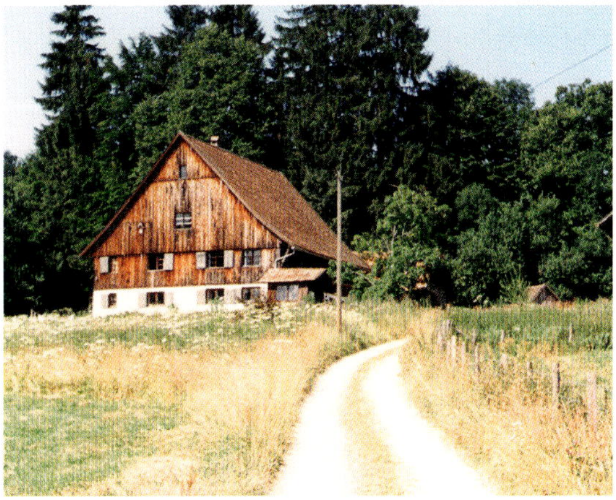

Unser Zuhause seit über dreißig Jahren – weit entfernt vom nächsten Dorf.

Die Schafgarbe ist eines der wichtigsten blutstillenden Kräuter – schon seit der Antike. Damals verwendete man das Kraut, um die auf den Schlachtfeldern entstandenen Wunden zu versorgen. Es stillt nicht nur die Blutung, sondern hilft auch bei der Heilung des Gewebes. Ich habe getrocknete Schafgarbe immer im Vorratsschrank, aber den Sommer über wächst sie auch reichlich in den Wiesen rund ums Haus. Dann verwende ich sie natürlich frisch.

WICHTIGE WUNDHEILERIN

Als Wolf vor vielen Jahren einmal eine ziemlich große Platzwunde über dem Auge erlitt, hat uns die Schafgarbe sehr gute Dienste getan. Das ist über dreißig Jahre her, und wir lebten gerade ungefähr ein Jahr in unserem Bergbauernhof. Auto besaßen wir keines, meist gingen wir zu Fuß oder nahmen das Fahrrad. Wolf war an diesem heißen Sommertag schon dreimal ins Tal gelaufen und wieder hoch, jedes Mal 300 Höhenmeter rauf und runter, und er war wohl sehr erschöpft. Am späten Nachmittag wollten wir noch zum Beerenpflücken und beschlossen, das Fahrrad zu nehmen. Unseren zweijährigen Sohn hatte ich auf dem Fahrradsitz dabei. Da fiel Wolf direkt vor mir plötzlich wie ein Stein von seinem Rad – ohne sich mit den Händen abzufedern, mit dem Gesicht voraus auf den Asphalt. Später wurde mir klar, dass er wohl auf dem Fahrrad schon einen Kreislaufkollaps bekommen hatte und deshalb kurz bewusstlos gewesen sein musste. Schockiert stieg ich vom Rad, hob unseren Sohn aus dem Fahrradsitz und lief zu Wolf. Er war inzwischen wieder zu sich gekommen und wollte, wacklig wie er war, aufstehen und weiterfahren. Das wollte ich

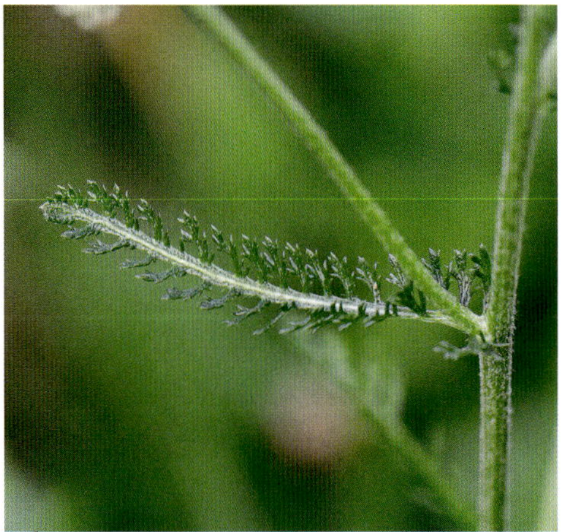

Die zarten jungen Schafgarbenblättchen kann man roh im Salat essen.

unbedingt verhindern, deshalb setzte ich mich neben ihn und hielt ihn einfach in meinen Armen, damit er nicht erneut stürzte. Mit Kleinkind, verletztem Mann und zwei Fahrrädern stand ich jetzt hilflos da. Wie vom Himmel geschickt kam da ein Nachbar mit dem Auto vorbei, auf diesem ansonsten meist menschenleeren Landsträßchen, und fragte, ob er einen Krankenwagen rufen soll. Eigentlich hätte ich Wolf gern nach Hause gebracht und ihn dort gepflegt, aber in dieser Situation stimmte ich doch zu. Die Wunde wurde genäht, und unser netter Nachbar holte uns ab und fuhr uns nach Hause. Jeden Tag pflegte ich die Wunde mit Schafgarben- und Kamillentee und sie heilte gut. Durch das Nähen waren aber einige kleine Steinchen in der Wunde eingeschlossen worden. Sie arbeiteten sich fast über ein Jahr lang heraus, und erst danach verheilte der Riss vollständig. Die Schafgarbe half, die Wunde gut zu schließen.

Auch meine Mutter in Amerika ist inzwischen fest von der wundheilenden Wirkung der Schafgarbe überzeugt. Als wir einmal zu Besuch waren, schnitt sie sich sehr tief in die Handfläche, und wir bereiteten sofort einen starken Schafgarbentee zu. Sie badete die verletzte Hand in dem noch ziemlich warmen Tee und dann jeden Tag alle paar Stunden immer wieder und konnte kaum glauben, wie schnell sich die tiefe Wunde schloss. Seitdem ist auch sie eine überzeugte Anhängerin der Schafgarbe und empfiehlt sie jedem, der sich irgendwo verletzt. Und alle sind begeistert davon, wie schnell und zuverlässig das Heilkraut wirkt.

Ein befreundeter Pflanzenheiler schwört darauf, dass Schafgarbe, getrocknet und zu Pulver zerrieben, in frische Wunden gestreut, die Verletzung schneller heilen lässt.

SEIT DER ANTIKE GESCHÄTZT

Die Schafgarbe hat nicht umsonst den wissenschaftlichen Namen *Achillea* bekommen. Er ist durch eine Sage entstanden, die auf der tatsächlichen Wirkung der Schafgarbe gründet: Achilles, der Held der griechischen Antike, soll mit der Schafgarbe die Wunden seiner verletzten Krieger behandelt haben. Hildegard von Bingen sagt von der Schafgarbe, sie habe »besondere und feine Wirkung auf Wunden«. Der deutsche Name weist darauf hin, dass Schafe das Kraut gern fressen. Manche behaupten auch, Schäfer würden ihre Schafe mit diesem Kraut kurieren. Die Schafgarbe wirkt tatsächlich sehr stark blutstillend, außerdem krampflösend, entzündungshemmend, gewebestärkend und antibakteriell, ähnlich wie die Kamille.

SO SIEHT DIE SCHAFGARBE AUS

Die fein gefiederten Blätter der Schafgarbe sind nicht nur für Schafe eine Delikatesse: Auch Kühe und Pferde, Kaninchen und Hühner schätzen die zarten Blättchen. Sie sitzen an einem erstaunlich robusten, aufrechten Stängel, und im Sommer erscheinen die Blüten in allen Schattierungen von weiß über zartrosa bis helllila. Sie bilden – wie der Botaniker sie nennt – Trugdolden.

ANWENDUNGEN

Deshalb wird sie auch ähnlich verwendet: **Schafgarbentee** hilft innerlich bei Magen-Darm-Beschwerden und Frauenleiden wie krampfartigen Menstruationsschmerzen. Äußerlich wendet man die Schafgarbe als **Bad oder Teilbad** zur Blutstillung an und zur Förderung der Wundheilung.

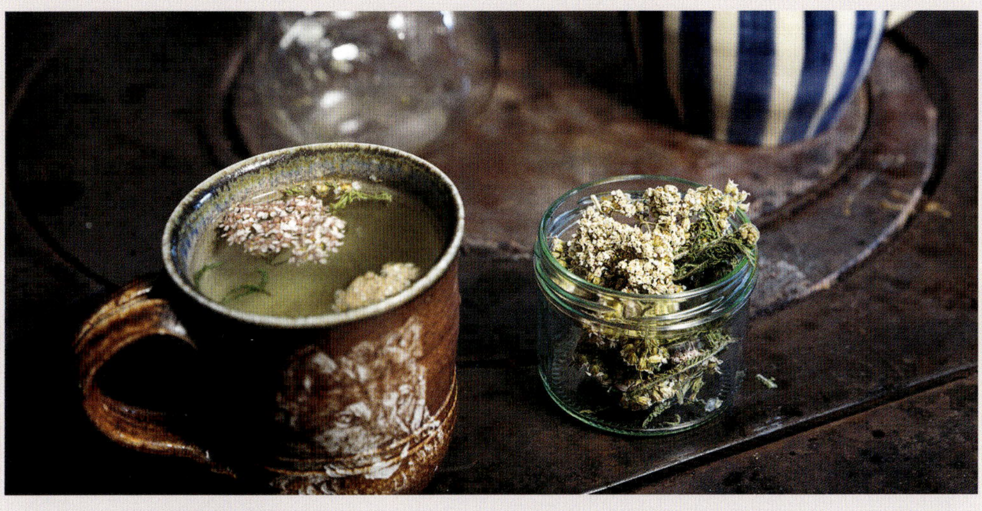

SCHAFGARBENTEE ZUM TRINKEN

2 TL getrocknete oder frische Schafgarbe (Kraut mit Blüten oder nur Blüten) mit 1/4 l kochendem Wasser überbrühen, zugedeckt 10 Minuten ziehen lassen, abseihen und auf Trinktemperatur abkühlen lassen. Täglich 2–3 Tassen trinken.

Wann anwenden?

- *bei Magen-Darm-Beschwerden: Krämpfe, Magenschleimhautentzündung, Völlegefühl, leichter Durchfall, Blähungen, Appetitlosigkeit*
- *Menstruationsbeschwerden, innere Unruhe*

SCHAFGARBENTEE ALS BADEZUSATZ

100 g getrocknete Schafgarbe (Kraut mit Blüten) mit 1 l kochendem Wasser überbrühen, zugedeckt 10 Min. ziehen lassen, abseihen und in ein Vollbad oder ein Sitzbad geben oder – zur Wundbehandlung – unverdünnt verwenden.

Wann anwenden?

- *Menstruationsbeschwerden (Sitzbad oder Vollbad)*
- *zur Wundheilung im Genital- und Analbereich (Sitzbad)*
- *zur Blutstillung bei frischen Wunden (Teilbad oder Auftupfen mit Tampon oder Tuch)*

SPITZ- UND BREITWEGERICH

Plantago lanceolata/Plantago major

Wo wächst er?

Spitzwegerich: Wiesen mit nährstoffreichen Böden, die nicht zu trocken sind, sonnig bis halbschattig
Breitwegerich: Wegränder, Wege, trittverträglich

Wann sammeln?

April bis Oktober

Was verwenden?

Blätter

Vorrat?

Spitzwegerich kann man für Tee trocknen.

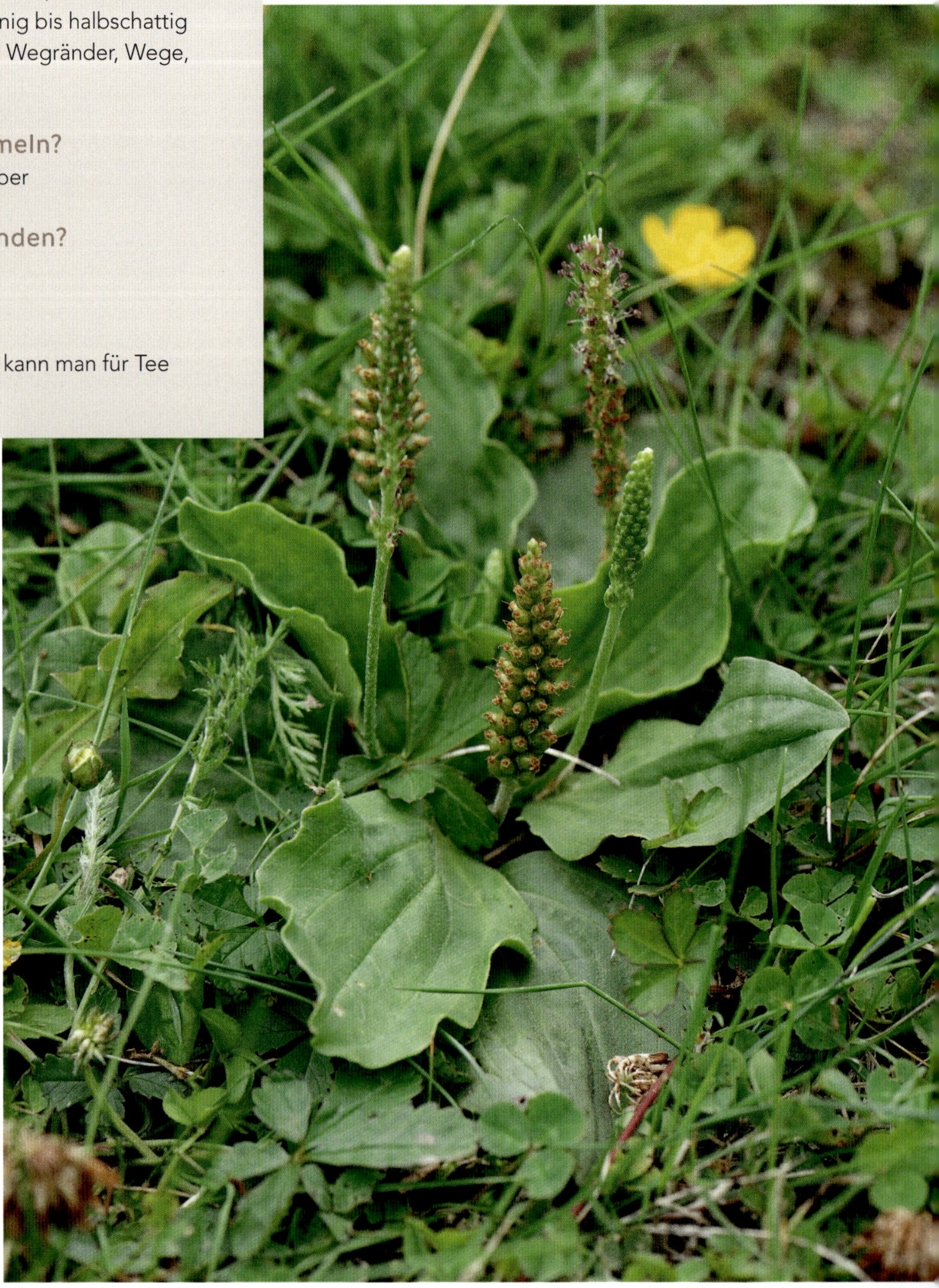

SPITZ-/BREITWEGERICH

Die Blätter der Wegericharten nutzen wir vor allem als schnelle Wundpflaster unterwegs. Als Tee aufgebrüht sind sie vor allem bei zähem und schmerzhaftem Husten unverzichtbar.

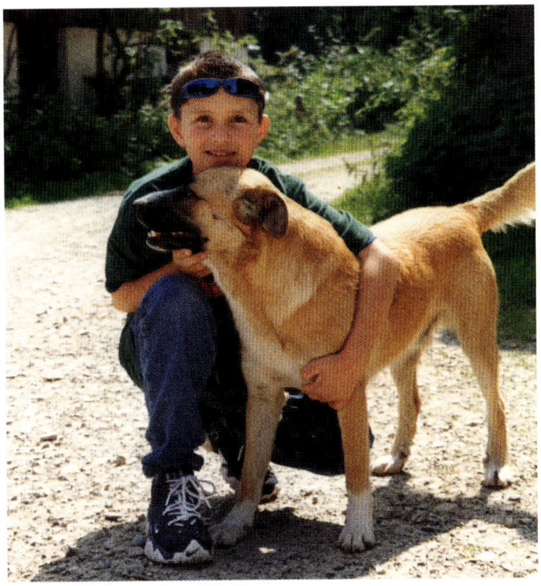

Unser Sohn Ingo liebt Hunde seit er klein ist.

Die beiden Wegericharten sind bei uns in der Familie die Outdoor-Pflaster und Akuthelfer schlechthin. Wir waren mit unseren Kindern oft draußen unterwegs, und immer wenn sich jemand eine kleine Wunde zugezogen hat, pflückten wir schnell ein paar Blätter Wegerich. Sie werden mit den Fingern zerrieben oder einfach kurz gekaut und auf die Wunde gestrichen – entweder der reine Pflanzensaft, der aus den Blättern austritt, oder die zerkleinerten, gekauten Blätter. Sehr schnell ist eine kleine Blutung gestillt, die Wunde heilt bald ab. Genauso kann man Insektenstiche oder das Jucken nach einem Kontakt mit Brennnesseln stillen. Da die beiden Wegericharten in ganz Deutschland sehr verbreitet zu finden sind, könnten alle Kinder diese Art der Wund- und Insektenstichbehandlung lernen.

WEGERICHPFLASTER

Unsere Kinder sind damit aufgewachsen, und unser Sohn Ingo hat nicht nur einmal festgestellt, dass er der Einzige in der Klasse war, der dieses geniale Natur-Pflaster kannte. Wir fanden das erstaunlich – ging er doch nicht in der Großstadt zur Schule, sondern in einem kleinen Dorf mitten im Allgäu, umgeben von ursprünglicher Natur. Er besuchte die erste oder zweite Grundschulklasse, als er einmal aufgeregt erzählte, was ihm passiert war: Beim Fußballspielen hatte sich ein Klassenkamerad verletzt, nichts Dramatisches. Ingo pflückte sofort einige Blätter Breitwegerich ab, kaute sie kurz und legte den Brei dann auf die Wunde des Freundes. Mit der Reaktion der Kinder hatte er aber

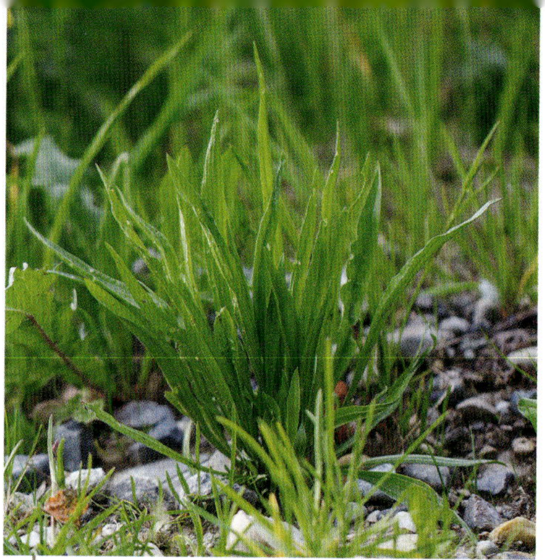

Spitzwegerich ist sehr anspruchslos und wächst auch in steinigem Boden.

nicht gerechnet: »Ihh, wie eklig! Was machst du denn da?« Niemand kannte die Heilwirkung der Wegerichpflanze. Erst als die Blutung tatsächlich schnell stoppte, war das Erstaunen groß. Unserem Sohn ging es umgekehrt genauso: Er konnte es nicht fassen, dass jemand diese Wirkung des Breitwegerichs nicht kannte, und wunderte sich über die Reaktion der Kinder.
Ähnlich erging es ihm übrigens beim Wandertag, als er begeistert Himbeeren und Walderdbeeren pflückte und sich in den Mund steckte. »Vorsicht, der Fuchsbandwurm! Man darf keine wilden Beeren essen!«, warnten ihn die Klassenkameraden. Die Furcht vor wild wachsenden Pflanzen und das Unwissen über ihre Wirksamkeit sind auch auf dem Land weit verbreitet.

SCHULWEG FRÜHER

Ingo wusste sehr genau, welche Pflanzen und Beeren essbar sind und welche nicht. Er musste schließlich in seinen Grundschuljahren, bevor wir ein Auto hatten, den Schulweg von zwei Kilometern hin und zwei Kilometern zurück, morgens bergab durch den Wald und mittags bergauf, zu Fuß zurücklegen. Im ersten Jahr begleitete einer von uns ihn den halben Weg nach unten bis zu einem markanten Baum, mittags holten wir ihn an der gleichen Stelle wieder ab. In den nächsten Jahren marschierte Ingo aber auch nicht alleine: Er hatte sich einen Hund gewünscht und bekommen, einen Schäferhundmischling, den er innig liebte. Jeden Morgen nach dem Frühstück trabten die beiden los, bergab in Richtung Schule – Ingo hatte seinen tierischen Freund Ralphi genannt. Glücklicherweise gab es gegenüber der Schule einen Bauernhof mit sehr netten Bauersleuten, die bald zu Freunden wurden. Hier kam Ralphi unter, während Ingo in der Schule saß.
Die Bauersfamilie versorgte den Hund mit Wasser und Leckerlis, bis Ingo nach Unterrichtsende seinen Freund wieder abholte und mit ihm durch den Wald nach Hause lief.
In diesen Grundschuljahren, erzählte er später, hatte er täglich einen so intensiven Kontakt mit der Natur wie nicht mehr oft in der Zeit danach. Das Wegerichpflaster nützt er heute noch.

SO SIEHT DER WEGERICH AUS

Spitz- und Breitwegerich haben ähnliche Inhaltsstoffe und werden deshalb bei den gleichen Beschwerden verwendet. Diese uralten Heilpflanzen wachsen quasi überall und sind leicht zu erkennen: Beide bilden eine Rosette – der Spitzwegerich mit lanzenförmigen, spitz zulaufenden, dunkelgrünen Blättern, der Breitwegerich mit fast runden, breiten, hellgrünen Blättern. Beide besitzen ausgeprägte Blattrippen, mehr noch der Breitwegerich. Wenn man eines seiner Blätter quer zu den Blattadern zerreißt, hängen Fäden aus dem Blatt, die im Kinderspiel als Orakel verwendet werden: Sie sollen aussagen, wie viele Jahre man noch zu leben hat oder wie viele Kinder man bekommt. Die unscheinbaren Blüten der beiden Wegeriche erscheinen auf langen, senkrechten Stängeln. Die Samenstände kann man leicht abstreifen und als wertvolle Vitaminquellen im Vorbeigehen essen oder sammeln und über den Salat streuen.

ANWENDUNGEN

Neben der äußerlichen Anwendung als **grünes Pflaster** sind Spitz- und Breitwegerich wichtige Teepflanzen bei Erkältung mit Fieber, Husten und verschleimten Atemwegen. Als Tee wird häufiger Spitzwegerich verwendet. **Spitzwegerichtee** hilft beim Abhusten des Schleims und wirkt schmerzstillend durch Schleimstoffe, die das wunde Gefühl im Hals lindern. Unterstützend kann man mit dem Tee auch gurgeln.

SPITZWEGERICHTEE

2 TL frisches oder getrocknetes Spitzwegerichkraut mit 1/4 l kochendem Wasser überbrühen und zugedeckt 15 Minuten ziehen lassen. Abseihen und auf Trinktemperatur abkühlen lassen.

Wann anwenden?

- *bei Erkältungskrankheiten mit Entzündungen im Mund- und Rachenraum, Husten, Bronchitis, Halsschmerzen, starker Verschleimung, 3-4 Tassen tgl. trinken, zusätzlich mit dem Tee gurgeln*

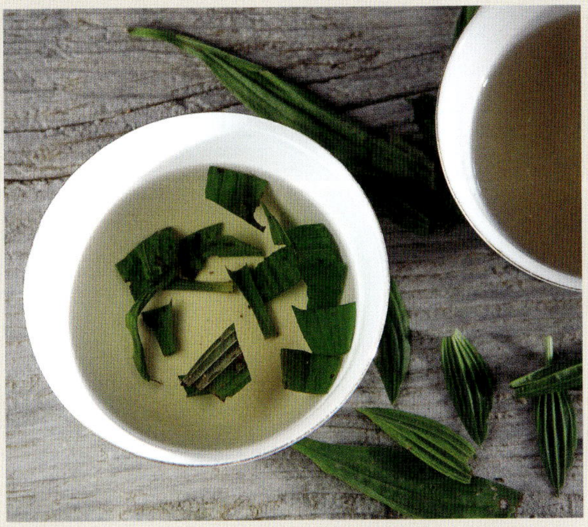

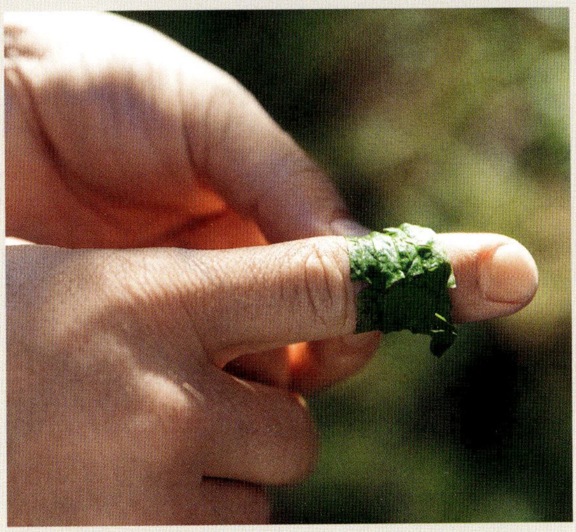

SPITZ- ODER BREITWEGERICHPFLASTER

Einige Wegerichblätter zwischen den Fingern zerreiben, bis der Pflanzensaft austritt, oder die Blätter kurz kauen. Blätter samt Pflanzensaft bzw. zerkaute Blätter auf die Wunde auftragen und antrocknen lassen.

Wann anwenden?

- *bei kleinen, oberflächlichen Verletzungen wie Schürf- und Schnittwunden*
- *bei juckenden Mückenstichen, Kontakt mit Brennnesseln*

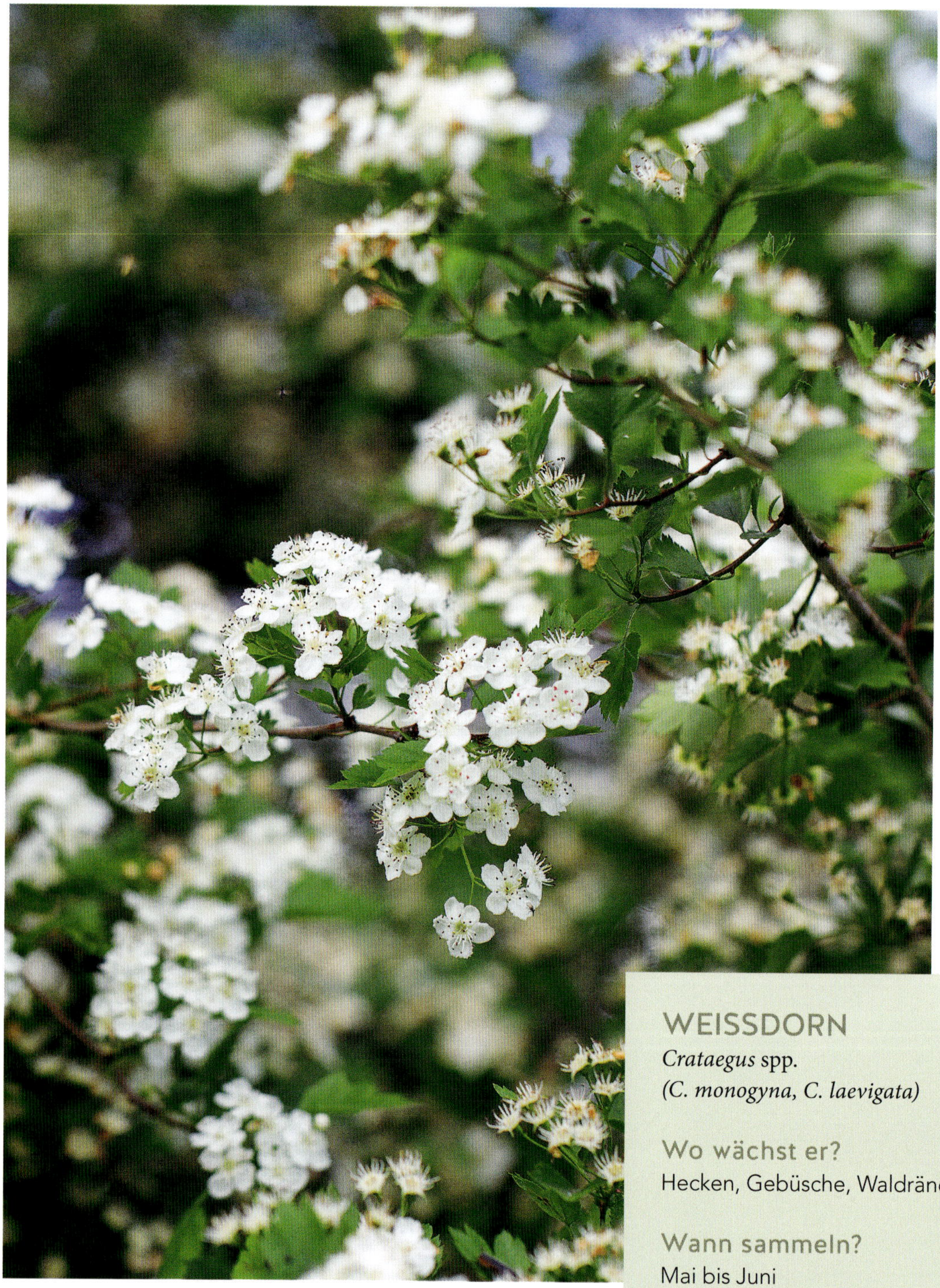

WEISSDORN

Crataegus spp.
(C. monogyna, C. laevigata)

Wo wächst er?
Hecken, Gebüsche, Waldränder

Wann sammeln?
Mai bis Juni

Was verwenden?
Junge Blätter und Blüten

Vorrat?
Blätter und Blüten lassen sich trocknen.

WEISSDORN

Das wichtigste Herzmittel der Natur wurde erst vor knapp zweihundert Jahren entdeckt. Weißdorn stärkt das Herz, es beruhigt und heilt bei körperlichem und seelischem Herzschmerz.

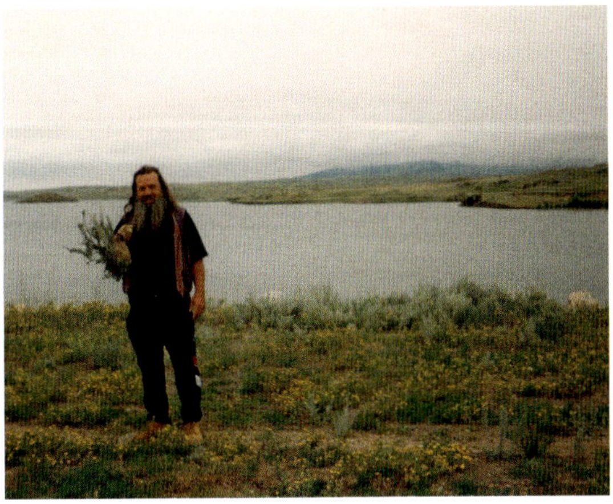

Wolf am Lake DeSmet in Wyoming.

Weißdorn ist das Heilkraut fürs Herz. Weißdorntee hilft, das Herz auszugleichen, zu stärken und zu heilen.

INDIANER KANNTEN KEINEN HERZSCHMERZ

Vor einigen Jahren trafen wir in den USA wieder einmal Bill Tallbull, unseren Freund vom Stamm der Cheyenne. Tallbull war Medizinmann, und die allgemeine Hoffnungslosigkeit, die Armut und Aussichtslosigkeit im Indianerreservat ging ihm buchstäblich so zu Herzen, dass er Herzschmerzen hatte. Wolf fragte ihn: »Habt ihr keine Heilpflanzen gegen Herzprobleme?« »Nein«, antwortete Bill, »solche Krankheiten gab es bei uns nie, als wir noch frei lebten und unsere traditionelle Nahrung essen konnten. Wir kannten weder Zuckerkrankheit noch Krebs noch Herzkrankheiten.« Ins Krankenhaus gehe er nicht, weil, wie er sagte, die Menschen dort sterben, und weil sich dort zu viele Geister herumtreiben würden. Wolf berichtete ihm dann vom europäischen Weißdorn, der hilfreichsten Pflanze bei Herzproblemen. In den Felsengebirgen um das Reservat wuchsen aber nur die amerikanischen Arten, die längere Dornen und größere Früchte haben. Bill kannte die Pflanze und erzählte, dass die Cheyenne die Früchte sammelten, trockneten und sie zusammen mit anderen Wildbeeren zu Pemmikan verarbeiteten – das ist eine Art Winternahrung aus getrocknetem Fleisch, mit Fett und getrockneten Beeren vermischt. Aber als Heilpflanze war sie nicht bekannt. Wolf gab Bill das Rezept für Weißdorntee: den überbrühten Tee aus Blüten und Blättern dreimal täglich trinken. So etwas kennen die Cheyenne nicht, sie bereiten keinen Tee, sondern kochen ihre Medizinpflanzen

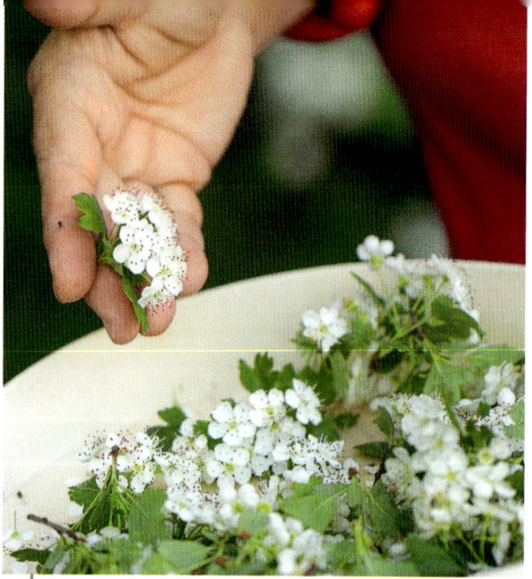

Vom Weißdorn sammle ich im Frühsommer Blüten und Blätter für den Tee.

gründlich aus und trinken dann den starken Sud. Aber er hielt sich an die Anweisung – typisch für Indianer: Medizin ist für sie ein Geschenk der Geister, und man experimentiert nicht damit herum, sondern hält sich an überlieferte Rezepte – in diesem Fall eben Wolfs Rezept. Nach drei oder vier Monaten trafen wir ihn wieder. Er deutete auf einen Weißdornbusch und meinte: »Das ist gute Medizin, echte Cheyenne-Medizin.«
Auch wir haben etwas dadurch gelernt, dass nämlich auch die amerikanischen Weißdornarten gut fürs Herz sind. Inzwischen sind sie auch in Europa eingewandert und hier in den Gärten zu sehen. Darüber freuen sich auch die Neuntöter – kleine Zugvögel, die den Sommer bei uns verbringen. Sie brauchen wild wachsende Weißdorn- und Schlehengebüsche, um ihre Käfervorräte aufzuspießen.

AUCH FÜR DEN HUND

In unserer Familie werden nicht nur die Menschen, sondern auch die Tiere mit pflanzlichen Heilmitteln behandelt. So haben wir unseren Hund Frodo – eine Jack-Russel-Dackel-Mischung – vor ein paar Jahren mit Weißdorn kuriert. Er hatte plötzlich Probleme mit dem Herzen bekommen, in seiner Lunge hatte sich Wasser gesammelt und seine Hustenanfälle waren furchtbar mitanzuschauen. Unsere Tierärztin riet uns zum Weißdorn. Frodo bekam dann täglich eine Kapsel Weißdorn und nach einigen Wochen waren die Symptome verschwunden. Mittlerweile ist Frodo 15 und erfreut sich immer noch bester Gesundheit.

ERST IM 19. JAHRHUNDERT ENTDECKT

Die Anwendung von Weißdorn als Herzmittel ist auch in Europa relativ neu. Erst Mitte des 19. Jahrhunderts wurde diese Wirkung von einem irischen Arzt, Dr. Green, entdeckt. Seine Klinik galt um 1850 herum als Mekka für Herzkranke. Die Lebens- und Arbeitswelt der Menschen hatte sich mit der industriellen Revolution gravierend gewandelt: Der Mensch musste sich an den unnatürlichen Rhythmus der Maschinen und Fabriken anpassen, und das ging aufs Herz.

SO SIEHT DER WEISSDORN AUS

Bei uns gibt es den zweigriffeligen *(C. laevigata)* und den eingriffeligen Weißdorn *(C. monogyna)*, die durch die Details in ihren Blüten und ihre Blätter zu unterscheiden sind. Da aber beide Arten heilkräftig sind, ist die Unterscheidung für den Laien nicht wichtig. Die Büsche werden bis zu fünf Meter hoch und sind sehr langlebig. Erkennbar sind sie auch an ihren zentimeterlangen spitzen Dornen. Im Frühling sind sie überreich mit weißen Blüten überzogen, die sich bis etwa September zu leuchtend roten Beeren entwickeln. Blüten und Blätter dienen zur Teebereitung, aus den vitaminreichen Früchten kann man Mus und Marmelade kochen. Früher wurden Weißdornhecken gern zur Feldbegrenzung benützt, weil sie undurchdringlich und deshalb auch zur Einfriedung von Weiden geeignet sind. Der modernen Landwirtschaft sind die meisten dieser Hecken – und mit ihnen die Lebensräume so vieler Tiere – zum Opfer gefallen.

ANWENDUNGEN

Weißdorntee stärkt nicht nur das Herz, er reguliert auch den Blutdruck – zu hoher Blutdruck wird niedriger, zu niedriger normalisiert sich. Man sollte Weißdorn aber nicht nur anwenden, wenn man schon Herzprobleme hat, sondern auch vorbeugend, um das Herz zu stärken.

WEISSDORNTEE

1 TL getrocknete Weißdornblüten und -blätter (oder 2 TL frische) mit 1/4 l kochendem Wasser übergießen, zugedeckt 15 Minuten ziehen lassen, abseihen und auf Trinktemperatur abkühlen lassen.

Wann anwenden?

- *bei Herzproblemen: chronische Herzschwäche, Herzschmerzen, anfallsartiges, krampfartiges Gefühl der Beklemmung; 3 Tassen tgl. über 2–3 Monate*
- *vorbeugend zur Herzstärkung: in jedem Alter bei negativem Stress und Hetze, die dem Herzen Probleme machen können; besonders wichtig auch für ältere Menschen zur Vorbeugung vor altersbedingter degenerativer Herzschwäche; 3 Tassen tgl. über 2–3 Monate. Vorbeugend kann man Weißdorn auch unter den täglichen Kräutertee mischen.*

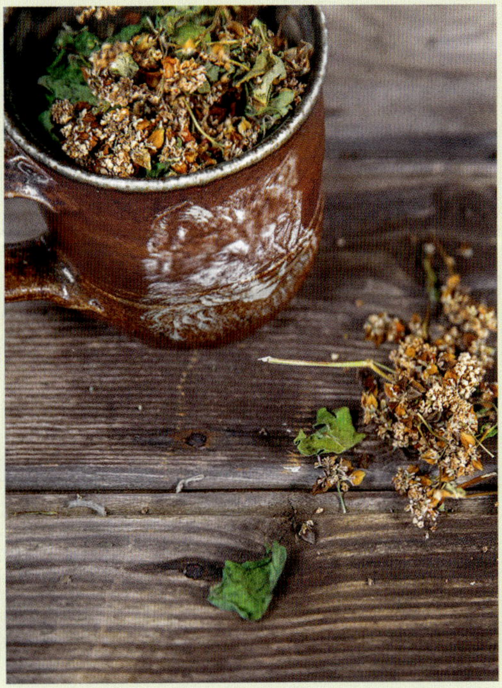

WEISSDORN-JOHANNISKRAUT-(MELISSEN-)TEE

Getrocknete Weißdornblüten und -blätter und Johanniskraut zu gleichen Teilen mischen. Eventuell auch eine Mischung aus jeweils 1/3 Weißdorn, Johanniskraut und Melisse herstellen. 1 gehäuften TL der gewählten Mischung mit 1/4 l kochendem Wasser übergießen, zugedeckt 15 Minuten ziehen lassen, abseihen und auf Trinktemperatur abkühlen lassen.

Wann anwenden?

- *bei Herzschwäche, die mit depressiver Verstimmung, Niedergeschlagenheit, Antriebsarmut einhergeht (tgl. 2–3 Tassen möglichst warm schluckweise trinken)*
- *bei Herzschwäche, die mit den oben genannten Symptomen einhergeht und/oder mit nervöser Unruhe, empfiehlt sich die Mischung mit Melisse*

WEITERE WICHTIGE PFLANZEN IN UNSERER HAUSAPOTHEKE

ARNIKA

(Arnica montana)

Arnikatinktur verwende ich gern als Erste-Hilfe-Maßnahme bei Quetschungen, Prellungen, verstauchten Knöcheln und sonstigen Gelenkverletzungen.

Die gelb blühende Heilpflanze ist auch unter dem Namen Bergwohlverleih bekannt, weil sie bei uns hauptsächlich auf Alm- und Bergwiesen bis über 2000 Meter Meereshöhe zu finden ist. Kräuterkundige Frauen in den Alpen sammeln seit Jahrhunderten die Blütenköpfe und bereiten die heilsame Tinktur zu. Wir können Arnikatinktur in der Apotheke kaufen, Arnikaglobuli setzt die Homöopathie gegen traumatische Verletzungen wie Prellungen, Muskelzerrungen und Blutergüsse ein.

Die Tinktur darf nur äußerlich angewendet werden! Man träufelt sie auf ein angefeuchtetes Tuch und legt sie als Umschlag auf die verletzte Stelle des Körpers. Sobald die Körperwärme den Umschlag getrocknet hat, erneuert man den Umschlag mit verdünnter Arnikatinktur (Tinktur und Wasser 1:3).

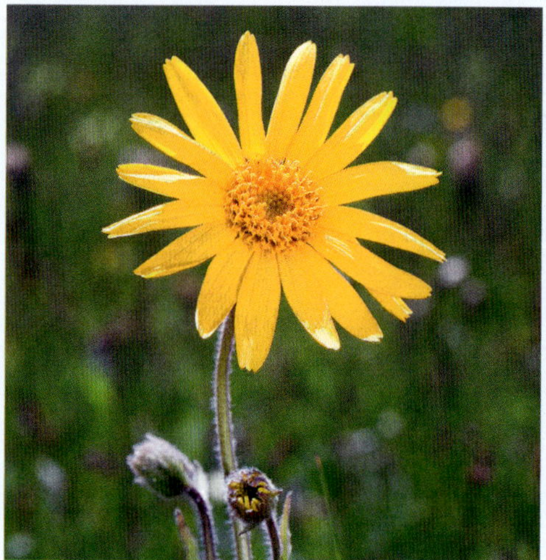

Arnika ist heute geschützt, deshalb kauft man die Tinktur in der Apotheke.

MARIENDISTEL

(Silybum marianum)

Die Mariendistel ist eines der besten Heilkräuter zur Unterstützung der Leber.

Vor ein paar Jahren musste ich mir die zwei oberen Weisheitszähne herausoperieren lassen, weil sie im Alter anfingen zu wachsen und in meinem Kiefer kein Platz dafür war. Leider hat sich bei diesem Eingriff eine Backe arg entzündet und ich musste ein Antibiotikum nehmen – zum ersten Mal in meinem Leben. Nachdem die Entzündung ausgeheilt war und ich das Medikament absetzen durfte, bekam ich Probleme mit den Nieren und der Leber. Weil ich das Bedürfnis nach Wärme hatte, nahm ich heiße Bäder, die tatsächlich auch halfen. Meistens fügte ich einem Bad 1–2 EL Johanniskrautöl zu, weil dieses Öl nach meiner Erfahrung quasi ein Allheilmittel ist. Es hat einige Monate gedauert, in denen es nur sehr langsam bergauf ging, aber endlich fühlte ich mich fast wiederhergestellt. Nur die Heilung der Leber gestaltete sich sehr langwierig. Da holte ich mir in der Apotheke Mariendistel-Präparate und nach drei Wochen Einnahme fühlte ich mich schon wesentlich besser. Darauf legte ich eine Pause von 1–2 Wochen ein und nahm dann noch mal etwa zwei Wochen lang die Tabletten ein. Dann war endlich Ruhe.

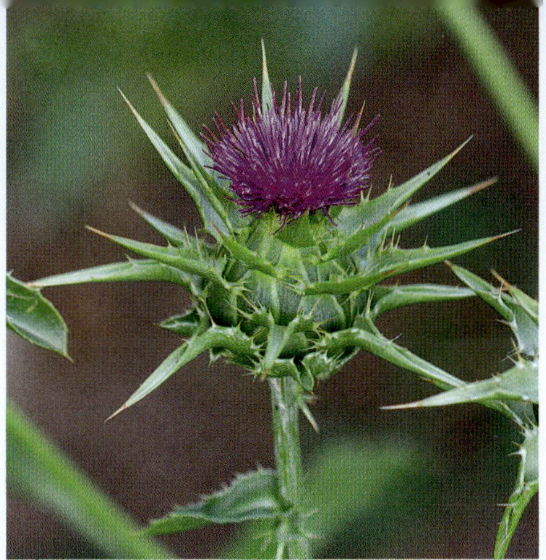

Die Blüten der Mariendistel sind rundum bestachelt, daher der Name »Dornenkrone Christi«.

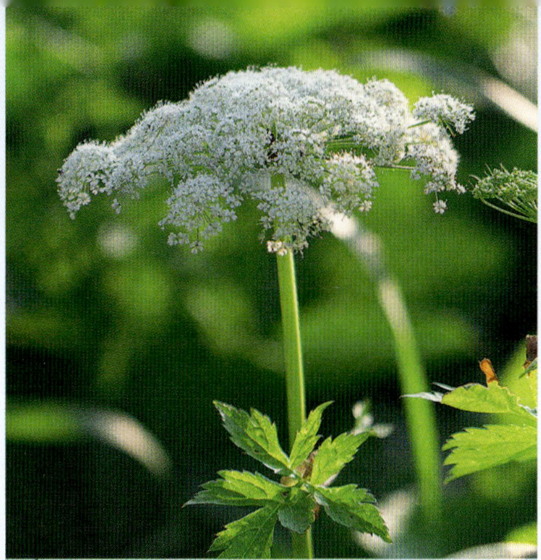

Meisterwurzblüten kann man leicht mit Bärenklau oder Wilder Möhre verwechseln.

Die rundherum bestachelte Mariendistel mit ihren auffällig gefleckten Blättern mag es warm und wächst vor allem im Mittelmeerraum. Ihre leberschützenden und -heilenden Wirkstoffe sind in den Früchten enthalten, den Distelsamen. Mit einem selbst gebrauten Tee kommt man in diesem Fall also nicht weiter. Es empfiehlt sich, standardisierte Präparate in der Apotheke zu kaufen.

MEISTERWURZ

(Peucedanum ostruthium)

Die Meisterwurz ist eine von Wolfs (vielen) Lieblingspflanzen. Ich habe sie erst durch ihn kennengelernt, sie ist nämlich eine Pflanze des Nordens und der Gebirge.
Als wir erst kurze Zeit im Allgäu wohnten, fand Wolf eine Meisterwurzpflanze in der Nähe des Hauses und freute sich sehr darüber, denn sie wächst normalerweise erst in einer Höhe ab 1200 Metern. Unser Hof liegt auf 980 Meter Höhe. Ich sage immer, die Pflanze kam zu uns, weil sie wusste, wie gern Wolf sie hat. Er verwendet sie nur, wenn nichts anderes mehr hilft.
Wie ihr Name schon sagt, galt sie früher als die Königin der Heilpflanzen. Man hielt sie für ein Allheilmittel, das nicht nur gegen die Pest und andere Seuchen eingesetzt wurde, sondern auch gegen Husten und Bronchitis, infizierte Wunden, Magen- und Gallenbeschwerden, Zahnschmerzen, gegen Vergiftungen, Epilepsie und vieles mehr. Der Meisterwurz wurde aber auch eine antidämonische Wirkung nachgesagt: Sie soll Hexen und böse Geister abhalten und wurde deshalb früher auch über die Türschwelle und in die Stallungen gehängt. Auch zum Räuchern hat man sie verwendet.
Ihre antibakterielle Wirkung ist inzwischen wissenschaftlich nachgewiesen. Man gräbt im Herbst oder im Frühjahr die Wurzel aus und trocknet sie oder verwendet sie frisch – für Tee zum Trinken bei verdorbenem Magen oder bei Erkältung, zum Inhalieren bei Husten, für die Zubereitung einer Tinktur oder auch als Brei-Umschlag bei schlecht heilenden Wunden.

MISTEL

(Viscum album)

Wolf und ich haben uns Kinder gewünscht, seit wir uns kennengelernt haben – am liebsten einen ganzen Haufen Kinder. Doch aus unerklärlichen Gründen ging unser Wunsch sehr lange nicht in Erfüllung. Nach 16 Jahren, in denen wir in USA, in Indien und an anderen Orten gelebt hatten, führten uns unsere Wege nach Deutschland, diesmal endgültig. Hier wollten wir bleiben. Da las

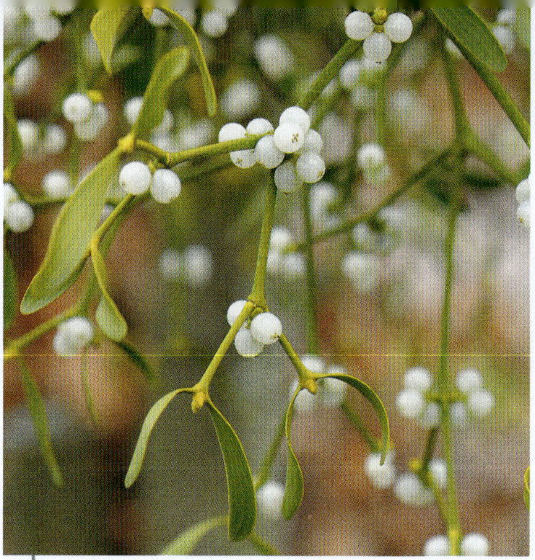

Misteltropfen werden aus den grünen Teilen gewonnen, die Beeren sind giftig.

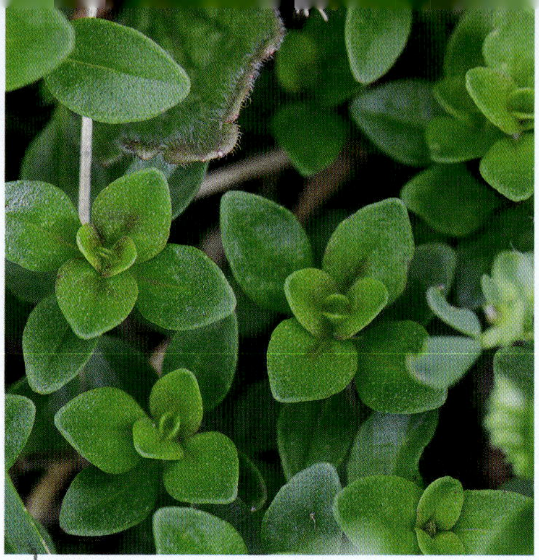

Der Quendel sieht vor der Blüte sehr unscheinbar aus.

ich zufällig von einer Fruchtbarkeitskur mit Misteltropfen. Man sollte täglich zweimal je 25 Misteltropfen einnehmen: morgens auf nüchternen Magen und abends vor dem Schlafengehen. Dazu fünf Tage lang morgens Schafgarbentee trinken und zwei Tage lang Kamillentee, dann wieder fünf Tage Schafgarbentee – immer abwechselnd. Allerdings wurde mir von den Misteltropfen so schwindlig, dass ich die Dosis nach wenigen Tagen halbiert habe.
Ob die Kur tatsächlich gewirkt hat oder ob es einfach die Zeit dafür war und die Ahnen oder Götter es so wollten – ich werde es nie erfahren. Aber nach relativ kurzer Zeit war ich schwanger und überglücklich.
Die Mistel galt schon bei Germanen und Kelten als Zauberpflanze. Man hielt sie für etwas Heiliges – die Götter, so glaubte man, warfen die Mistel aus dem Himmel auf die Bäume. Deshalb schrieb man ihr auch überirdische Wirkkraft zu: Die Druiden brauten Zaubertränke daraus, sie verwendeten die bizarr geformten Zweige zur Abwehr von Dämonen und Hexen, und die Pflanze sollte vor allem gegen Unfruchtbarkeit bei Mensch und Tier helfen. Noch heute hängt man in der Weihnachtszeit Mistelzweige in die Wohnung, und wenn sich zwei darunter treffen, dürfen sie sich küssen – eine Erinnerung an die Mistel als Fruchtbarkeitspflanze.

Man kann die Tropfen entweder als alkoholischen Auszug in der Apotheke kaufen oder die grünen Zweige ernten und sie – ohne die giftigen weißen Beeren! – entsaften.

QUENDEL

(Thymus serpyllum)

Quendel gehört zur großen Thymian-Familie, man nennt ihn auch Wilder Thymian. Er wächst in der Nähe unseres Hofs und ich sammle ihn, sobald er anfängt zu blühen. Wie den Gartenthymian *(Thymus vulgaris)* verwende ich ihn in der Küche als Gewürz, aber auch als Heilkraut.
Als unsere Kinder klein waren, habe ich immer Quendelöl hergestellt – eines der besten Mittel gegen Erkältung. Man reibt den Kindern damit die Brust ein, und die stark antiseptisch wirkenden ätherischen Öle im Thymian sorgen dafür, dass die Kleinen ruhig schlafen und sich der Husten löst. Dafür erhitze ich 1/4 l Olivenöl mit einem Bund frischem Quendel oder Thymian oder 2 EL getrocknetem Kraut. Das Öl etwa 5 Minuten mit dem Thymian auf dem Herd ziehen lassen. Dann kühl stellen und über Nacht ruhen lassen. Durch ein feines Tuch in ein Glas abseihen. Wer eine sämigere Salbe bevorzugt, rührt vor dem Abkühlen des Öls etwas ungebleichtes Bienenwachs hinein.

SCHÖLLKRAUT

(Chelidonium majus)

Das wunderschön gelb blühende Schöllkraut hat sich bei uns direkt neben der Haustür angesiedelt. Darüber freue ich mich sehr, weil die Pflanze besonders schön ist. Sie ist auch sehr zu empfehlen gegen Warzen und Hühneraugen. Aus allen Teilen der Pflanze tritt ein dunkelgelber Milchsaft aus, sobald man einen Stängel abbricht. Diesen Saft tupft man immer wieder auf die entsprechende Stelle, bis die Warze verschwunden ist. Manche Menschen sind allerdings allergisch gegen den Saft, deshalb sollte man erst einmal vorsichtig die Reaktion testen.

Der berühmte Kräuterkundige Maurice Mességué schätzte das Schöllkraut sehr und setzte es gegen vielerlei Beschwerden ein. Für innerliche Anwendungen sollte man sich streng an seine Rezepte halten, weil die Pflanze viele Alkaloide enthält, die in falscher Dosierung Vergiftungen hervorrufen können. Ich beschränke mich deshalb auf die äußerliche Anwendung, die bei mir zuverlässig hilft.

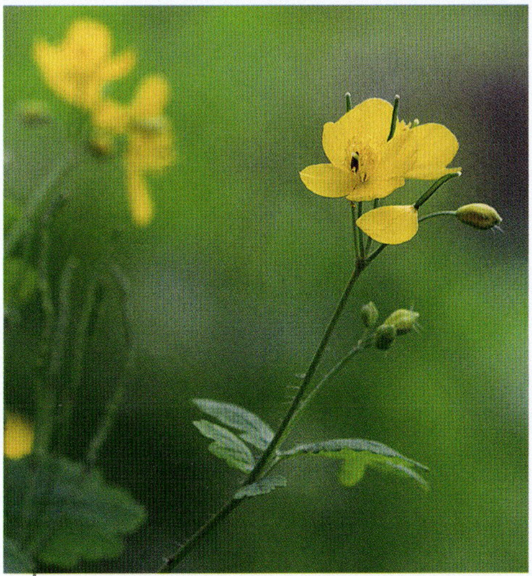

Aus allen Teilen des Schöllkrauts tropft gelber Saft, der gegen Warzen wirksam ist.

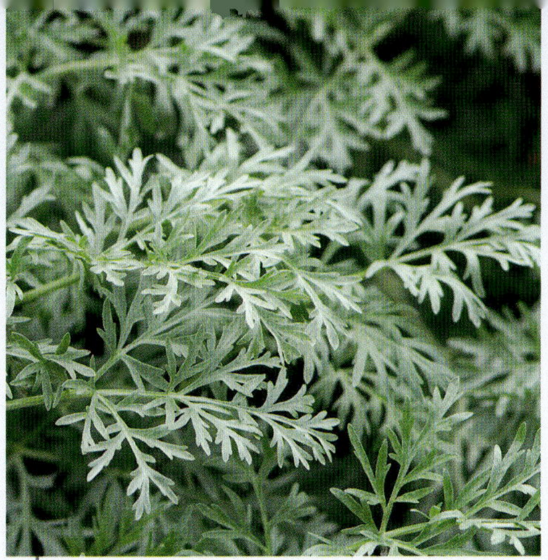

Die fein gefiederten Wermutblätter sind an der Ober- und der Unterseite grau-filzig behaart.

WERMUT

(Artemisia absinthium)

Wie der Beifuß (Seite 28) gehört der Wermut zur großen Artemisia-Familie. Er ähnelt ihm auch im Aussehen. Der Beifuß wird aber höher (bis 150 cm) im Gegensatz zum Wermut (bis 80 cm), und die Blätter des Wermuts sind an der Ober- und der Unterseite filzig behaart, während die Beifußblätter oberseits kahl sind. Beiden gemeinsam ist der hohe Gehalt an dem Nervengift Thujon und der bittere Geschmack.

Wir benutzen den Wermut nur bei Magenverstimmung. Dann kaut man ein winzig kleines Stück frisches oder getrocknetes Blatt (ungefähr so groß wie eine halbe Linse). Mehr kann man sowieso nicht essen, weil Wermut wirklich gnadenlos bitter ist, noch intensiver als Beifuß. Aber so wenig reicht meistens auch. Wegen des Thujongehalts ist mehr davon auch nicht bekömmlich.

Der berühmt-berüchtigte Absinth, das beliebteste Rauschgetränk der Belle Époque, benannt nach seinem Hauptgeschmacksgeber, bekanntlich sogar verboten, weil es wegen des Wermutgehalts verbreitet zu schweren psychischen Krankheitsbildern kam. In geringen Mengen gegen Magenverstimmung kurzfristig eingenommen, ist Wermut allerdings nicht schädlich.

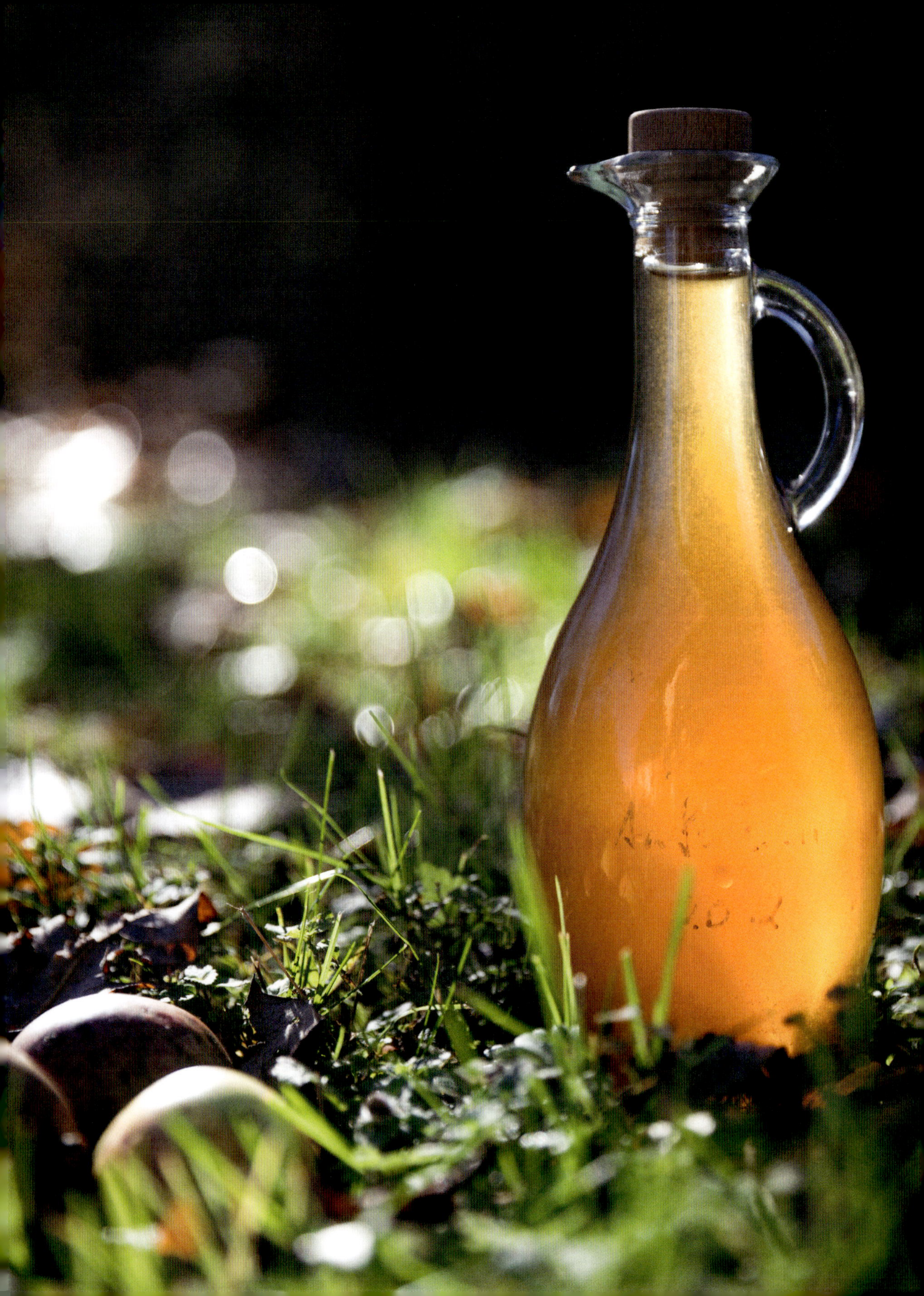

APFELESSIG

Wenn Apfelmost vergärt, entsteht Apfelessig. Man kann ihn entweder selbst herstellen oder – am besten naturtrüb und in Bioqualität – kaufen.

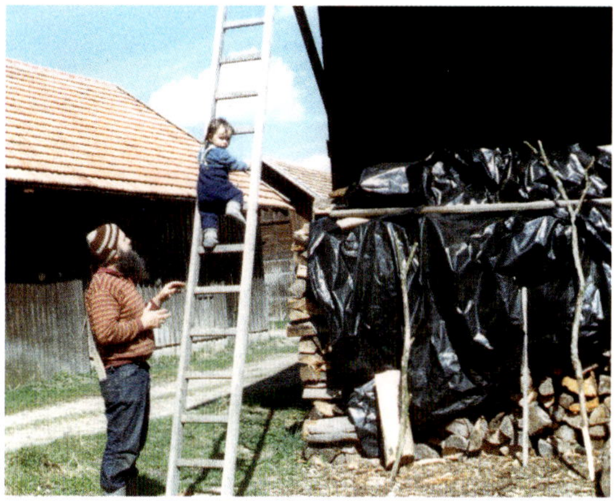

Unsere Kinder lernten schon früh, was man auf dem Land alles können muss.

TRADITION SEIT JAHRTAUSENDEN

Apfelessig wird seit Jahrtausenden in der Küche geschätzt zum Haltbarmachen und Würzen von Lebensmitteln und in der Heilkunde wegen seiner vorzüglichen antibakteriellen und immunstärkenden Wirkung. Vor allem seine Eigenschaft, Bakterien, Pilze und andere Mikroorganismen abzutöten, war außerordentlich wichtig in den Zeiten vor Erfindung der modernen Desinfektionsmittel. Es war üblich, alles, womit der Kranke in Berührung gekommen war, mit Essig abzureiben – auch den Kranken selbst. Äußerliche Anwendungen von Apfelessig, Abreibungen, Umschläge und Bäder mit verdünntem Apfelessig stellen den natürlichen Säureschutzmantel der Haut wieder her und unterstützen damit ihre natürlichen Abwehrkräfte. Sie machen Krankheitserreger auf der Haut unschädlich, kurbeln die Durchblutung an und wirken hautstraffend. Sogar die Essigdämpfe, die »nebenbei« eingeatmet werden, können Erreger abtöten, die sich im Mund oder in den Atemwegen befinden.

LEBENSRETTER APFELESSIG

Dass Abreibungen mit kaltem Wasser plus Apfelessig noch wirksamer sind als reine Wasseranwendungen, hat sich auch im Fall eines Nachbarn gezeigt, der unter einer Hirnhautentzündung litt. Sein Sohn fand ihn eines Morgens, auf dem Boden im Wohnzimmer liegend, bewusstlos, den Kopf in den Händen geborgen. Die Ärzte konnten nichts mehr für ihn tun und entließen ihn nach Hause. Er aber wollte nicht aufgeben und erinnerte sich in seiner Verzweiflung an eine Abreibungskur mit Apfelessig, von der er einmal gelesen hatte. Die ganze folgende Nacht über, erzählte er mir später, rieb er sich

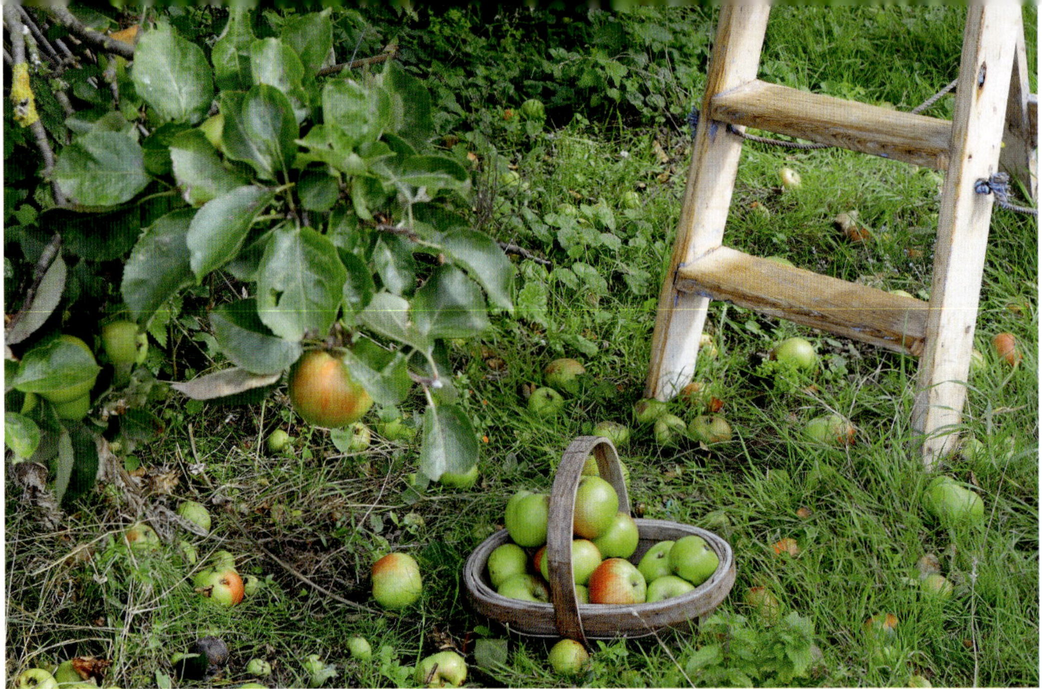

Aus reicher Bio-Apfelernte entsteht der gesunde und universell einsetzbare Apfelessig.

mit Tüchern ab, die er in reinem Apfelessig getränkt hatte – dass man ihn normalerweise mit Wasser mischt, wusste er nicht. Und schon am nächsten Morgen ging es ihm ein bisschen besser und er war sicher, er würde es schaffen. Nicht umsonst gilt Apfelessig seit Jahrtausenden als wirksames desinfizierendes und immunstärkendes Mittel.

BEI MUSKELZERRUNG

Ich schwöre auf Apfelessig bei Muskelzerrung und Muskelkater. Einmal hatte ich mir draußen, als wir schwere Bücherkisten aus dem Auto hievten, einen Muskel im Unterbauch heftig gezerrt und litt unter starken Schmerzen. Zwei Tage lang konnte ich mich kaum bewegen und schonte den Muskel, so gut es ging. Gleichzeitig behandelte ich ihn mit Arnika-Umschlägen (Seite 96).
Ein paar Tage nach dem Unfall setzte ich die Behandlung mit Apfelessigbädern fort. Täglich nahm ich ein Bad, dem ich zwei Tassen Apfelessig zugefügt hatte. Etwa 20 Minuten lang lag ich jeden Tag in der warmen Badewanne – und schon nach wenigen Tagen hatte ich keine Schmerzen mehr.

NUR IN BIOQUALITÄT

Wichtig ist, dass man für gesundheitliche Zwecke nur den besten Apfelessig in Bioqualität kauft. Er sollte naturtrüb sein und keine Konservierungsstoffe enthalten. Nur dann bekommt man wirklich einen wirksamen, gesunden Essig, der sich für die naturheilkundliche Anwendung eignet. Er enthält noch die Enzyme, Mineralien, Vitamine und das Pektin (es senkt den Cholesterinspiegel) aus den Äpfeln – auch wenn im Lauf der Herstellung ein wenig davon verloren geht.

SORGFÄLTIGE LAGERUNG

Apfelessig sollte immer gut verschlossen in einer dunklen Flasche aufbewahrt werden. In offen gelagerten Essig können Hefepilze aus der Luft eindringen und den Essig verderben. Wenn sich im naturtrüben Apfelessig aber eine Essigmutter bildet, erkennbar als schlierige, glibberige Masse, die sich wie Fäden durch den Essig zieht, ist das kein Grund zur Beunruhigung. Diese Essigmutter kann bei zu warmer Lagerung entstehen, weil Essigbakterien es gern warm haben. Sie lässt sich mithilfe eines Kaffeefilters entfernen.

ANWENDUNGEN

Abreibungen mit Apfelessig haben lange Tradition. Sie wirken desinfizierend, stärken das Immunsystem und kurbeln den Kreislauf und die Durchblutung an. **Apfelessig-Umschläge** werden deshalb bei unreiner Haut und stumpfen Verletzungen eingesetzt, ein **Apfelessigbad** unterstützt die Wirkung.

APFELESSIG-ABREIBUNG

In einer Schüssel Apfelessig mit kühlem Wasser im Verhältnis 1:7 mischen. Das Mischungsverhältnis kann man auch ändern, am besten selbst ausprobieren. Einen Waschhandschuh oder ein kleines Handtuch in die Mischung tauchen und nur leicht auswringen. Mit dem Tuch den ganzen Körper oder den Körperteil abreiben, der behandelt werden soll.

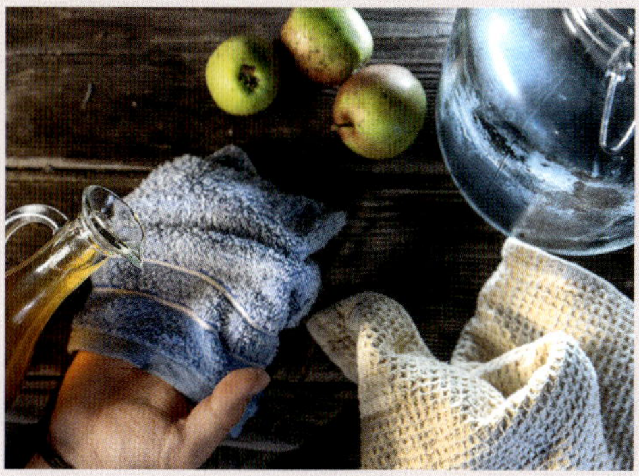

Wann anwenden?

- *zur Vorbeugung in der Erkältungszeit den ganzen Körper täglich einmal abreiben*
- *in der Rekonvaleszenz zur Stärkung des Immunsystems und Förderung der Genesung täglich ein- oder zweimal abreiben*

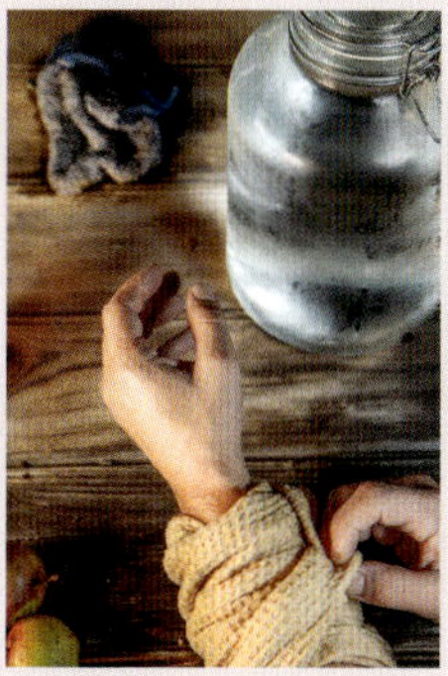

APFELESSIG-UMSCHLAG

Ein Baumwolltuch in eine Mischung aus Wasser und Apfelessig (5 EL Essig auf 1 l Wasser) tauchen und leicht auswringen. Das Tuch um die betroffene Stelle wickeln und ein trockenes Tuch darüberwickeln. Sobald der Essig-Umschlag getrocknet ist, wird er abgenommen. Die Haut nicht abwaschen, der leichte Essiggeruch verfliegt von selbst.

Wann anwenden?

- *bei Muskelzerrungen, Prellungen, Blutergüssen*
- *bei fettiger, unreiner, schlecht durchbluteter Haut, Akne*

APFELESSIGBAD

Einem nicht zu heißen Vollbad zwei bis drei Tassen Apfelessig zugeben und etwa 20 Minuten darin baden. Danach die Haut nur trocken tupfen.

Wann anwenden?

- *bei Muskelzerrungen, Muskelkater, nach dem Sport*

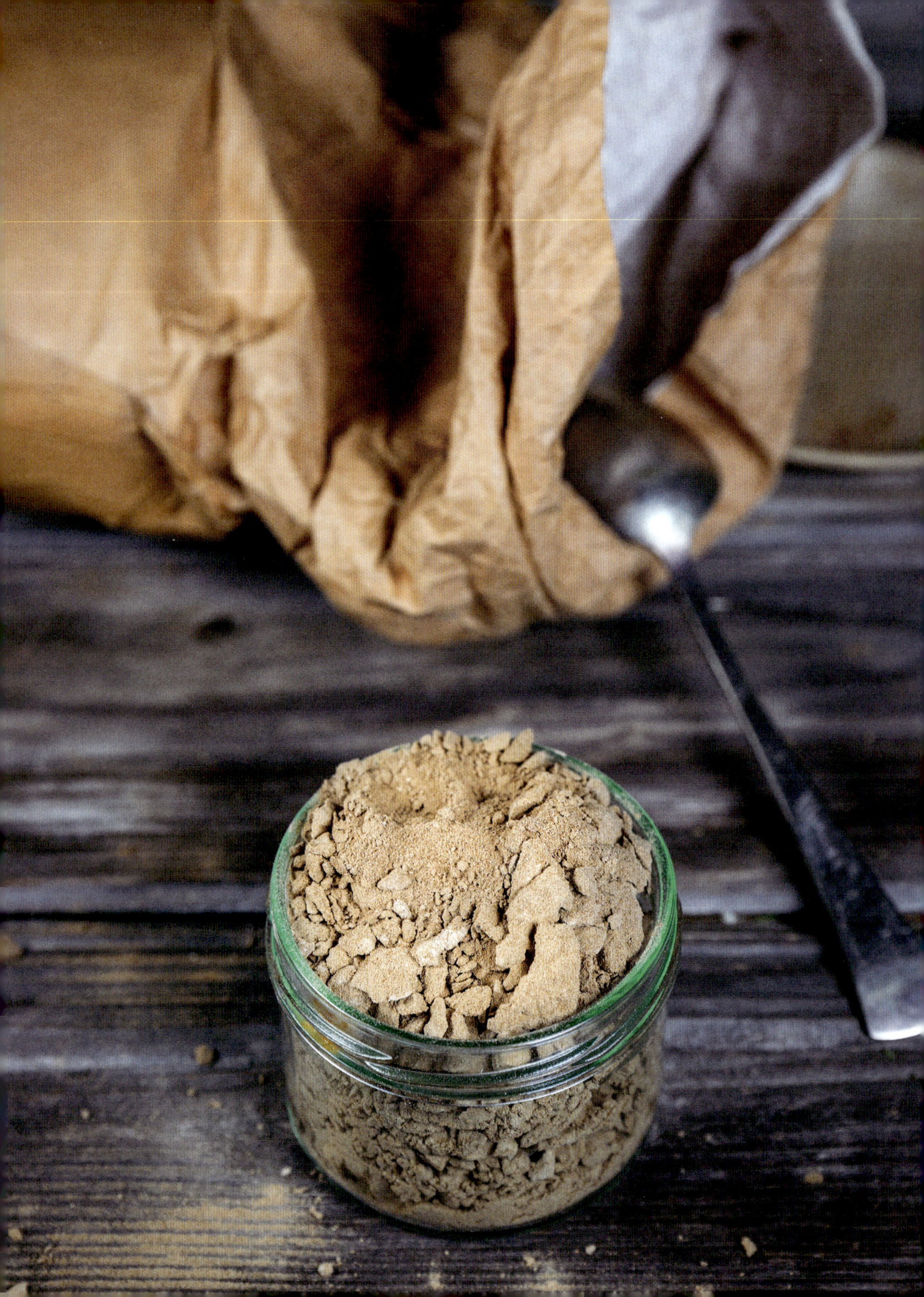

HEILERDE

Heilerde kaufen wir heute im Reformhaus oder in der Drogerie. Früher gruben die Menschen an geeigneten Stellen ein Loch in die Erde und entnahmen ihre heilende Erde selbst.

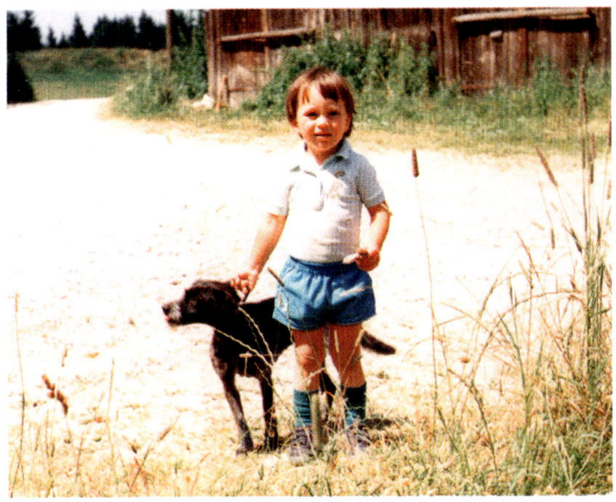

Unser Sohn Ingo kurz nach der Wespenattacke.

WAS IST HEILERDE?

Was kaufen wir da eigentlich? Es handelt sich bei dem Pulver tatsächlich um reine Erde, entnommen aus eiszeitlichen Lößschichten. Die lehmige, tonige, gelbliche oder grünliche Erde wird von groben Bestandteilen gereinigt, getrocknet und fein gemahlen. Die Heilwirkung beruht zum einen auf dem hohen Gehalt verschiedener Mineralstoffe, die in der Erde vorkommen, und zum anderen darauf, dass die winzigen Pulverkörnchen insgesamt eine große Oberfläche haben und so eine Menge Giftstoffe binden können. Die Heilerdepartikel saugen die Giftstoffe auf wie ein Löschpapier.

Denn Heilerde kann sowohl äußerlich als auch innerlich eingesetzt werden: In Wasser gelöst, wird sie zum Beispiel gegen Durchfall, Sodbrennen und übersäuerten Magen und Darm eingenommen, weil sie das Säure-Basen-Gleichgewicht normalisiert. Viele Naturvölker etwa in Afrika essen bis heute Erde zu therapeutischen Zwecken, traditionell etwa gegen Durchfall. Äußerlich wirkt Heilerde antibakteriell, Juckreiz stillend, zusammenziehend, abschwellend und hautberuhigend. Deshalb kommt sie als Breiauflage etwa bei Insektenstichen, gegen Akne oder bei Gelenkentzündungen zum Einsatz. Im Handel gibt es verschiedene Sorten Heilerde, die für äußerliche oder innerliche Anwendung gekennzeichnet ist.

HEILERDE GEGEN ENTZÜNDUNGEN

Eine Bekannte behauptete einmal, Heilerde könne jede Entzündung aus dem Körper ziehen. Daran erinnerte ich mich, als ich vor Jahren in der Achselhöhle einen Knoten unter der Haut entdeckt habe, groß wie eine Erbse. Er schmerzte und schien entzündet zu

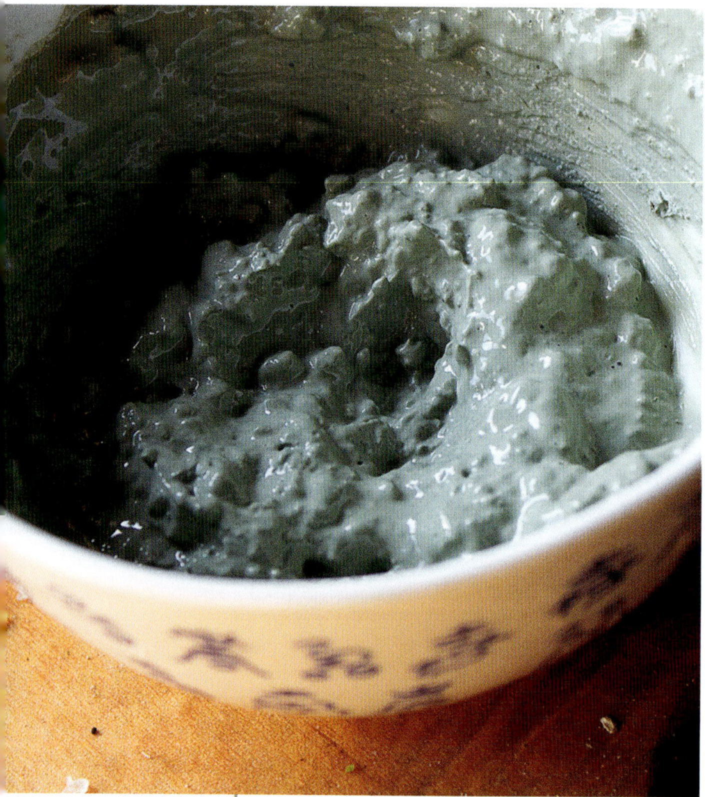

Für die äußerliche Anwendung rührt man die Heilerde zu einer dicken Paste an.

sein. Im Nachhinein glaube ich, dass ein Kleidungsstück diesen Knoten verursacht hat: Es rieb an dieser Stelle, ohne dass ich es so richtig merkte, bis sich der darunter liegende Lymphknoten entzündet hatte. Ich habe damals Heilerde mit Wasser zu einer Paste vermischt und immer wieder auf die Stelle aufgetragen. Nach einer Weile war der Knoten verschwunden. Heilerdepackungen deckt man am besten gleich nach dem Auftragen mit Klarsichtfolie ab. So bleibt der heilende Schlamm länger feucht und wirkt auch länger. Sobald die Erde getrocknet ist, nimmt man sie mit warmem Wasser ab. Der Nachteil äußerlicher Heilerdepackungen liegt darin, dass sie auf Dauer die Haut austrocknen – was bei Akne allerdings ein durchaus erwünschter Effekt ist.

ERDWESPENÜBERFALL

Unser Sohn war ungefähr zwei Jahre alt, als wir einmal mit ihm zum Brombeerenpflücken im Wald unterwegs waren. Während wir mit den Beeren beschäftigt waren, spielte er ein paar Meter von uns entfernt, als wir ihn plötzlich schreien hörten. Er war in ein Nest von Erdwespen gestolpert. Innerhalb von Sekunden saßen unglaublich viele aufgeschreckte Wespen auf dem brüllenden Kind, das noch dazu – mitten im Sommer – nur eine kurze Hose und ein leichtes T-Shirt trug. Ich versuchte, ruhig zu bleiben und klar zu denken, denn ich wusste, ich musste eine schnelle Entscheidung treffen, um mein Kind zu retten: Da riss ich meinem Sohn Kleider und Windel vom Leib, eilte mit ihm zu einer nahen Quelle und schmierte ihn am ganzen Körper mit dem kalten Schlamm aus dieser Wasserstelle ein. Dann liefen wir mit dem verschwollenen Kind im Arm schleunigst nach Hause, wo wir ihm ein lauwarmes Bad mit Schwarztee bereiteten – eine ganze Packung Schwarzteeblätter schütteten wir in den größten Topf, den wir besitzen, brühten Tee auf und mischten ihn dann in der Kinderbadewanne mit kühlem Wasser. In der Wanne hörte das Kind bald auf zu schreien. Nach dieser Erd- und Schwarzteebehandlung gingen die Schwellungen schnell zurück und man konnte die Einstiche deutlich sehen. 27 Stiche zählten wir über den ganzen Körper verteilt, die Tiere waren sogar schon in die Windel gekrochen! Der Schwarztee wirkte nicht nur zusammenziehend und abschwellend auf die Haut, sondern auch beruhigend auf das Kind. Unser Sohn schlief ein, schreckte aber noch mehrmals mit einem kurzen Schrei auf, um danach erschöpft weiterzuschlafen. Unser Glück war natürlich auch, dass er auf die Stiche nicht allergisch reagiert hatte. Einige Tage später kam uns ein Nachbar besuchen, und als wir erzählten, was passiert war, fragte er nur: »Und – lebt er noch?«

ANWENDUNGEN

Ein hervorragendes Naturheilmittel gegen Akne und unreine Haut ist Heilerde. Ein **Heilerde-Umschlag,** mit Wasser oder Kamillentee angerührt, sollte aber nicht täglich durchgeführt werden, weil er die Haut stark austrocknet. **Innerlich eingenommen** hilft Heilerde bei Magen-Darm-Problemen.

HEILERDEPACKUNG/ -UMSCHLAG

1–2 EL Heilerde (oder mehr, je nach Größe der zu behandelnden Körperstelle) mit so viel angenehm lauwarmem Wasser anrühren, dass eine dicke, streichfähige Paste entsteht. Diese Paste mit einem Pinsel, einem Löffel oder mit den Fingern auf die betreffende Körperstelle streichen und eventuell mit einem Stück Klarsichtfolie abdecken. Etwa 15–20 Minuten einwirken lassen, bis die Packung getrocknet ist, und mit warmem Wasser abspülen. Bei sehr empfindlicher Haut, vor allem im Gesicht, die Packung eventuell auch schon vor dem kompletten Trocknen abnehmen.
Bei oberflächlich entzündeter Haut, etwa bei Aknepickeln, kann man die Heilerde mit

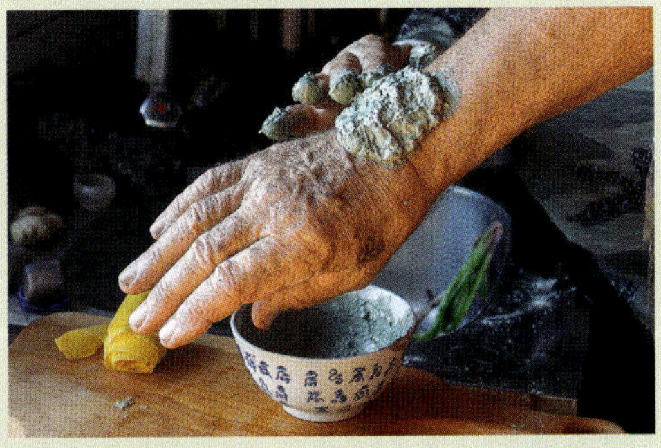

Kamillentee anrühren, das hat zusätzlich einen entzündungshemmenden Effekt.

Wann anwenden?
- *bei Akne, fettiger, unreiner Haut, Insektenstichen*
- *bei Entzündungen, Gelenkentzündungen*
- *bei kleineren Verbrennungen, Sonnenbrand*

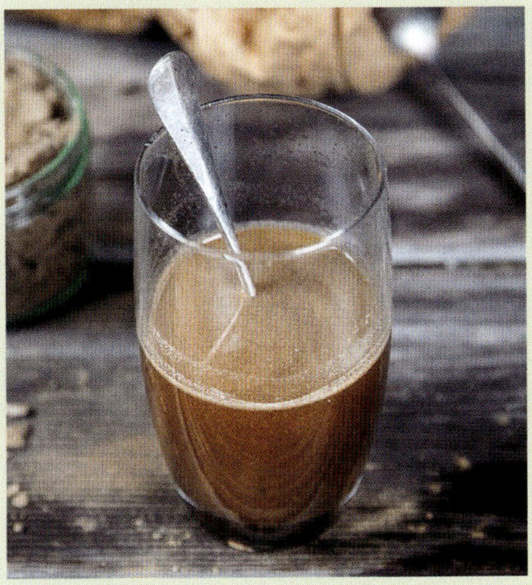

HEILERDE INNERLICH EINNEHMEN

1–2 TL Heilerde in 1/2 Glas Wasser einrühren und trinken.

Wann anwenden?
- *bei Durchfall, Sodbrennen, Magen- und Darmübersäuerung (kurmäßig bis zu 3 Wochen tgl., nach einer Einnahmepause von 1 Woche kann die Kur fortgesetzt werden)*

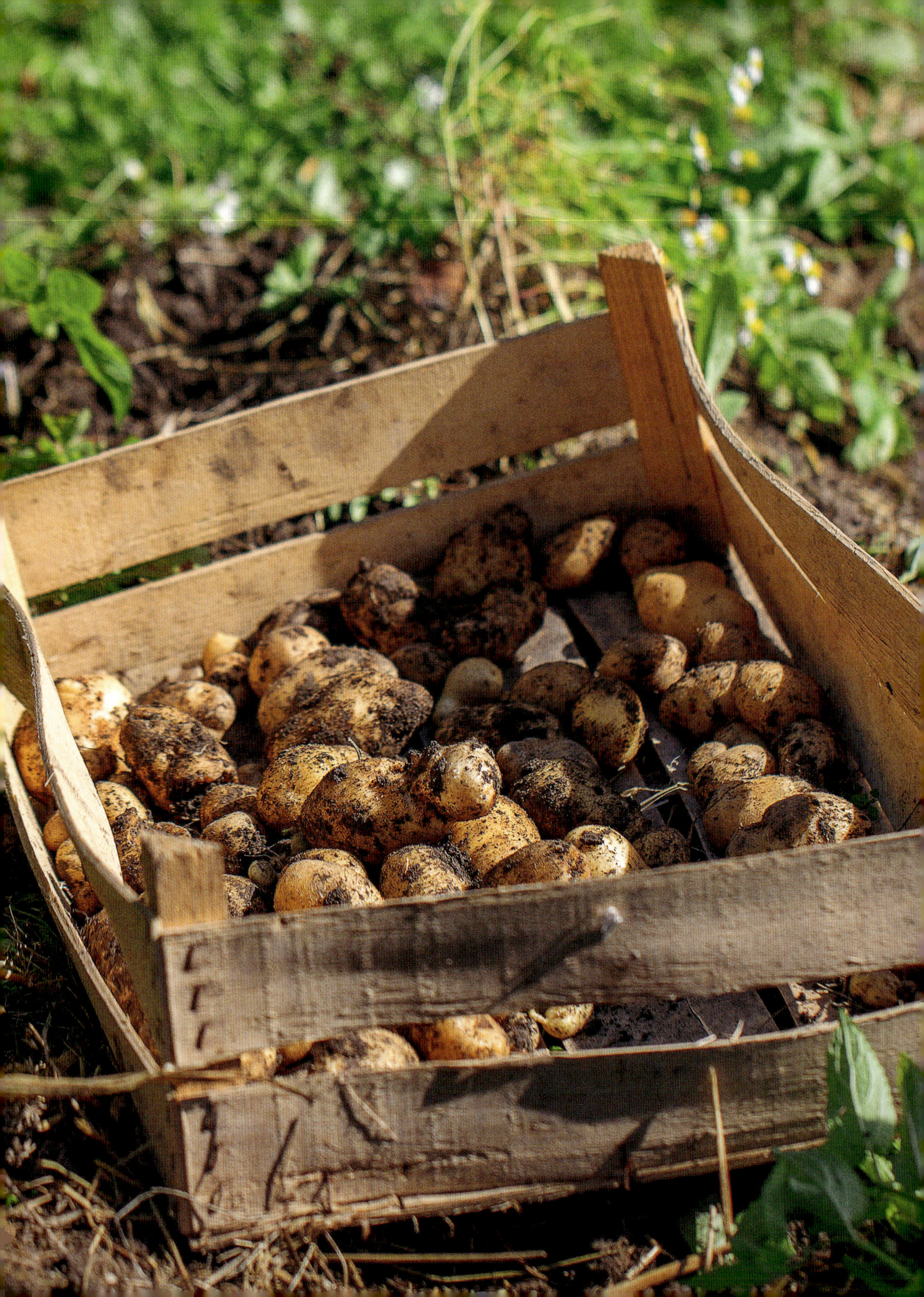

KARTOFFEL

Kartoffeln schmecken nicht nur gut, sie helfen auch bei Magenproblemen und wirken, äußerlich als Umschlag angewendet, gegen Entzündungen.

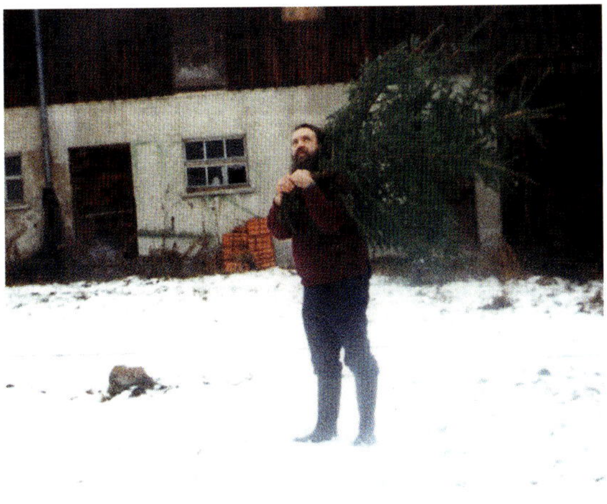

Wolf mit unserem ersten Allgäuer Weihnachtsbaum.

Als wir vor über dreißig Jahren auf unseren Bergbauernhof gezogen sind, fragten wir den Förster um Erlaubnis, aus dem Wald nebenan Holz für den Winter zu holen. Die bekamen wir, aber als der gute Mann sah, wie wir uns mit unserer alten Handsäge abmühten, bekam er Mitleid und schenkte uns eine ausrangierte Motorsäge. (Wahrscheinlich hat er sich gefragt, ob wir Dilettanten hier überhaupt den Winter überleben würden.)
Die Motorsäge jedenfalls war ein altes Modell und sehr schwer. Wolf war natürlich nicht an die Arbeit mit einem solchen Kettensägenmonstrum gewöhnt, und so hat er sich beim Holzmachen übernommen. Die Folge war eine sehr schmerzhafte Sehnenscheidenentzündung im Ellenbogengelenk. Wir dachten, das gibt sich wieder, wenn man sich eine Weile schont, aber es wurde immer schlimmer. Zuletzt war der komplette Unterarm inklusive der Finger dick geschwollen und Wolf, der nun gar nichts mehr arbeiten konnte, erzählte ein paar Nachbarn von seiner Malaise. Der eine meinte, er habe so etwas auch mal gehabt und wäre operiert worden, und der andere sagte gar, ihm habe man damals den Arm amputieren wollen. Nach diesen Gruselgeschichten beschlossen wir, nicht mehr weiter abzuwarten, sondern etwas gegen die Entzündung zu unternehmen. Zuerst packten wir den ganzen Arm über Nacht in eine heiße Kartoffelpackung. Wolf machte dann eine lange Mittagspause auf dem Sofa, während der wir wieder eine frische Packung auflegten. Nach ein paar Tagen mit jeweils zwei Kartoffelpackungen täglich war schon eine deutliche Besserung zu sehen, und wir wechselten Kartoffel- mit Ackerschachtelhalmpackungen ab. Die Schwellung ging dann schnell zurück und bald war der Arm geheilt.

ANWENDUNGEN

Eine **warme Packung bzw. ein Wickel** aus gekochten, zerstampften Kartoffeln kann Gelenks-, Schleimbeutel- und Sehnenscheidenentzündungen heilen. Die heilkräftigen Inhaltsstoffe der Kartoffel wirken auch, wenn man die rohe Kartoffel verwendet. Manche schwören auch auf **rohe Kartoffelauflagen** bei Kopfschmerzen, geschwollenen Augen und Schwellungen nach Insektenstichen. Dazu die Kartoffeln aber unbedingt mit Schale verwenden, weil die heilenden Wirkstoffe auch in der Kartoffelschale stecken.

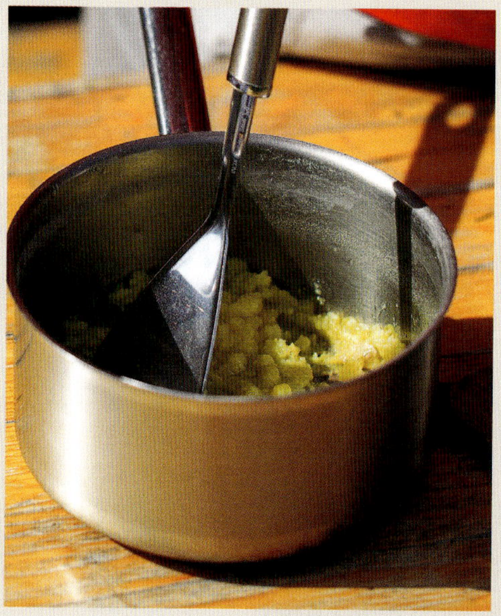

WARME KARTOFFELPACKUNG

Für einen Unterarmwickel etwa 4–6 mittelgroße Biokartoffeln (am besten mehlige Sorte) wie Pellkartoffeln kochen. Die gekochten Kartoffeln samt Schale mit einer Gabel oder dem Kartoffelstampfer zerdrücken und eventuell noch mit wenig Kochwasser zu einem dicken Brei vermischen. Diesen gleichmäßig etwa 1–2 cm dick auf ein dünnes Baumwoll- oder Leinentuch (zum Beispiel eine Stoffwindel) streichen. Die Temperatur des Kartoffelbreis prüfen: Erst wenn er so weit abgekühlt ist, dass der Patient den Umschlag gut verträgt, den Arm auf das Tuch mit dem Brei legen, den Umschlag um den Arm herumwickeln und zunächst mit einem in heißes Wasser getauchten und

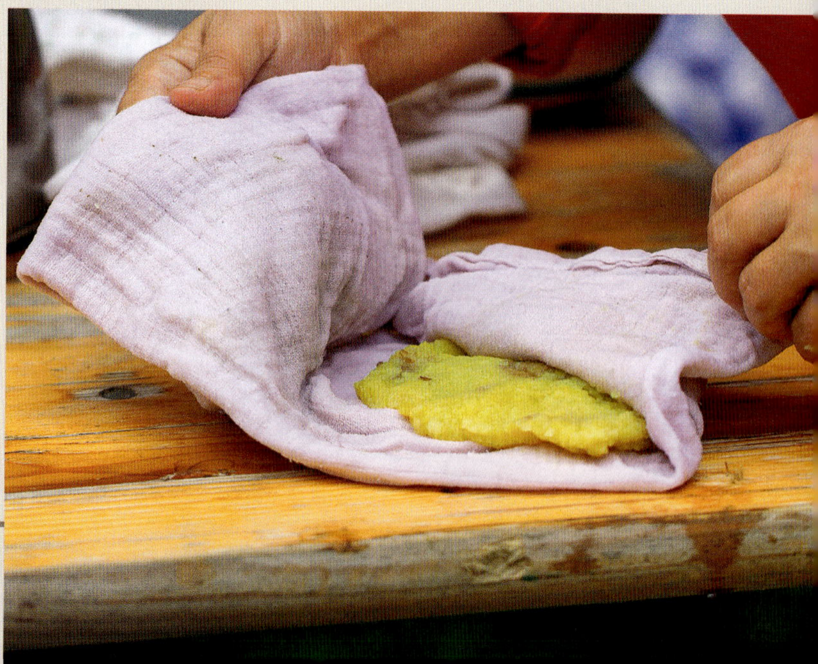

ausgewrungenen Tuch fixieren, dann mit einem trockenen Tuch und schließlich mit einer elastischen Binde.
Wer den Kartoffelbrei nicht direkt auf der Haut haben möchte, kann ihn auch zwischen zwei Lagen Küchenpapier packen und so auf die Haut auflegen. Meiner Meinung nach wirkt er aber besser, wenn die Kartoffel direkt mit der Haut in Berührung kommt.
Man kann auch bei Wickeln mit Heilkräutern, die warm aufgebracht werden, die Kräuter zusätzlich mit heißen Kartoffeln mischen (zum Beispiel beim Ackerschachtelhalm-Umschlag, Seite 23). Dann sorgen die Kartoffeln nicht nur für einen zusätzlichen Heilungseffekt, sondern auch dafür, dass der Wickel nicht so schnell abkühlt.

Wann anwenden?
- *bei Gelenkentzündungen, Schleimbeutel- und Sehnenscheidenentzündungen, rheumatischen Beschwerden*
- *bei Halsschmerzen, Husten, Bronchitis als Hals- bzw. Brustwickel*
- *bei Blasenentzündung, Unterbauchkrämpfen als Umschlag auf dem Unterbauch*

KALTE KARTOFFELAUFLAGEN

Biokartoffeln sehr gut säubern und mit Schale fein reiben. Mit kaltem Wasser oder kalter Milch zu einem dicken Brei verrühren und auf die betroffene Stelle aufstreichen. Mit einem Tuch abdecken, bis der Brei getrocknet ist. Mit lauwarmem Wasser abwaschen. Oder den Brei auf ein dünnes Baumwoll- oder Leinentuch streichen und mit der Stoffseite auf die Haut auflegen. Mit einem zweiten Tuch abdecken und verfahren wie oben.
Bei geschwollenen Augen kann es helfen, Kartoffelscheiben für etwa 10 Minuten aufzulegen (bei geschlossenen Lidern). Danach die Kartoffelscheiben abnehmen und das Gesicht mit lauwarmem Wasser abwaschen und vorsichtig trocken tupfen.

Wann anwenden?
- *bei Kopfschmerzen und Schwellungen nach Insektenstichen (bei Kopfschmerzen den Brei auf den Nacken oder die Stirn auftragen, je nachdem, wo der Schmerz sitzt)*
- *bei geschwollenen Augen (Kartoffelscheiben)*

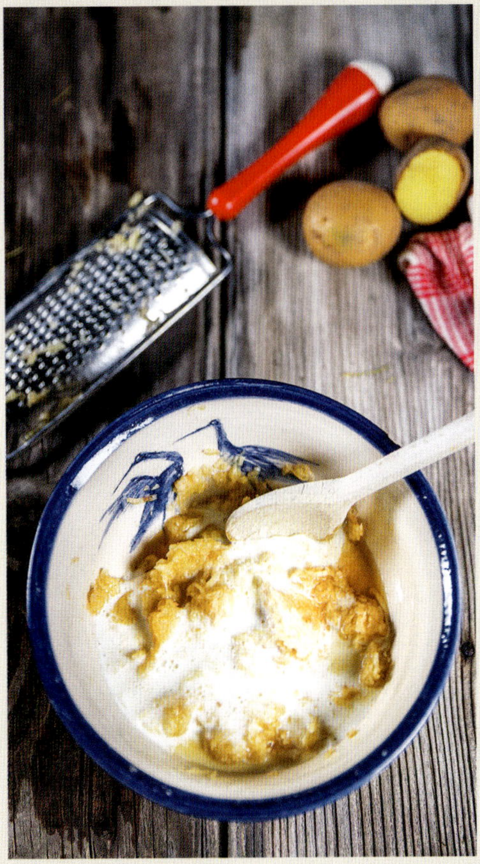

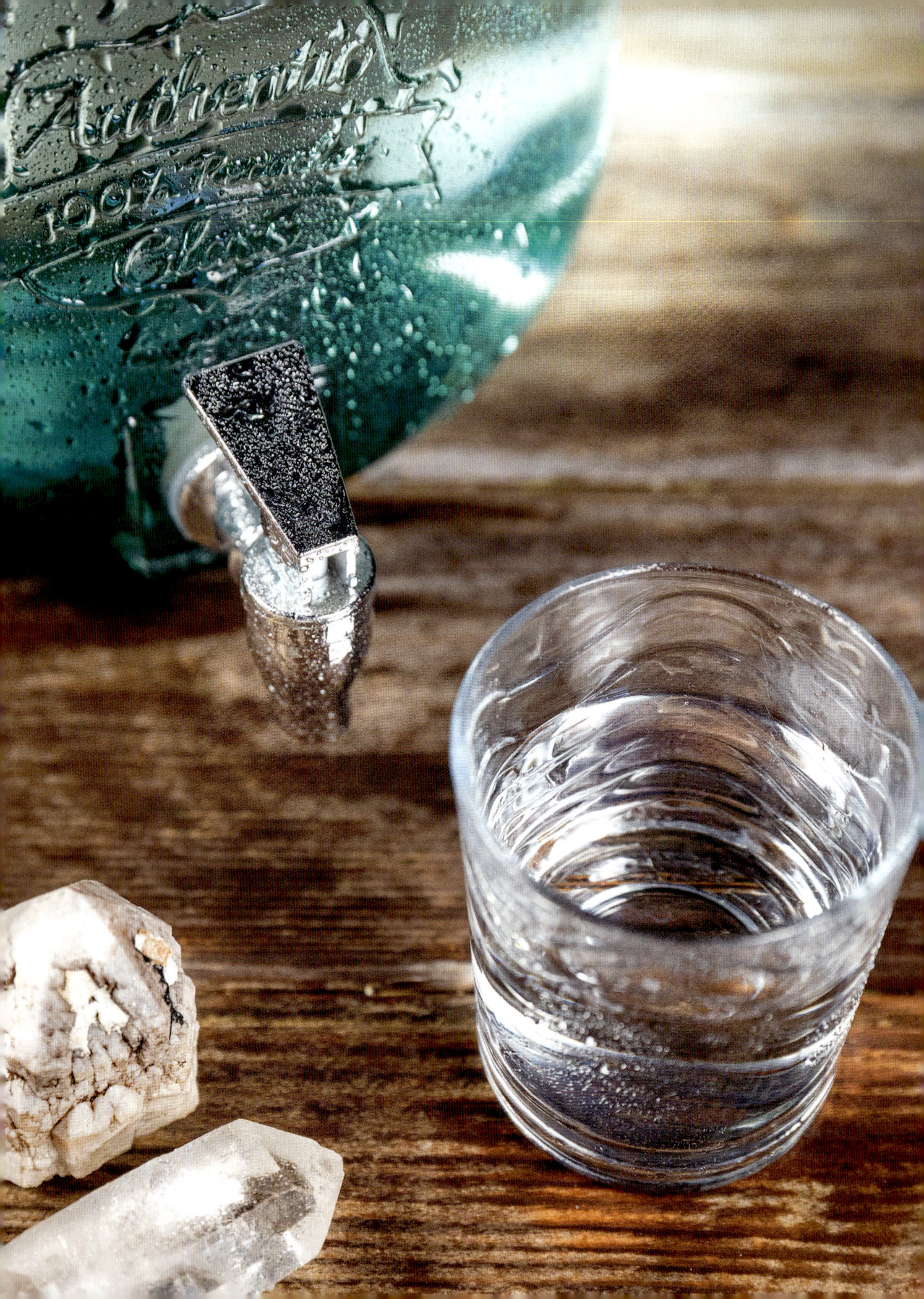
Authentic
Glass

WASSER

Reines Wasser gilt schon seit Menschengedenken als heilend. Auch heute noch setzt man kaltes Wasser erfolgreich gegen vielerlei Beschwerden ein.

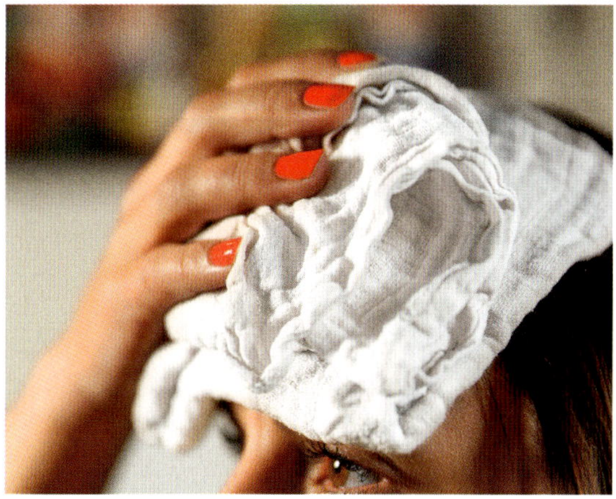

Ein Umschlag mit kaltem Wasser ist ein Erste-Hilfe-Mittel gegen Kopfschmerzen.

Ein großer Teil der Menschheit hat bis heute keinen Zugang zu sauberem, reinem, gesundem Wasser! Bis vor nicht einmal einem Jahrhundert war das auch in Mitteleuropa so: Das Wasser zum Trinken und Waschen wurde aus dem Dorf- oder Stadtbrunnen geschöpft, aus Flüssen, Bächen und Seen, die nicht immer sauber waren. Kein Wunder, dass Wasser, allein, wenn es nicht verschmutzt war, schon als heilend galt. Viele Menschen suchten über Jahrtausende als heilig, heilend, heilkräftig geltende Quellen in der Natur auf in der Hoffnung, durch den innerlichen und äußerlichen Gebrauch dieses Wassers zu gesunden. In vorchristlicher Zeit glaubte man die Quellen beseelt, von Göttern bewohnt und gehütet, und seit der Christianisierung haben christliche Heilige und die Muttergottes diese Funktion übernommen. Noch heute holen viele Gläubige ihr Heilwasser an Marienbrünnlein und anderen heiligen Quellen.

Das tun wir zwar nicht, aber auch das Wasser, das aus der Leitung kommt, kann heilen. Allerdings gehe ich manchmal gern zu einer natürlichen Quelle auf dem Berg, in der Nähe unseres Hofs, und hole von dort besonders wohlschmeckendes Wasser.

KALTES WASSER GEGEN KOPFSCHMERZEN

Kaltes Wasser hilft bei vielen Leiden schon dadurch, dass der Kreislauf durch die Kältereize auf Hochtouren gebracht wird. Bei Kopfweh etwa lege ich ein in kaltes Wasser getauchtes und nur leicht ausgewrungenes Tuch auf die schmerzende Stelle – am besten nimmt man ein Frottiertuch dafür, weil es viel Wasser aufnehmen kann. Meist hilft ein solcher Umschlag sofort. Sobald er durch die

Körpertemperatur warm geworden ist, taucht man das Tuch erneut in kaltes Wasser und wiederholt den Vorgang. Bei argem Kopfweh kann man den ganzen Kopf unter fließendes kaltes Wasser halten. Nach ein paar Sekunden (oder auch länger, wenn man es als wohltuend empfindet) reibt man den Kopf mit einem Handtuch trocken (nicht föhnen) und setzt, vor allem in der kalten Jahreszeit, eine Wollmütze auf. Die Prozedur kann man mehrmals wiederholen, falls die Kopfschmerzen noch nicht verschwunden sind. Manchmal hilft es auch, zusätzlich Nacken und Schultern kalt abzuduschen, wenn die Schmerzen bis in den Nacken ausstrahlen.

BEI DROHENDER ERKÄLTUNG

Zum Glück bin ich seit vielen Jahren von Erkältungen verschont geblieben. Aber wenn ich früher merkte, dass eine Erkältung im Anmarsch war, war meine erste Maßnahme immer eine kalte Ganzkörperdusche. Das kostet ziemlich viel Überwindung, hilft aber! Man stellt sich komplett unter die kalte Dusche und legt sich, ohne sich abzutrocknen, aber eingewickelt in ein großes Badetuch, sofort ins warme Bett, bis sich der Körper wieder erwärmt hat. Manchmal musste ich das sogar am nächsten Tag wiederholen, aber es hat immer geholfen, die Erkältung blieb aus. Wichtig ist aber, dass man sich anschließend an die kalte Dusche sofort aufwärmt. Wenn man das nicht beachtet, kann man sich wirklich heftig erkälten.

VORBEUGEND KALT DUSCHEN

Man kann sich auch prophylaktisch eine Kur gönnen, bei der man jeden Tag am Morgen kalt duscht. Das regt den Kreislauf an und belebt durch und durch. Ich führe das jedes Jahr für ein paar Monate durch, und es ist jedes Mal eine sehr gute und wunderbare kleine »Kur«, nach der man das Gefühl hat, Bäume ausreißen zu können. Allerdings sollte man dafür gesund und kräftig sein. Wer sich krank und schwach fühlt, würde sich mit einer solchen Kaltwasserkur keinen Gefallen tun.

BEI HALSSCHMERZEN

Wenn es im Hals kratzt und sich auf diese Weise eine Erkältung ankündigt, ist es meist noch nicht zu spät für einen Kaltwasserwickel. Dafür ein in kaltes Wasser getauchtes Tuch nur so fest auswringen, dass es nicht mehr tropft. Das nasse Tuch um den Hals wickeln, darüber ein trockenes Handtuch oder Halstuch und das Ganze mit einem Wolltuch oder -schal gut umwickeln. Sobald das nasse Tuch trocken ist, die Prozedur wiederholen.

TRINKKUR ZUR ENTGIFTUNG

Wir alle wissen, dass wir meist zu wenig trinken. Im Alter nimmt das natürliche Durstgefühl ab, deshalb muss besonders bei älteren Menschen auf ausreichende Flüssigkeitszufuhr geachtet werden. Auch ich vergesse immer wieder, genug zu trinken. Besonders im Sommer, wenn ich viel draußen bin, mich bewege, im Garten arbeite und viel schwitze, merke ich erst viel zu spät, dass meine Erschöpfung zum Teil einfach durch Flüssigkeitsmangel bedingt ist.
Bei der Suche nach Abhilfe bin ich auf eine alte japanische Wasserkur gestoßen, die ich sehr gut finde. Sie funktioniert ganz einfach so, dass man morgens auf nüchternen Magen etwa einen halben Liter frisches Wasser trinkt. Danach wartet man mindestens 45 Minuten, bevor man etwas anderes zu sich nimmt. Damit habe ich vor einiger Zeit begonnen: Ich trinke sofort nach dem Aufstehen meinen halben Liter Wasser und frühstücke erst eine Stunde später. Mir bekommt diese Kur wunderbar und ich habe vor, dabei zu bleiben. In Japan heißt es, dass das eine kleine, aber wichtige tägliche Ent-

giftung ist. Dabei sollte man darauf achten, lauwarmes Wasser ohne Kohlensäure zu trinken, es ist dann nämlich bekömmlicher für den Magen.

LUFTFEUCHTIGKEIT

Nicht flüssiges Wasser, sondern das Wasser in der Luft halte ich ebenfalls für außerordentlich wichtig zur Vorbeugung. Es würde wohl kaum noch Erkältungen geben, wenn die Luftfeuchtigkeit in den Wohn- und Arbeitsräumen immer bei etwa 60 Prozent gehalten würde. Dazu reichen, vor allem im Winter, wenn geheizt wird, die kleinen Wasserwannen an den Heizkörpern nicht aus – obwohl sie besser sind als gar nichts. Am besten schafft man sich Luftbefeuchter an und ein Hygrometer, das im Raum die Luftfeuchtigkeit misst. Das ist zwar eine kleine Investition, aber sie lohnt sich, wenn sich die Familie auf einmal den ganzen Winter hindurch keine Erkältung einfängt. Die erhöhte Luftfeuchtigkeit bewirkt, dass die empfindlichen Schleimhäute in der Nase, in Mund und Hals und in den Augen nicht austrocknen, gut durchblutet sind und herumfliegende Erkältungsviren und -bakterien selbst abwehren können.

ANWENDUNGEN

Kaltes Wasser steht uns eigentlich immer zur Verfügung und kann oft bei Alltagsbeschwerden wie Kopf- oder Halsschmerzen erstaunlich schnell Hilfe bringen. Der **altbekannte Kaltwasserwickel** ist in Verbindung mit Ruhe und Schlaf vor allem geeignet, eine sich anbahnende Erkältung abzuwenden.

KALTWASSERWICKEL

Ein in kaltes Wasser getauchtes Handtuch leicht auswringen und auf die betroffene Körperstelle auflegen. Darüber ein trockenes Handtuch legen und mit einem Wolltuch/-schal abdecken. Sobald der Wickel getrocknet ist, kann man ihn erneuern. Wichtig ist bei der Anwendung, dass der Patient sich warm fühlt. Einem ausgekühlten Patienten darf kein Kaltwasserwickel angelegt werden.

Wann anwenden?

- *bei Halsschmerzen, beginnender Erkältung*

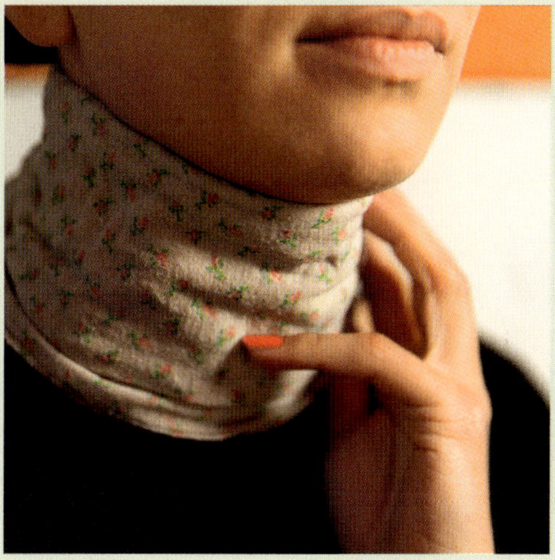

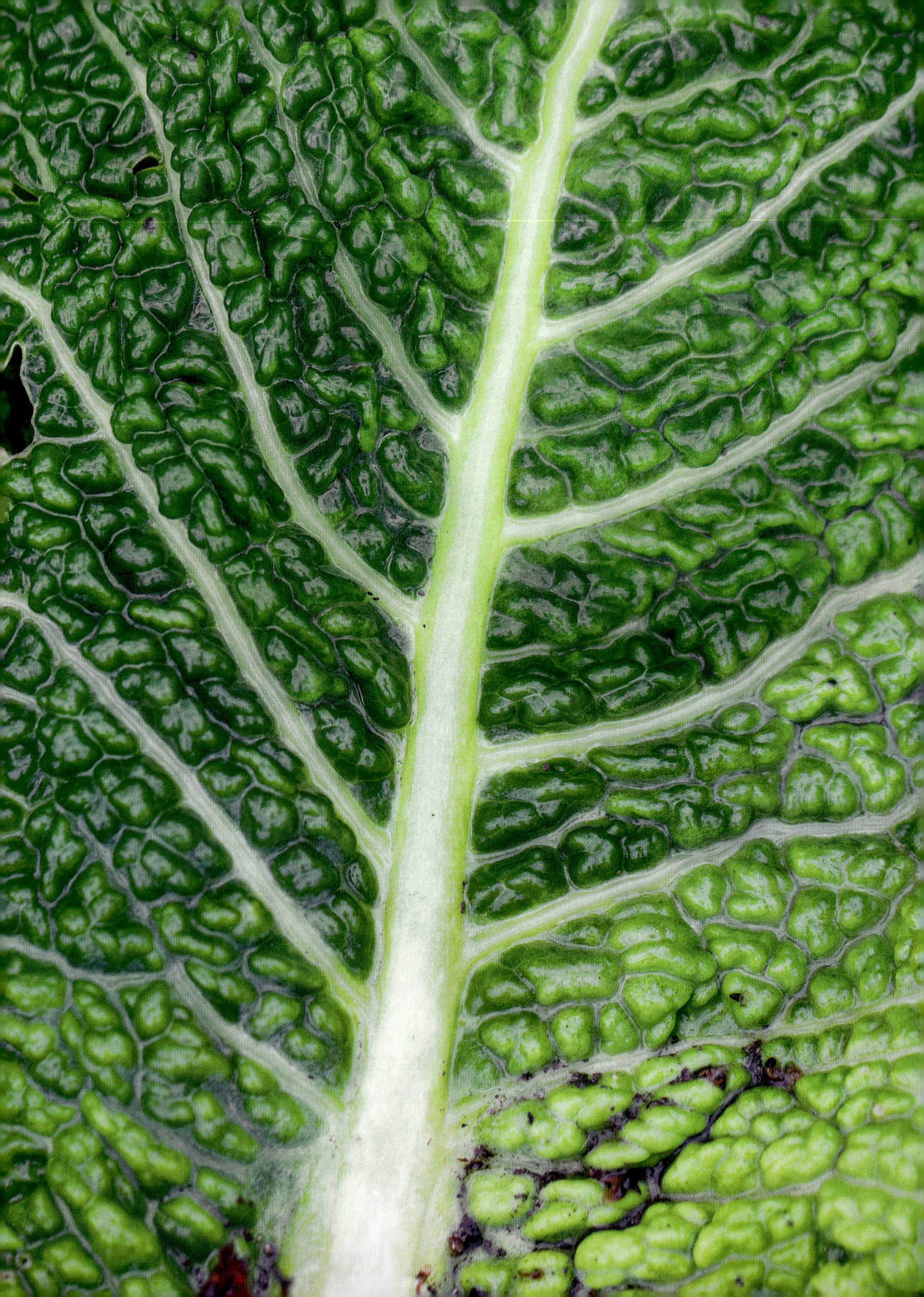

WIRSING/WEISSKOHL

Die Heilwirkungen von Weißkohl und Wirsing sind altbekannt. Nicht nur der Verzehr ist sehr gesund, die Kohlblätter lassen sich auch äußerlich anwenden.

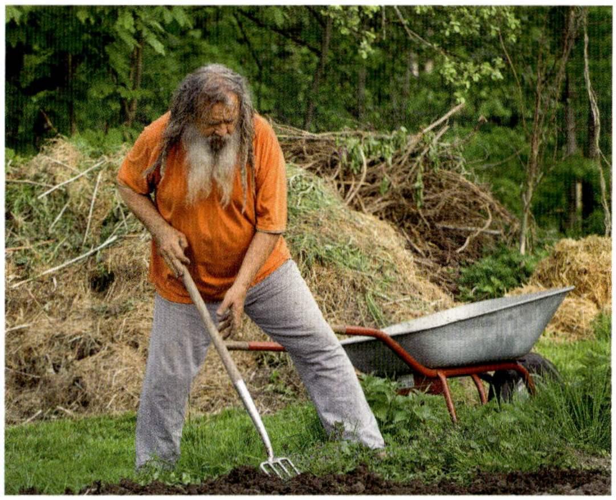

Wolf gräbt im Frühjahr die Beete um.

Wolf machte vor vielen Jahren seine Gärtnerausbildung in einem Biogarten bei Genf, in dem man Gemüse und Heilkräuter auch direkt kaufen konnte. Da gab es eine Familie, die regelmäßig kam, um Wirsing zu kaufen. Der Großvater leide unter Hautkrebs, erzählten sie, und aus der traditionellen Medizin kannten sie Kohl als stark krebswidrig. Was aus dem Großvater wurde, wissen wir nicht. Aber tatsächlich enthält Wirsing, ebenso wie Weißkohl, viele Wirkstoffe, etwa Senfölglykoside und Antioxidantien, die wirksam sind gegen viele Krankheiten: Geschwüre, schlecht heilende Wunden, Verbrennungen, Gicht, Schorf, Nagelbettentzündung, Entzündungen allgemein und auch Krebs.

WOLF MIT KOHLUMSCHLAG

Als Wolf einmal eine fürchterliche Sehnenscheidenentzündung hatte (Seite 109), haben wir zwischen den Kartoffelwickeln auch immer wieder Kohlblätter um die schmerzenden Gelenke gebunden. Gegenüber Kartoffelwickeln hat dieser Umschlag den Vorteil, dass er relativ dünn ist und man damit auch herumlaufen kann. Wolf ist übrigens der Überzeugung, dass Wirsing noch besser hilft als Weißkohl.

WEISSKOHLSAFT HEILT

Wer regelmäßig Weißkohl oder Wirsing roh zu sich nimmt, kann damit Magen- und Zwölffingerdarmgeschwüre heilen. Der Genuss von Kohlsalaten, am besten roh, hilft natürlich auch präventiv, das heißt, er beugt Entzündungen und Geschwüren im Magen-Darm-Bereich vor und verhindert, dass sie überhaupt entstehen.
Die Heilwirkung von Weißkohlsaft wurde Mitte des vergangenen Jahrhunderts in wissenschaftlichen Studien eindeutig belegt.

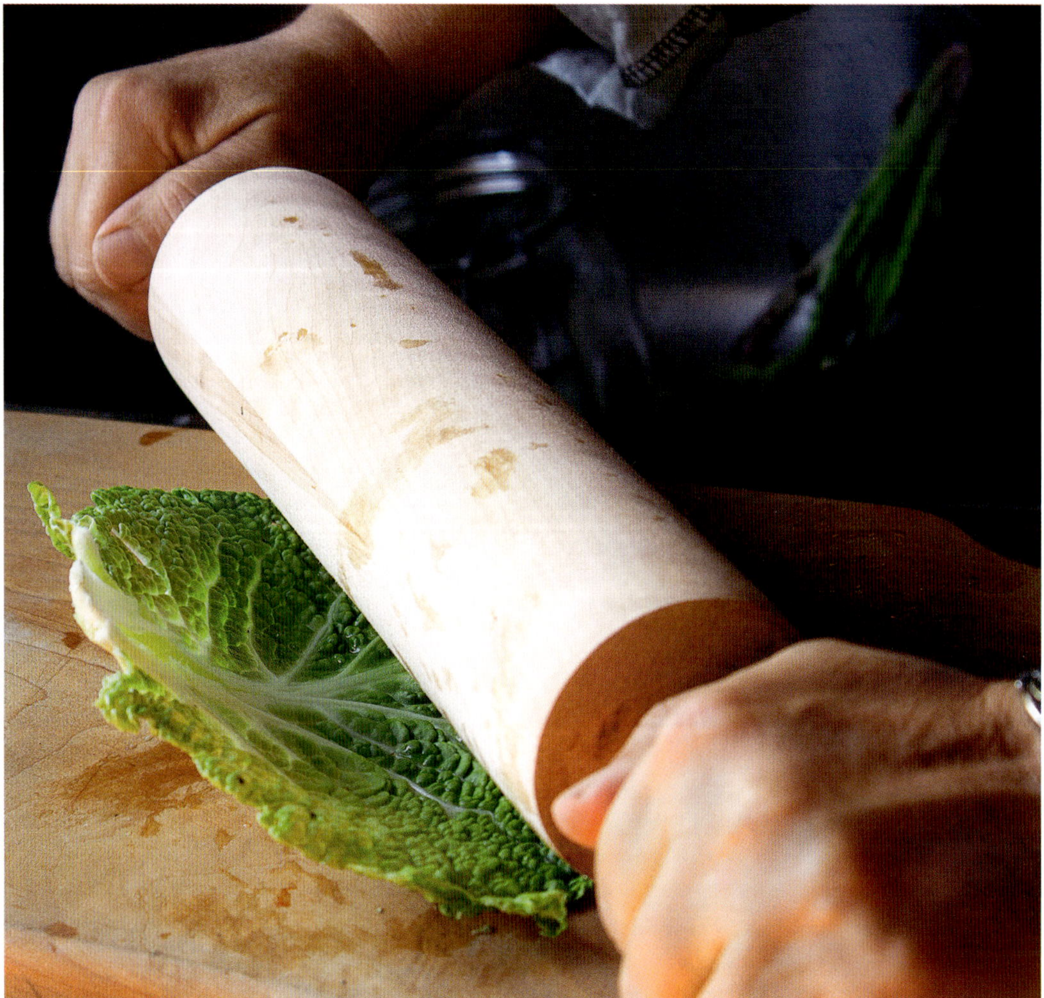

Für den Kohlblatt-Umschlag werden die Blätter so lange gewalkt, bis etwas Saft austritt.

Damals verabreichte man unter anderem einer Gruppe von Patienten mit Zwölffingerdarmgeschwür über einen Zeitraum von drei Wochen täglich einen Liter Weißkohlsaft. Eine Vergleichsgruppe mit demselben Leiden bekam weder Medikamente noch Kohlsaft. Nach den drei Wochen waren in der Saft-Gruppe über 90 Prozent der Teilnehmer geheilt, in der Vergleichsgruppe dagegen nur ein Drittel.
Wichtig ist, dass man wirklich rohen Kohlsaft zu sich nimmt. Der pasteurisierte Kohlsaft, den man im Reformhaus kaufen kann, enthält zwar immer noch viele Wirkstoffe des Kohls, doch gehen beim kurzen Erhitzen – das ja zur Haltbarmachung nötig ist – viele der gesunden, heilenden Inhaltsstoffe des rohen Kohls verloren.
Wer vom rohen Kohl Blähungen bekommt, kann den Saft jeweils mit einer Tasse Kümmeltee zusammen einnehmen. Natürlich ist es auch gesund, Kohlgerichte auf den Speiseplan zu setzen. Dabei sollte man jedoch darauf achten, dass der Kohl, wenn überhaupt, nur kurz gedünstet oder gekocht wird – maximal 5–7 Minuten lang.

ANWENDUNGEN

Entzündete Gelenke, Halsentzündungen und schlecht heilende Wunden können mit **Kohl-Umschlägen** behandelt werden. Das sind Kohlblätter, die auf die schmerzenden Stellen aufgelegt werden. **Roher Weißkohlsaft,** kurmäßig getrunken, hilft bei Magen-Darm-Entzündungen und -geschwüren.

KOHL-UMSCHLAG

Ein Blatt von einem Biokohl ablösen, gründlich waschen und trocken tupfen. Das Blatt flach auf die Arbeitsfläche legen und mit einem Nudelholz so lange walken, bis der Saft austritt und das Blatt weich wird. Es soll aber nicht zerreißen.

Das Kohlblatt auf die betreffende Körperstelle legen oder um den schmerzenden Körperteil herumwickeln. Darüber ein feucht-warmes Baumwoll- oder Leinentuch binden und das Ganze mit einer elastischen Binde fixieren.

Den Kohlwickel entweder über Nacht einwirken lassen oder nach 1–2 Stunden abnehmen und durch ein frisches Blatt ersetzen. Bevor man ein frisches Blatt auflegt, eventuell die Stelle mit Kamillentee abwaschen.

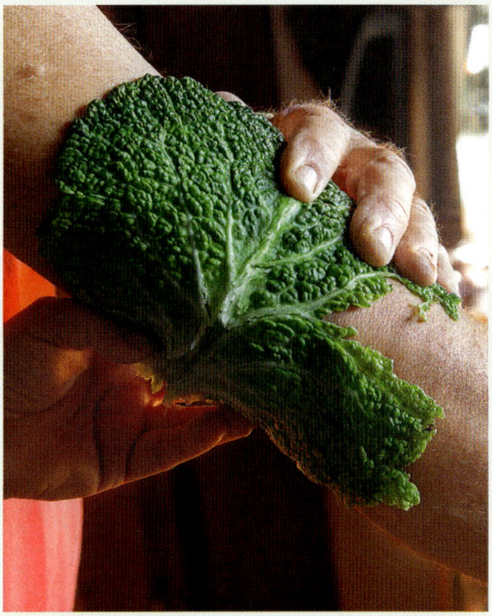

Wann anwenden?

- *entzündungshemmend bei Kniebeschwerden, Tennisarm, neuralgischen Schmerzen, Schleimbeutelentzündung, Sehnenscheidenentzündung, Rheuma, Gicht*
- *bei Bronchitis, Halsschmerzen, geschwollenen Halsdrüsen, Geschwüren, schlecht heilenden Wunden*

WEISSKOHLSAFT

Mithilfe eines Entsafters frische, rohe Weißkohlblätter entsaften und den Saft schluckweise trinken. Wer es angenehmer findet, kann den Saft leicht erwärmen, bevor er getrunken wird.

Wann anwenden?

- *bei akutem Magen- oder Zwölffingerdarmgeschwür 1 Liter Weißkohlsaft tgl. trinken, verteilt auf 3–4 Portionen jeweils nach dem Essen, 3–4 Wochen lang*
- *vorbeugend bei leicht gereiztem Magen 1 Tasse Weißkohlsaft tgl.*
- *bei quälendem Hustenreiz esslöffelweise den Weißkohlsaft, mit etwas Honig gemischt, einnehmen*

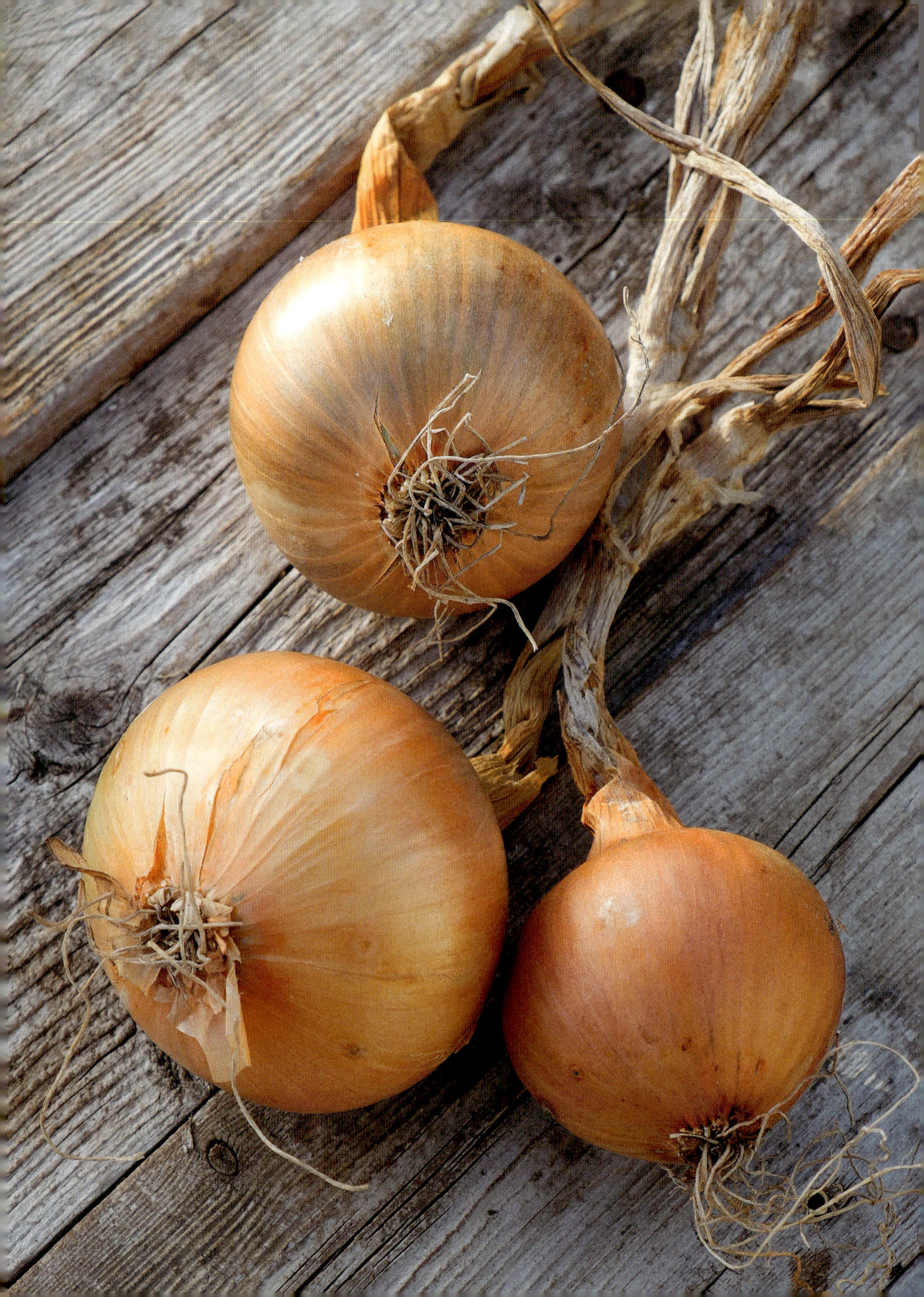

ZWIEBEL UND KNOBLAUCH

Zwiebel und Knoblauch helfen - äußerlich angewendet - Entzündungen aus dem Körper zu ziehen. Innerlich kann man mit ihnen Husten und Heiserkeit kurieren.

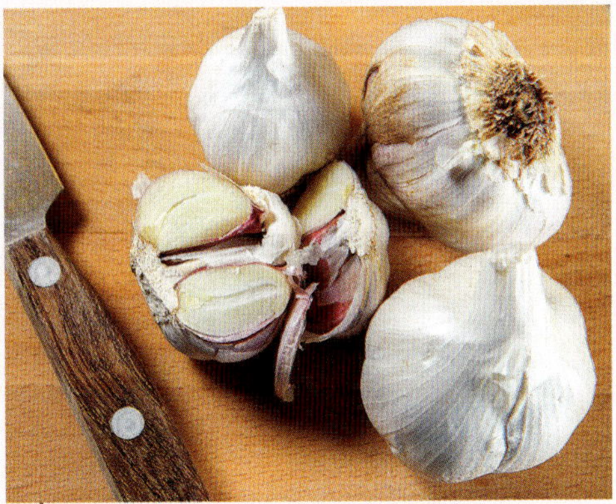

Knoblauchzehen helfen gegen vielerlei Beschwerden, etwa gegen Husten und Bronchitis.

Als wir jung waren, arbeiteten wir ein Jahr lang auf einem Biohof in der Schweiz. Die Bäuerin war sehr bewandert in den traditionellen Hausmitteln der Schweizer Landbevölkerung, und wir haben staunend miterlebt, wie sie einen der Mitarbeiter nur mit Zwiebelpackungen von einer schweren Stirnhöhlenentzündung heilte. Die Zwiebelpackungen wurden zwei- bis dreimal täglich auf Stirn und Schläfen gelegt und mussten so lange liegen bleiben, bis sie erkaltet waren. Nach ein paar Tagen war der Kollege wieder gesund und munter.

Zwiebelpackungen helfen nicht nur bei entzündeten und vereiterten Stirnhöhlen, sondern auch bei Ohrenschmerzen. Dafür einfach das erwärmte Zwiebelpäckchen auf das Ohr außen auflegen.

Ein weiteres Hausmittel gegen Ohrenschmerzen, auf das ich schwöre, ist übrigens Olivenöl. Ein kleiner Wattebausch wird mit warmem Olivenöl getränkt und ins Ohr gedrückt – dabei unbedingt aufpassen, dass so viel Watte nach außen ragt, dass die Tamponade leicht wieder entfernt werden kann. Das Olivenöl einige Stunden einwirken lassen und den Wattebausch entfernen.

GUT GEGEN HUSTEN

Die ganz normale Küchenzwiebel lässt sich aber auch innerlich einsetzen: Sie ist, ebenso wie der eng verwandte Knoblauch, ein zuverlässiges Mittel gegen Husten und Bronchitis. Verantwortlich für diese Wirkung sind die schwefelhaltigen Aminosäuren, die in der Zwiebel in besonders großer Menge enthalten sind. Eine dieser Aminosäuren ist das Alliin, das auch im Knoblauch vorkommt. Diese Aminosäuren werden in entzündungshemmende Stoffe umgebaut und sind für die starke Wirkung der Knollen verantwortlich.

ANWENDUNGEN

Die scharfen Senfölglykoside im Zusammenspiel mit vielen anderen Wirkstoffen machen Zwiebel und Knoblauch so hilfreich, zum Beispiel als **warme Packung** bei Entzündungen oder Abszessen. **Zwiebeltee** ist – ebenso wie Knoblauchmilch – ein überliefertes Hausmittel bei Husten und Erkältung.

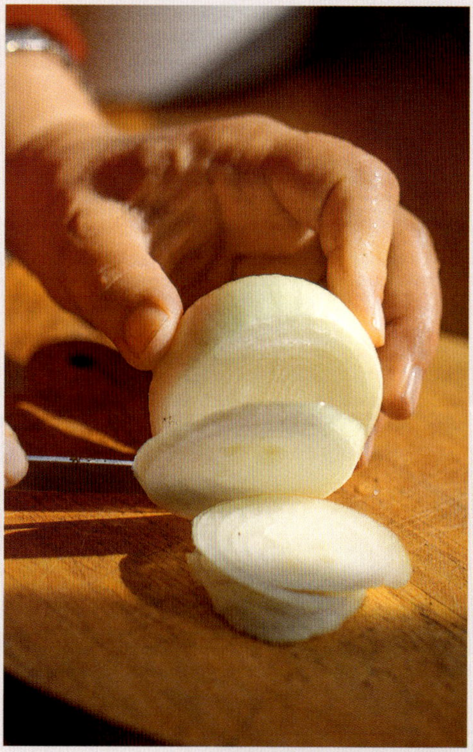

ZWIEBELPACKUNG

Ein Stoffsäckchen aus Leinen oder Baumwolle mit frisch geschnittenen Zwiebelscheiben füllen und in ein Sieb legen. Das Sieb in einen Topf über kochendes Wasser hängen, sodass die Zwiebeln zwar im heißen Dampf liegen, das Wasser aber nicht berühren. Einen Deckel auflegen und die Zwiebeln etwa 10 Minuten dämpfen lassen, bis sie heiß und glasig sind.
Den Beutel aus dem Dampf nehmen und die Zwiebeln etwas abkühlen lassen, bis die Temperatur hautverträglich ist. Die Zwiebelpackung auf die schmerzende Stelle legen und mit einem Tuch oder einer elastischen Binde fixieren.

Wann anwenden?

- *bei Stirnhöhlenentzündung, Nebenhöhlenentzündung, Ohrenschmerzen*
- *bei eitrigen Geschwüren, zum Aufweichen von Furunkeln und Abszessen*

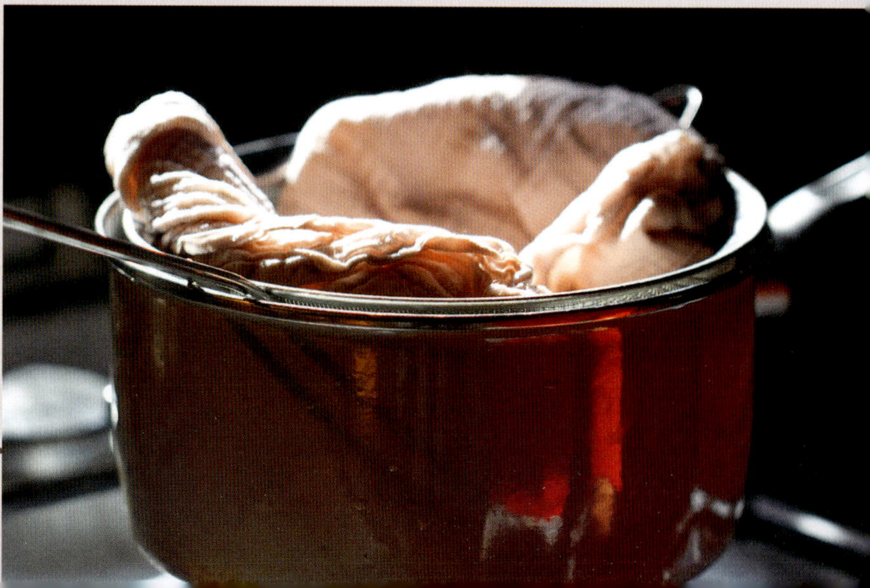

ZWIEBELTEE

1 mittelgroße Zwiebel schälen, klein schneiden und mit 1/4 l Wasser aufkochen lassen. 5 Minuten leise kochen lassen, abseihen, auf Trinktemperatur abkühlen lassen und schluckweise trinken. Zur Geschmacksverbesserung kann man mit Kandiszucker oder Honig süßen.

Wann anwenden?

- *bei Halsschmerzen, Husten, Heiserkeit, Bronchitis bis zu 3-mal tgl. trinken*

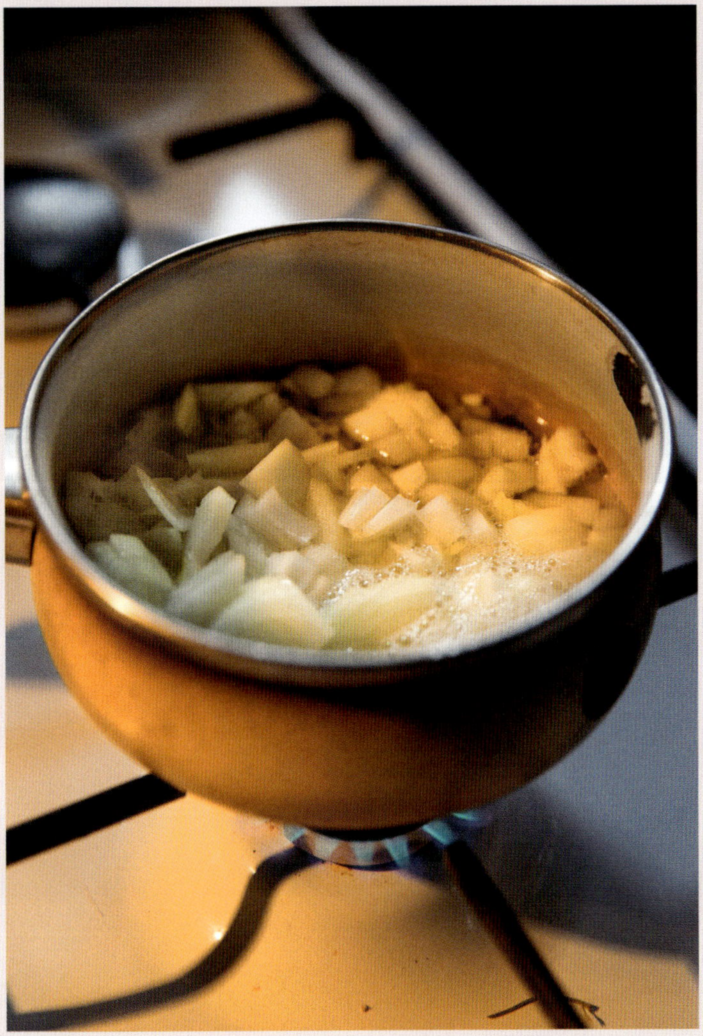

KNOBLAUCHMILCH

2–3 Knoblauchzehen schälen und in einen kleinen Topf pressen oder reiben. 1/4 l Milch zugeben und langsam erhitzen. Zum Sieden kommen lassen, aber nicht kochen. In eine Tasse füllen und noch warm schluckweise trinken. Am besten nicht abseihen, sondern den Knoblauch mitessen.

Wann anwenden?

- *bei Halsentzündung und hartnäckigem Husten*
- *bei Schlafstörungen vor dem Zubettgehen*

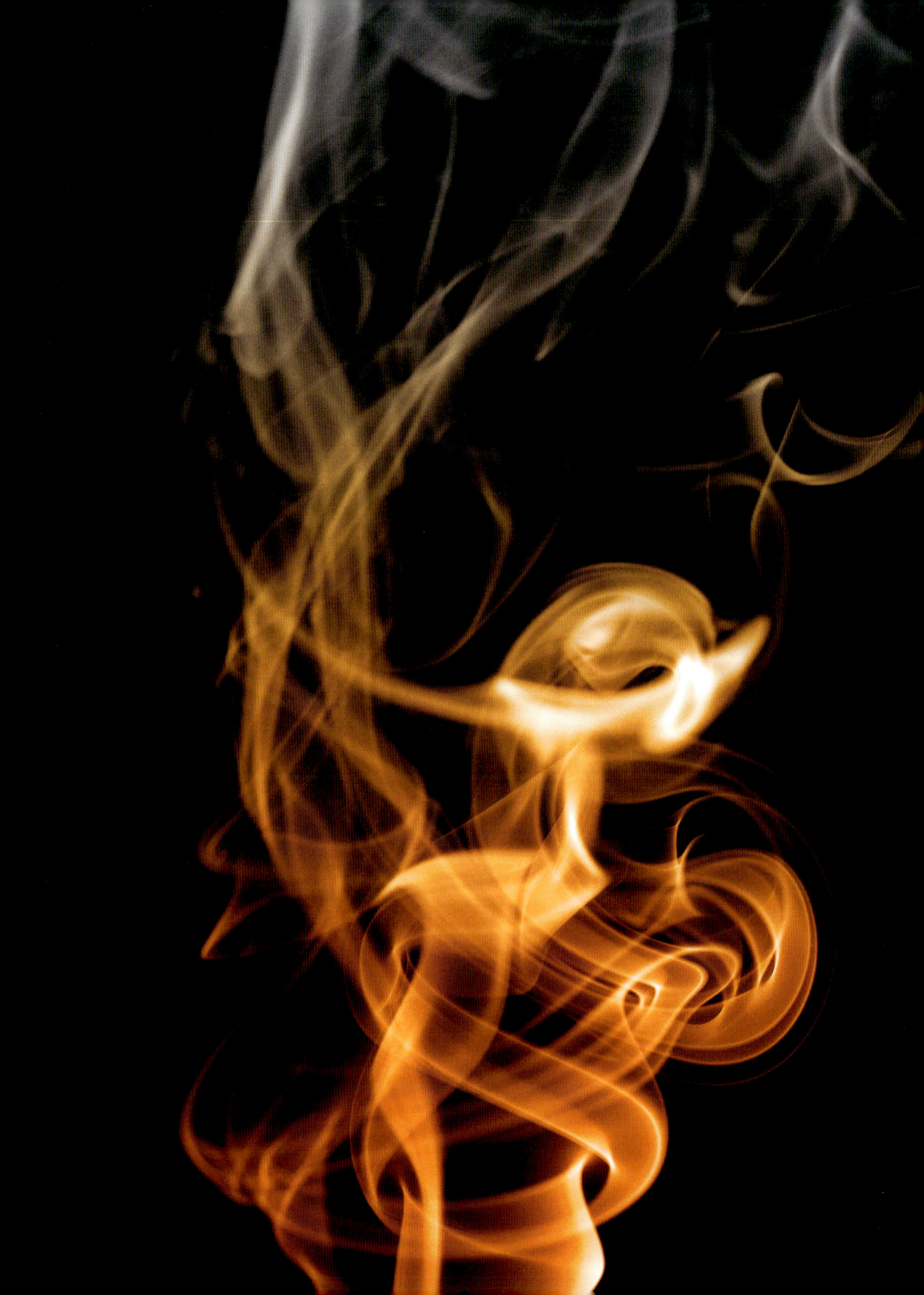

MAGISCHE HEILMITTEL

Wenn wir uns mit unseren Ahnen verbinden und Brücken in die jenseitige Welt schlagen – etwa durch Räuchern –, können wir gute Geister um Hilfe bitten.

Die Wirkung der Heilmittel aus der Welt der Pflanzen und aus der Küche ist zumeist vielfach wissenschaftlich und/oder empirisch nachgewiesen.
Ich bin aber auch von der Wirkung von Mitteln überzeugt, die über den naturwissenschaftlich erklärbaren Bereich hinausgehen – ich fasse sie hier als magische Heilmittel zusammen.

VERBINDUNG MIT DER JENSEITIGEN WELT

Alle Völker weltweit pflegen einen Totenkult: Die Toten werden nicht vergessen, sondern begleiten, wie es heißt, die Lebenden weiterhin. Es ist für die Zurückgebliebenen die liebende Verbindung zu den verstorbenen Vorfahren, weil dies ihnen Kraft und Stärke verleiht.
Jede Kultur hat ihre eigene Art, die verstorbenen Ahnen zu ehren, und doch gibt es viele Ähnlichkeiten in den Ritualen des Totenkults. So werden häufig Blumen zu den Gräbern oder Gedenkstätten gebracht, und frisches Quellwasser wird über das Grab gesprenkelt (das man am besten in einem Glas- oder Keramikgefäß transportieren sollte, nicht in Plastik, weil das Wasser so reiner bleibt). In vielen Kulturen werden Getreidekörner als Nahrung für den feinstofflichen Körper gestreut, im vorchristlichen Mittel- und Nordeuropa waren das traditionell Hirse oder Hafer, und noch in christlicher Zeit stellte man Getreide- oder Bohnenbrei auf die Gräber und brachte den Toten an bestimmten Gedenktagen Brote. Bis heute zündet man Räucherstäbchen an und singt Lieder am Grab. Die Medizinmänner der Naturvölker sind davon überzeugt, dass uns diese wichtige Verbindung zu den Vorfahren hilft, gesund zu bleiben. Die Seele oder der Geist des Verstorbenen, heißt es, würde seinerseits viel Gutes aus der jenseitigen Welt schicken, das uns helfe, stark und gesund zu bleiben.

GRATEFUL DEAD

Von den »dankbaren Toten« ist in früheren Zeiten die Rede, den *grateful dead.* Eine berühmte Musikgruppe aus Kalifornien trug diesen Namen.
Aus diesem Grund empfehle ich jedem, die Verstorbenen der Familie hoch in Ehren zu halten und immer wieder, mindestens einmal im Jahr, liebevoll Nahrung zu opfern, um gesund und geistig gut orientiert zu bleiben.

RÄUCHERN

Vom Rauch glaubte man seit jeher, dass er geeignet sei, die Verbindung mit der jenseitigen Welt herzustellen. Nicht nur, dass er sichtbar in die Höhe steigt und scheinbar im Himmel verschwindet – der Rauch dient auch seit ältester Zeit zur Reinigung. Böse Geister und Dämonen kann man mit Räucherungen von Haus, Hof und Menschen vertreiben, gute Geister herbeirufen. Je intensiver der Duft der Räucherung, je

»magischer« die verwendeten Räuchermittel, desto zuverlässiger angeblich die Wirkung. Auch ich räuchere häufig, um böse Geister, Krankheit und schlechte Stimmung zu vertreiben, um mich mit der metaphysischen Welt zu verbinden und eine Brücke zu der Kraft aus dem Jenseits zu schlagen.
Meine bevorzugten Räucherkräuter sind Beifuß, Fichte, Wacholder und Mariengras – alles alte Räucherkräuter, teils aus der Alten, teils aus der Neuen Welt.

Beifuß

(Artemisia vulgaris)

Der Beifuß gehört im zirkumpolaren Bereich, wo die Pflanze vorkommt, zu den wichtigsten Räucherkräutern überhaupt, und auch ich verwende ihn häufig. Man versucht nur die Blüten zu nehmen, ein paar Blätter ist auch in Ordnung, aber die Stängel sind zu stark und eher bitter – dadurch riechen sie nicht gut. Der Beifuß reinigt die Luft – übrigens auch von modernem Elektrosmog – und öffnet den Weg in die geistige Welt. Er ist deshalb besonders geeignet für alle Übergangsrituale und schafft geistige Klarheit.

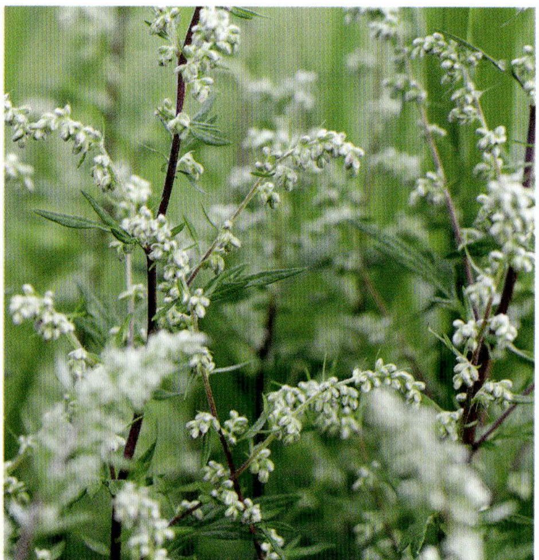

Beifuß ist eines der ältesten Räucherkräuter, das seit Jahrtausenden zur Dämonenabwehr verräuchert wird.

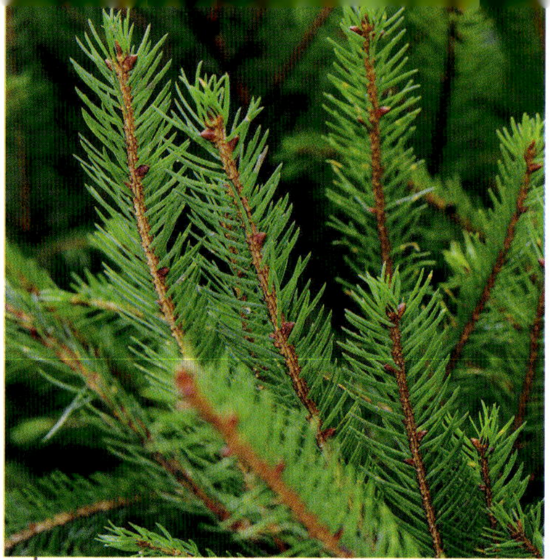

Fichtennadeln sind unverzichtbarer Bestandteil meiner Räuchermischung. Sie verströmen einen beruhigenden Duft im Raum.

Fichte

(Picea abies)

Zum Räuchern trockne ich Fichtenzweige einige Tage, bis die Nadeln von selbst herunterrieseln. Denn nur diese werden verwendet. Sie reinigen die Luft und wirken beruhigend auf die Stimmung der Menschen. Nach einer Reinigung des Raums durch eine Fichtenräucherung kann man sich auch besser konzentrieren.

Mariengras

(Hierochloe odorata)

Das Mariengras heißt auch Süßgras oder Vanillegras und duftet unglaublich intensiv ähnlich wie Waldmeister, manche erkennen auch Vanillenoten in dem Duft. Das liegt am Inhaltsstoff Cumarin, der sowohl im Waldmeister als auch im Mariengras vorkommt. Man findet das Gras vor allem auf feuchten Wiesen, auch in Mitteleuropa. Inzwischen ist es aber selten geworden, weil es Überdüngung und intensive Nutzung der Wiesen nicht mag. Wir haben es deshalb in einem großen Topf vor dem Haus angepflanzt – im Garten wird es zu leicht von heimischen Kräutern und Gräsern überwachsen –, es ist nämlich eines meiner allerliebsten Räucherkräuter. Zum Räuchern habe ich immer einen Vorrat an getrocknetem Mariengras im

Haus, der Duft wird beim Trocknen noch stärker. Traditionell werden die langen, dünnen Blätter dieses Grases zu Zöpfen geflochten, aufgehängt und so getrocknet. Man kann dann entweder das Ende eines dieser Zöpfe einfach anzünden, eine Weile damit räuchern, die Glut dann wieder löschen und den Zopf ein anderes Mal wieder anzünden. Oder man nimmt Teile eines Zopfes, schneidet sie klein und mischt sie mit anderen Kräutern in der Räucherschale. Dem Mariengras mit seinem betörenden Duft wird nachgesagt, dass es gute Geister anlockt und Frieden stiftet – und wer es einmal gerochen hat, glaubt das sofort.

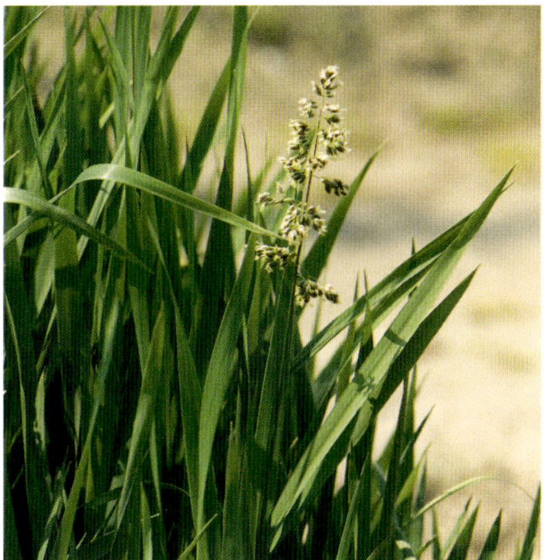

Mariengras wächst bei uns in einem großen Topf im Freien, weil es in der Wiese schnell von Konkurrenzpflanzen überwuchert würde.

Wacholder

(Juniperus communis)

Wacholder ist ein wichtiger Teil meiner Räuchermischung. Er gehört zu den Immergrünen und wurde deshalb wie alle Pflanzen, die im Winter ihre Blätter nicht verlieren, schon seit alter Zeit für eine »Wunderpflanze« gehalten. Mit seinem intensiven Geruch verleiht er der Räucherung auch ein Duftererlebnis. Vor allem aber reinigt er die Luft und es wird ihm traditionell nachgesagt, dass er böse Geister vertreibt, auch die unruhigen Totengeister. Wacholder war eine der wichtigsten Räucherpflanzen zur Reinigung von Krankenzimmern, vor allem auch in den Zeiten der großen Seuchen wie der Pest. Ich ernte die Zweige im Sommer und trockne sie. Zum Räuchern werden sie dann zwischen den Fingern zerbröselt – allerdings nur mit Handschuhen, weil sie sehr stachelig sind.

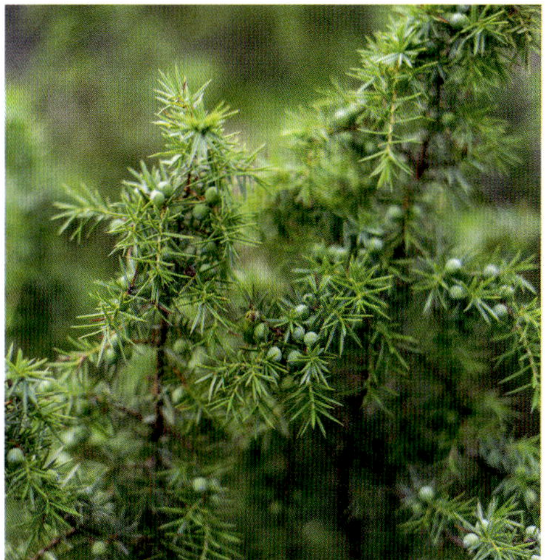

Der Echte Wacholder gilt wegen seines starken Dufts als sehr wirksame Räucherpflanze – früher zur Reinigung von Krankenzimmer eingesetzt.

Bei wichtigen Übergängen und schlechter Stimmung

Bei allen wichtigen Übergängen wie Geburten, Hochzeiten, Totenfeiern, hohen Feiertagen oder bei schwerer Krankheit gehört das Räuchern mit meiner vertrauten Räuchermischung zu den ersten Maßnahmen, die ich ergreife. Die Ideen, die danach kommen, sind auf jeden Fall gleich inspirierter, als wenn ich nicht räuchern würde. Ich glaube sogar, dass viele Krankheiten durch das Räuchern gleich von vornherein fernbleiben. Auch wenn die Stimmung im Haus nicht gut ist, räuchere ich

gleich – oder zünde mindestens ein Räucherstäbchen an. Hier ist es mir übrigens auch wichtig, dass ich Stäbchen aus reinem Pflanzenmaterial verwende. Es gibt viele billige Räucherstäbchen mit aufdringlicher Parfümierung, die ich nicht verwende.
Als meine Kinder in der Pubertät waren und immer mal wieder in schlechter Stimmung aus der Schule kamen, habe ich meistens auch gleich geräuchert. Denn es heißt ja

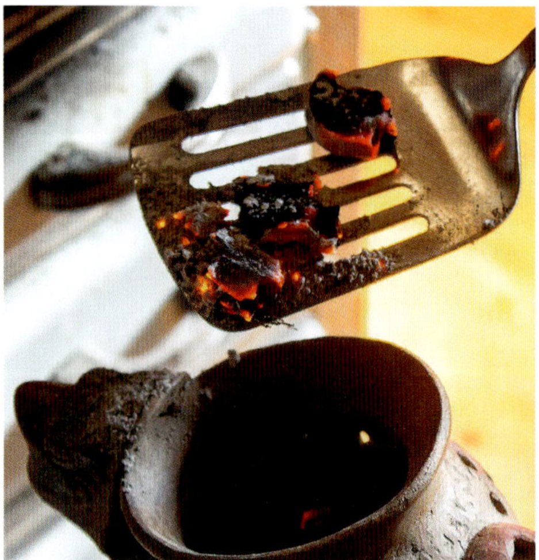

Zum Räuchern nehme ich ein paar glühende Holzkohlestückchen aus dem Küchenherd und lege sie in meine Räucherschale.

traditionell, dass das Räuchern Dämonen gleich welcher Art vertreibt. Wenn das Kind darauf gleich ärgerlich rief: »Bäh, das stinkt!«, dachte ich mir, gut, da ist ja der erste Dämon schon raus. Einmal war mein Sohn so genervt von meiner Räucherei, dass er mit einem Deospray »zurückschoss«. Aber jedes Mal war die Luft dann schnell wieder rein und alle konnten entspannen – auch, und das war am wichtigsten, das verstimmte Kind.

WIE MAN RÄUCHERT

Wenn man ein lebendiges Feuer im Haus hat, nimmt man am besten etwas Glut aus dem Feuer und legt sie in eine Räucherschale. Wer keine solche Schale hat, kann auch einen alten Topf oder eine Pfanne verwenden (Sand ist eine gute Unterlage für die Kohle) – das Gefäß darf nur nicht zu tief sein, damit die Luftzufuhr ausreicht. Die fein gezupften trockenen Kräuter werden auf die Glut gelegt und fangen an zu glimmen. Wer kein Feuer im Haus hat, kann Räucherkohle benützen. Den aufsteigenden Rauch wedelt man mit einer schönen Feder in den Raum, oder man geht mit dem Gefäß in der Hand herum, was meistens auch schon genügend Luftbewegung schafft. Manchmal räuchere ich nur einen Raum, etwa wegen akut schlechter Stimmung. Meistens jedoch gehe ich durchs ganze Haus.

RÄUCHERN NACH EINEM TODESFALL

Das gesamte Haus inklusive Keller und Dachboden räuchere ich dann, wenn ich in einem Haus nach einem Todesfall räuchere – damit der Totengeist wirklich lieber weitergeht und leichter in höhere Welten eintreten kann. Dabei sage ich zwei Sanskrit-Mantras für den Verstorbenen auf, damit ihm der Übergang ins Totenreich leichter fällt.

Das erste ist das **Maha Mrityunjaya Mantra:**

Om Tryambakam Yajāmahe
Sugandhim Pushtivardhanam
Urvārukamiva Bandhanān
Mrityor Mukshīya Māamritāt

OM Wir verehren Tryambaka (den dreiäugigen Gott Rudra/Shiva), den Wohlriechenden, der sich um alle Wesen kümmert. Wie ein (reifer) Kürbis (Urvaruka) von seinem Stiel [abfällt], so möchte ich von Bindung (Bandhana) (an die Welt) frei werden, von der Sterblichkeit (Mrityor) zur Unsterblichkeit (Amrita) gelangen.

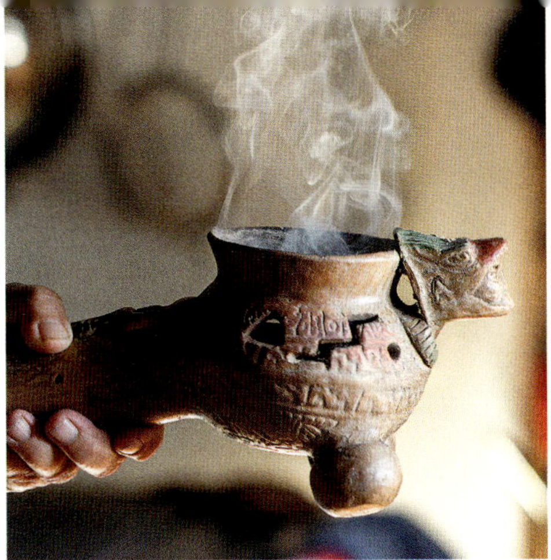

Das Räuchergefäß darf nicht zu tief sein oder es muss seitlich Öffnungen haben, damit die Luftzufuhr ausreicht.

Wichtig in diesem Mantra ist der Wunsch, dass wir im Sterben einen leichten Übergang haben – wie eine reife Frucht, die ganz natürlich vom Stängel fällt. Ich rezitiere das Mantra immer dreimal hintereinander. Im Tibetischen Totenbuch, das allgemein als »Weisheitsbuch der Menschheit« gepriesen wird, heißt es, dass die Toten jede Sprache verstehen können. Sanskrit aber würde sich besonders gut eignen, um mit ihnen zu »sprechen«, weil es eine Ursprache ist.

Das zweite Mantra ist das **Pavamana Mantra:**

[Om] asato mā sad gamaya
tamaso mā jyotir gamaya
mrtyor mā amritam gamaya

Führe du mich vom Trug zur Wahrheit.
Führe du mich von der Dunkelheit zum Licht.
Führe du mich vom Tod zur Unsterblichkeit.

Unter anderem heißt es hier: »Führe uns aus dem Tod in die Unsterblichkeit.« Ich mag die traditionellen indischen Versionen der Mantras lieber, weil sie etwas aufgeweckter und gleichzeitig tiefer gehend klingen als die nach meinem Empfinden eher träumerischen westlichen Umdichtungen, obwohl manche auch gut sein können. Auf Youtube findet man viele Versionen und kann sich die aussuchen, die einem zusagt.
Es gibt aber natürlich auch christliche Gesänge mit der Bitte um ein gutes Leben und ein gutes Sterben. Wir singen immer wieder gern das Lied »Unsern Eingang segne Gott« für unsere Verstorbenen. Und weil der Text so schön ist, schreibe ich ihn hier auch auf:

Unseren Eingang segne Gott,
unseren Ausgang gleichermaßen.
Segne unser täglich Brot,
segne unser Tun und Lassen,
segne uns mit sel'gem Sterben
und mach uns zu Himmels Erben.

KRANKHEIT AN DEN HOLUNDER ABGEBEN

Kranke haben in vergangenen Zeiten ihre Verbände an Holundersträucher gehängt und die Erdmutter Holle auf dieser Art und Weise gebeten, ihnen ihre Krankheit abzunehmen. Im Märchen lebt Frau Holle ja unter dem Holunder, und sie zieht die Krankheiten tief in die Wurzeln hinab, in ihre Küche. Dort steht ein übergroßer Topf, der ständig über dem Feuer brodelt, und in den sie die Krankheiten wirft.
Das mag früher schon etwas eklig ausgesehen haben, wenn ich mir das vorstelle: Holundersträucher, die mit Verbänden behängt sind, an denen Körperflüssigkeiten der Kranken kleben. Auch heute noch gehen Menschen zu Bäumen, die sie verehren, und hängen symbolisch ein Band oder etwas anderes, das sie mit ihrer Krankheit oder einem Leiden verbinden, an einen Ast, mit der Bitte um Heilung. Ich glaube, ein Stück eines Verbandes oder ein Symbol für die Krankheit reicht auch – das sieht dann auch etwas ästhetischer aus. Denn es handelt sich

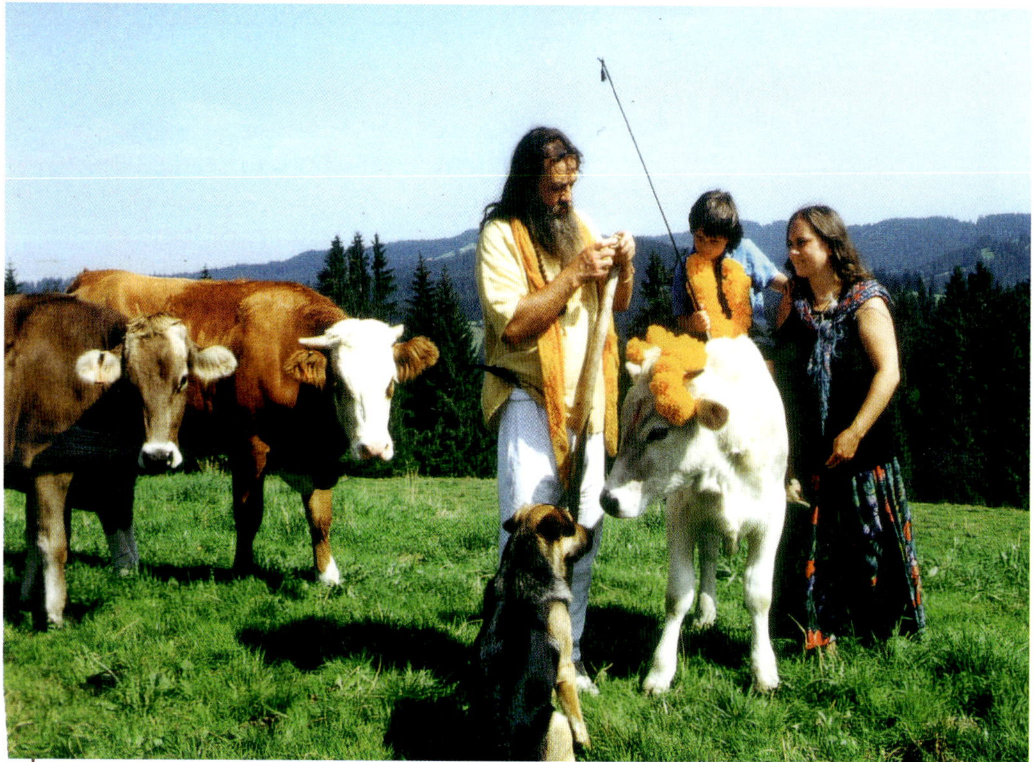

Familienausflug zu den Jungkühen auf die Almweide, wo unzählige Heilpflanzen wachsen.

ja um eine symbolische Handlung, die nur zur besseren Kommunikation des Problems dient – und für den Menschen eben auch dazu, dass er wirklich ein Ding zurücklässt und nicht nur einen Wunsch.

Natürlich wird so etwas heute als Aberglaube aus vergangenen Zeiten abgetan. Aber vielleicht nützt es ja doch etwas? Ich kann nicht sagen, ob es mir geholfen hat oder nicht, als ich es ein paarmal gemacht habe. Vielleicht wäre ich bei guter Pflege auch ohne diese Aktion wieder genesen. Aber auch hier gilt: Es kann ja nicht schaden – und vielleicht bringt es doch etwas?

Zusätzlich sollte es nach altem Glauben helfen, sich auch noch mit einem Zauberspruch an den Holunder zu wenden – den man übrigens auch Holderbaum oder Fliederbaum nannte. Der Vers reimt sich, so kann man ihn sich besser merken:

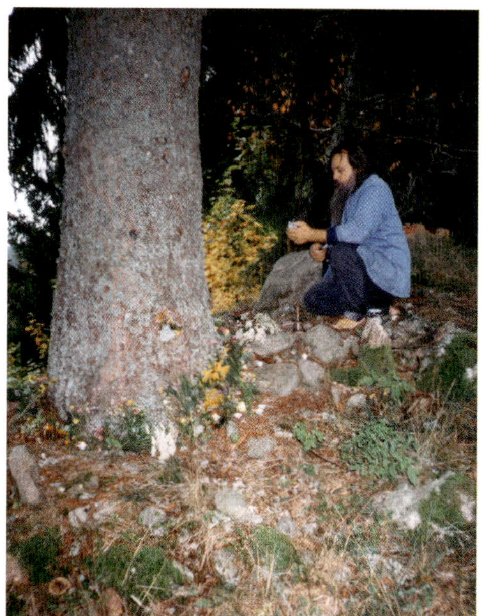

Auch bei uns kann man ein »Puja« machen, hier zelebriert es Wolf-Dieter im nahen Wald.

»O Fliederbaum, du Lieber,
Mich quält das kalte Fieber,
Weil Judas sich an dir erhängt,
sei das Fieber dir geschenkt.«

Die direkte Ansprache in diesem Spruch zeigt, dass man sich die Bäume und Sträucher tatsächlich lebendig, beseelt, vorstellte. Seit es Menschen gibt, wenden sie sich an eine höhere Wesenheit oder höhere Wesenheiten, um Hilfe aus der anderen, unsichtbaren Welt zu bekommen – bei Krankheit, in schweren Zeiten oder auch um den Tod von Nahestehenden zu überwinden. Viele eng mit der Natur verbundene Menschen bitten sogar den Geist der spezifischen Pflanze, ihnen zu helfen. Je nach Krankheit sind unterschiedliche Pflanzengeister »zuständig«. Die Medizinmänner der meisten nordamerikanischen Indianerstämme würden zum Beispiel niemals auf die Idee kommen, eine Pflanze einfach so zu holen, ohne vorher ihren Geist um Hilfe zu bitten.

DIE INDISCHEN PUJAS

Als wir in Indien lebten, fanden wir viele der dortigen Feierlichkeiten besonders schön. Wir waren hauptsächlich in Nordindien, und dort nennen die Hindus solche Feierlichkeiten »Puja« (ausgesprochen »Pudscha«), was so viel wie »Verehrung« oder »Ehrerweisung« bedeutet. Es gab unzählige Anlässe für solche Pujas, und sie waren – und sind – zum Teil sehr aufwendig und die Abläufe sehr detailreich. Weil es für einen Außenstehenden fast unmöglich ist, diese Hindu-Zeremonien so genau zu lernen, dass man sie exakt imitieren könnte, machten wir es nach, so wie wir fanden, dass es zu uns passte. Auch für Feierlichkeiten daheim im Allgäu übernehmen wir gern Elemente aus den indischen Pujas. So finde ich zum Beispiel die Butterlampen, wie sie in Indien überall zu sehen sind – kleine Tonbehälter mit einem Baumwolldocht in Butter oder Butterschmalz – viel schöner und feierlicher als gewöhnliche Kerzen, die aus Erdöl hergestellt sind, außer Bienenwachskerzen, die ein sonnenhaftes, organisches Licht ausstrahlen. Die Blumen, die bei uns wachsen, sind genauso schön wie die Blumen an anderen Orten der Welt. Selbst hier kann man schöne Räucherkerzen finden – etwa diejenigen, die man zu Weihnachten benützt – oder auch Räucherstäbchen aus aller Welt. Quellwasser und Hirse oder Hafer statt Reis sind auch gute Gaben an die unsichtbare Macht, die man ansprechen möchte. Und kleine Kuhglocken oder auch andere Glocken eignen sich ebenfalls für solche Feiern. In Asien schenken die Feiernden der höheren Wesenheit, den Göttern, Dinge, die ihnen selber viel bedeuten. Ich finde, da gibt es keine festen Regeln. Ich glaube, dass das höhere Wesen, das ich in meiner Zeremonie anspreche, in der Lage ist zu erkennen, was uns bewegt. Das Äußerliche ist zweitrangig – deshalb kann jeder seine Feier so gestalten, wie es für ihn passt. Und wenn jemand krank ist, dann bitten seit alter Zeit die Angehörigen und Freunde, die den Kranken lieben, diese unsichtbare Macht um Hilfe. Eine Form davon ist ja auch das Gesundbeten, das schon viele verblüffende Erfolge gebracht hat.

Natürlich kann man auch im Stillen beten, ohne etwas Dingliches zu opfern, doch ist es seit jeher Brauch, für die Hilfe auch ein Geschenk zu überreichen: Blumen, frisches Wasser, Essen, Licht, besonderes Räucherwerk und vieles mehr. Das empfehle ich auch, wenn eine Krankheit schwer zu ertragen wird, wenn trotz aller Therapien und Heilungsversuche der Krankheitsdämon nicht weichen will: Dann kann man ja noch den »Arzt« im Himmel fragen. Und es ist sicher sinnvoll, gleich von vorneherein zu bitten – oder zu beten – und zu opfern und nicht erst zu warten, bis es so schlimm ist, dass »nur noch Beten hilft«.

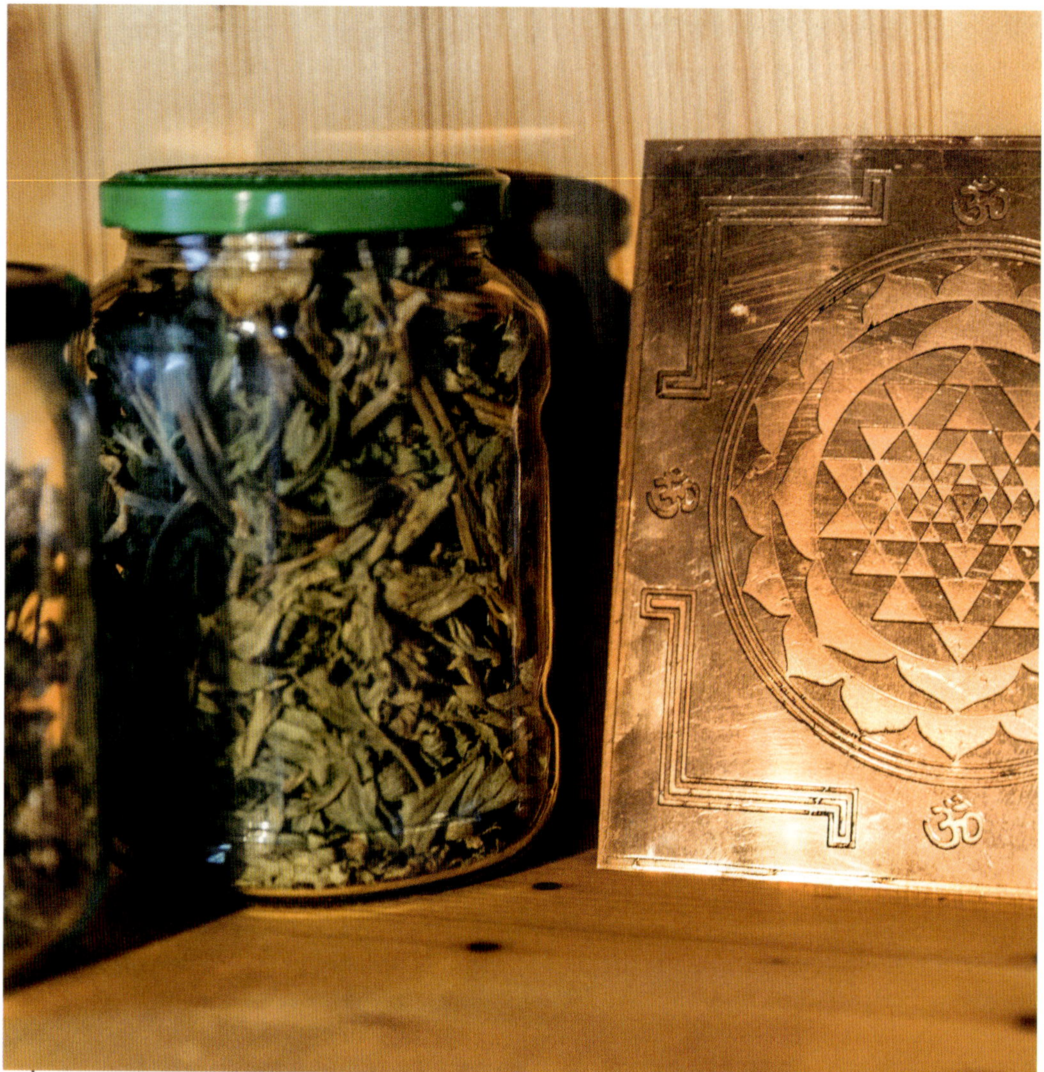

Mein Sri Yantra steht in unserer großen Wohnküche, wo es täglich gute Energien bündelt und verströmt.

Ich glaube auch, dass es manchmal einfach das Schicksal eines Menschen ist, eine bestimmte Krankheit zu durchleiden. In diesem Fall hilft eben alles nichts und der Mensch muss die Krankheit erdulden, so lange, wie es das Schicksal verlangt. Hier setzt der hinduistische Gedanke des Karma ein: Der Mensch – lehrt der Hinduismus – hat entweder in diesem oder einem vergangenen Leben etwas »ausgefressen«, das nach den karmischen Gesetzen der Gerechtigkeit irgendwie und eventuell eben durch Krankheit »ausgebadet« werden muss. Trotzdem besteht immer wieder die Möglichkeit der Heilung, was oft als Wunder empfunden wird. Und in solchen Fällen hilft meistens eben doch auch das Beten.

DIE YANTREN

In unserem Haus habe ich das Sri Yantra aufgestellt. Yantras oder Yantren sind uralte heilige geometrische Bild-Zeichen, die in die

ältesten Zeiten der indischen spirituellen Kulturtradition zurückreichen. Sie werden entweder gezeichnet, gemalt oder (am effektivsten) in Kupfer geritzt.
Nach der Überlieferung wurden sie uns Menschen von den »Rishis« gegeben, den »göttlichen Weisheitslehrern«, die mehr zu den Gottheiten gezählt wurden als zu den Menschen. Etwa 8000 Jahre, manche sagen sogar 24 000 Jahre, in die Menschheitsgeschichte sollen diese Symbole zurückreichen. Sie sollen die kosmischen Energien, die Erdenergien und die Lebensenergien bündeln, speichern und auch wieder abgeben können.
Doch weil wir Menschen selten die großen kosmischen Energien und abstrakten physikalischen Zusammenhänge erfassen und verstehen können, haben wir lieber »personifizierte Bilder« und Vorstellungen in der Form von göttlichen Wesen oder Gottheiten und deren individuellen Qualitäten. Die meisten Yantren sind verbunden mit einer bestimmten Gottheit und sind dann auch geprägt von deren Qualität.
Die Yantren, die wir in unseren Räumen aufstellen, sollen uns also göttliche Energien schenken und uns mit diesen Wesenheiten und ihrer Kraft verbinden. Das Wort Yantra ist Sanskrit und heißt »Werkzeug«.
Das innerste Zentrum eines Yantras ist immer ein Punkt, der Bindu-Punkt, der den Sitz der göttlichen Mutter repräsentiert. In den vedischen Texten wird das Universum in der Regel »Göttliche Mutter« genannt.
Ein Yantra in seinem Lebensraum zu haben bedeutet also, an diesem Ort einen realen Platz zu haben, an dem sich das Universum, die »Göttliche Mutter«, niederlassen kann.
So ist also ein Yantra ein gezeichneter oder in Materie geprägter »Tempel«, ein Ort für kosmische und göttliche Energien, die sich an dieser Stelle niederlassen können.

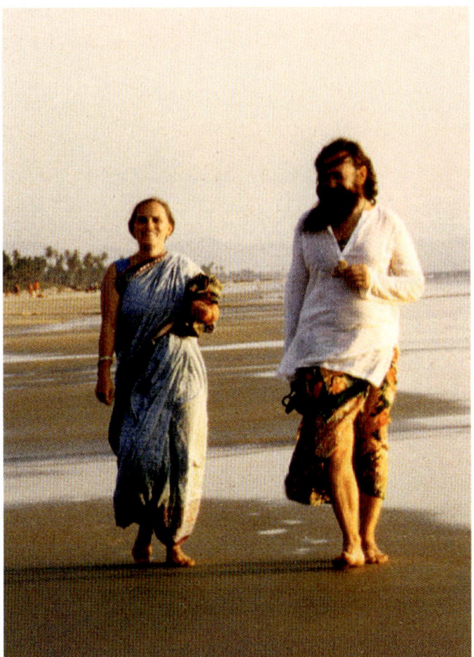

Bei Spaziergängen am Strand in Indien erholten wir uns von der Gelbsucht, die uns beide sehr geschwächt hatte.

DAS SRI YANTRA

Das Sri Yantra ist das bedeutendste kosmisch-göttliche Werkzeug und gilt als die Mutter aller Yantren, das die Qualitäten und Kräfte aller anderen Yantren in sich vereinigt. Das Sri Yantra ist der »Tempel« der Vereinigung von Shiva und seiner Gefährtin Shakti, dem kosmischen Prinzip für die männliche, sich ausdehnende Kraft (Shiva) und die weibliche, empfangende, sich fokussierende und Neues gebärende Kraft (Shakti).
Alle Yantras (es gibt sehr viele verschiedene) als reinigende und transformatorisch wirkende kosmische Werkzeuge ergänzen sich in ihren Aufgaben und Funktionen zur Steigerung und Verbesserung unserer Lebenswirklichkeit, aber das ist eine komplizierte Lehre, die den Rahmen dieser kleinen Abhandlung sprengen würde. Das Sri Yantra kann man ruhig für alle, die nicht tiefer in die Yantra-Lehre einsteigen möchten, als das »Haupt-Yantra« bezeichnen.

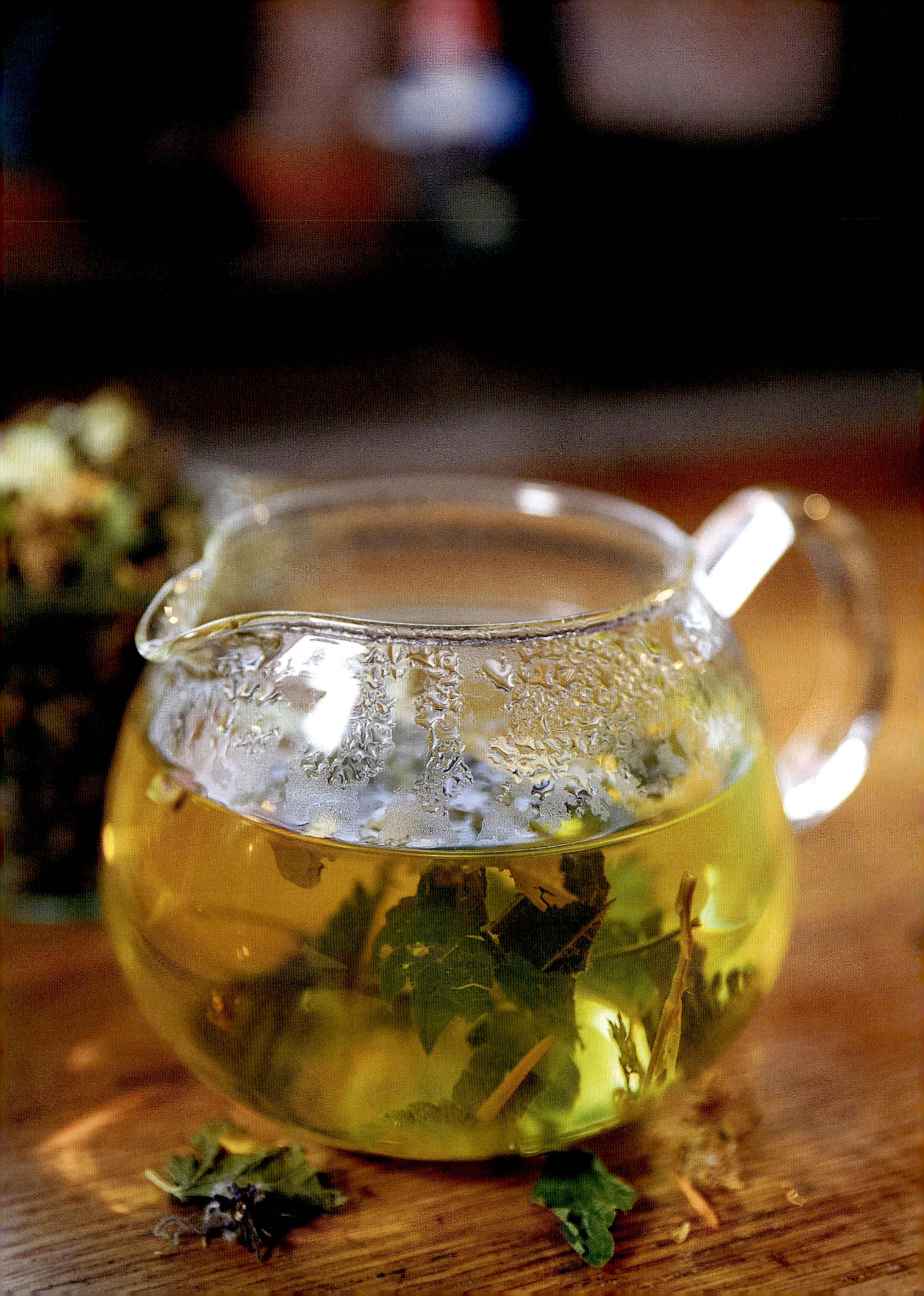

SO WIRD'S GEMACHT

KRÄUTER SAMMELN UND TROCKNEN

Fast das ganze Jahr über sammle ich die Kräuter für unsere Hausmittel. Wenn möglich, verwende ich sie natürlich frisch. Aber immer denke ich daran, dass es hier manchmal bis weit in den April dauert, bis die Wildkräuter wieder austreiben.

Viele Kräuter, von denen man die Blätter sammelt, sollten vor der Blüte gepflückt werden. Denn fürs Blühen verwenden sie viel Energie, und der Wirkstoffgehalt in den Blättern nimmt ab. Das gilt zum Beispiel für Zitronenmelisse, Pfefferminze und Brennnessel. Wo das ganze Kraut samt Blüten oder nur die Blüten verwendet werden, ist der ideale Erntezeitpunkt der Beginn der Blütezeit, etwa bei Johanniskraut, Goldrute, Holunder, Lindenblüten, Schafgarbe, Kamille.

Für alle gilt aber: Gesammelt wird nur bei trockenem Wetter und nur abseits viel befahrener Straßen, abseits von Hundespazierwegen und weit entfernt von chemisch gedüngten und gespritzten Wiesen und Äckern. Selbstverständlich entnimmt man immer nur so viel einer Pflanze, dass sie weiterwachsen und sich vermehren kann.

Das Sammelgut wird nach Möglichkeit nicht gewaschen, sondern nur ausgeschüttelt und sorgfältig von Insekten befreit. Lange Stängel kann man zu Büscheln binden und kopfüber aufhängen. Die Büschel dürfen nicht zu dick sein, damit um alle Pflanzenteile Luft zirkulieren kann; im Inneren dicker Sträuße entsteht leicht Schimmel.

Blätter, Blüten und/oder Wurzeln werden auf Backpapier ausgelegt – ich verwende dafür auch gern die Deckel von Spanschachteln oder Holzkistchen – und an einem schattigen, luftigen Ort getrocknet, auf keinen Fall in der Sonne. Dicke Wurzeln sollte man schon vor dem Trocknen in Scheibchen schneiden.

Aufbewahrt werden die Kräuter am besten in getönten Schraubgläsern an einem dunklen, trockenen Ort. Je mehr Tageslicht oder gar Sonne die Kräuter bekommen, desto schneller nimmt ihr Wirkstoffgehalt ab.

KRÄUTERTEE

Das Grundrezept für Kräutertee ist ganz einfach: Die frischen oder getrockneten Kräuter (im Allgemeinen 1–2 TL pro 1/4 l, sonst nach Rezept) werden klein geschnitten oder mit den Fingern zerbröselt, mit sprudelnd kochendem Wasser übergossen und abgedeckt. Etwa 10 Minuten ziehen lassen, dann abseihen und trinken. Durch das Abdecken wird verhindert, dass die flüchtigen Wirkstoffe verloren gehen.

Man kann sich die Teemenge für einen Tag morgens zubereiten und in eine Thermoskanne füllen. Aber ihn vor jeder Einnahme frisch zuzubereiten ist auf jeden Fall die bessere Wahl.

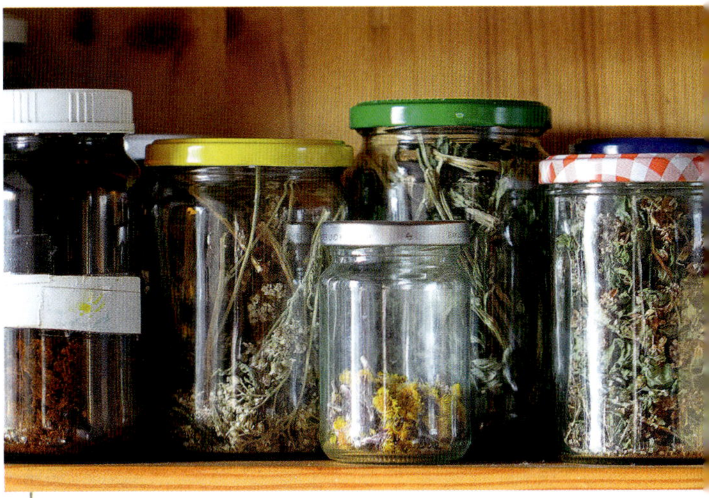

Die getrockneten Kräuter werden dunkel aufbewahrt – hier ein Blick in meinen Vorratsschrank.

KALTAUSZUG

Für einen Kaltauszug verwendet man die gleiche Menge Kräuter oder etwas mehr. Man mischt die Kräuter mit kaltem Wasser und lässt sie an einem kühlen Ort abgedeckt 8–12 Stunden ziehen. Danach abseihen und über den Tag verteilt bzw. nach Anweisung schluckweise trinken. Die jeweilige Trinkmenge kann man leicht erwärmen, um eine angenehmere Trinktemperatur zu erreichen.

TINKTUR

Bei einer Tinktur handelt es sich um einen alkoholischen Auszug aus einer Pflanze. Dafür füllt man ein weithalsiges Schraubglas locker mit frischen oder getrockneten, klein geschnittenen Kräutern und füllt idealerweise mit 70-prozentigem Alkohol auf. Auch Alkohol mit weniger Volumenprozent eignet sich für die Herstellung, etwa normaler Doppelkorn oder Wodka. Der Alkoholgehalt sollte aber mindestens 45 Prozent betragen. Der Alkohol soll die Kräuter im Schraubglas vollständig bedecken. Das Glas verschließen und den Auszug 2–3 Wochen ziehen lassen, dabei gelegentlich schütteln. Die fertige Tinktur durch ein Sieb abseihen und zur Feinfilterung durch einen Kaffeefilter tropfen lassen. In ein dunkles Glas abfüllen, beschriften – dabei das Herstellungsdatum nicht vergessen – und dunkel aufbewahren. In der Apotheke kann man Dunkelglasfläschchen mit Tropfaufsatz kaufen, die für die tropfenweise Nutzung der Tinktur besonders geeignet sind.

KRÄUTERÖL

Kräuteröl finde ich unverzichtbar vor allem für die Behandlung von stumpfen Verletzungen wie Prellungen, Zerrungen oder einem verstauchten Bein. Vor allem Rotöl aus Johanniskraut und Beinwellöl sind immer vorrätige Bestandteile unserer Hausapotheke. So ein Kräuteröl herzustellen ist keine Hexerei. Das geht ganz einfach, wenn man einige

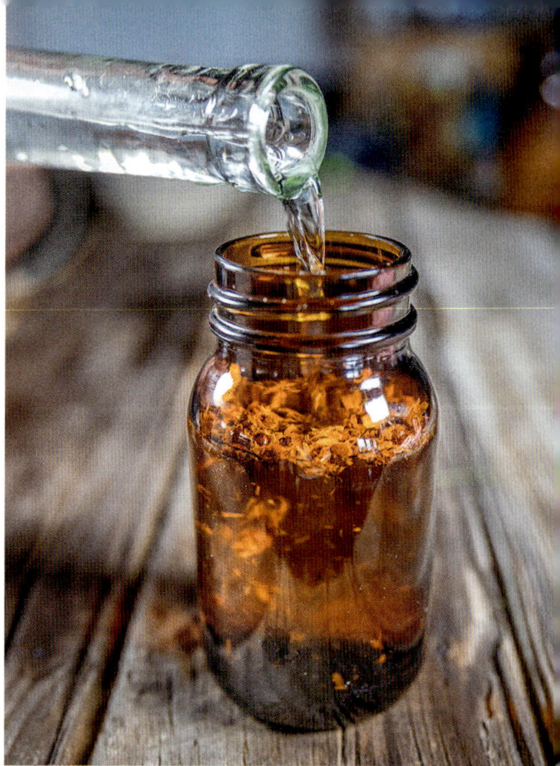

Für Tinkturen setzt man die Kräuter für einige Wochen mit hochprozentigem Alkohol an.

grundlegende Dinge beachtet. Zunächst muss man sich für eine der beiden Methoden entscheiden: die kalte oder die heiße Methode. Jede hat ihre Vor- und ihre Nachteile.

Kalte Methode

Der kalte Ölauszug ist schonender für die Pflanzen, es bleiben mehr Wirkstoffe erhalten. Allerdings braucht man mehr Geduld, weil das Ausziehen der Wirkstoffe länger dauert. Für dicke Wurzeln ist die kalte Methode wegen der Schimmelgefahr weniger geeignet.

Für einen Kaltauszug die Pflanzen grob schneiden und in eine weithalsige Flasche oder ein Glas füllen. Mit so viel gutem Olivenöl aufgießen, dass die Pflanzen etwa ein bis zwei Finger hoch bedeckt sind. Bei besonders fleischigen Blättern oder Stängeln ist es vorteilhaft, die Pflanzen antrocknen zu lassen, bevor man sie mit dem Öl mischt. So reduziert sich der Wassergehalt der Pflanze, der sonst zu Schimmelbildung führen könn-

te. Wer ganz sichergehen will, verwendet vollständig getrocknete Pflanzenteile. Eine Ausnahme bilden die Johanniskrautblüten, die man für das Rotöl verwendet. Sie werden immer frisch mit Öl angesetzt.
Etwa die Hälfte der Flasche sollte locker mit Pflanzenteilen gefüllt sein. So kann das Öl die Pflanze noch gut bedecken. Das Gefäß an einen warmen Platz stellen und den Auszug mindestens 2–3, besser 6 Wochen ziehen lassen. Tägliches vorsichtiges Bewegen der Flasche beugt der Schimmelbildung vor. Danach das Öl durch einen Tee- oder Kaffeefilter abseihen, in eine dunkle Flasche umfüllen und lichtgeschützt aufbewahren.

Heiße Methode

Ein Heißauszug geht schneller, allerdings wird beim Erhitzen von Öl und Pflanzenmaterial ein Teil der Pflanzenwirkstoffe zerstört. Ein nicht unwichtiger Vorteil ist jedoch, dass gerade bei sehr fleischigen Pflanzenteilen, die reich an Feuchtigkeit sind, die Schimmelgefahr gebannt ist, wenn die Pflanzen ordentlich erhitzt werden.
Deshalb bereite ich mein Beinwellöl nach der heißen Methode zu. Die frischen oder getrockneten Pflanzenteile, in diesem Fall die Wurzeln, schneidet man fein und erhitzt sie in einem weiten Topf oder einer Pfanne in dem Öl bis auf etwa 70 °C. Dann vom Feuer nehmen und abgedeckt etwa 12 Stunden ziehen lassen. Das Öl durch einen Tee- oder Kaffeefilter abseihen, in eine dunkle Flasche umfüllen und lichtgeschützt aufbewahren.

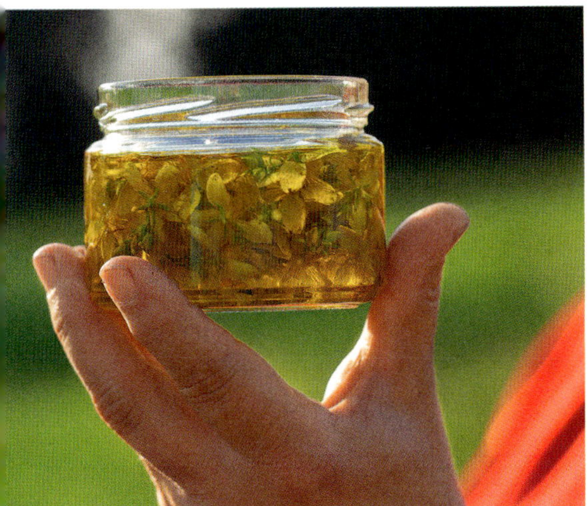

Das frisch angesetzte Johanniskrautöl wird sich nach einiger Zeit rot verfärben.

SALBE

Eine Heilsalbe hat gegenüber einem Heilkräuteröl den Vorteil, dass sie in vergleichsweise dickerer Schicht auf der Haut verbleibt und dadurch die Wirkstoffe länger einziehen können. Ich bevorzuge allerdings das Öl, denn damit lässt es sich besser massieren. Das muss jeder selbst ausprobieren. Grundsätzlich kann man aus jedem Heilkräuteröl Salbe herstellen, indem man das fertige Öl mit Bienenwachs mischt, bis es die gewünschte sämige Konsistenz hat. Eine zweite Methode ist das Auskochen der Pflanzenteile in Schweineschmalz. Diese Methode wurde früher sehr häufig praktiziert, weil Schmalz billiger war als Bienenwachs. Heute ist das kein Argument mehr – ich bevorzuge die vegetarische Art der Salbenherstellung. Dafür das Heilkräuteröl in einem Töpfchen sanft erwärmen und ungebleichtes Bienenwachs einrühren, bis es geschmolzen ist. Bienenwachs schmilzt bei etwa 65 °C, das Öl sollte auf keinen Fall höher erhitzt werden. Die Zubereitung dann abkühlen lassen und in kleine Döschen abfüllen, sie wird beim Abkühlen fest. Das Verhältnis von Öl zu Bienenwachs beträgt ungefähr 5:1, in 500 ml Öl werden 100 g Wachs eingerührt.

VON AUFLAGE BIS PACKUNG

Streng genommen gibt es Unterschiede zwischen diesen verschiedenen Anwendungen, im Prinzip unterscheiden die Bezeichnungen aber nur die Größe der heilsamen Auflagen. Diese, also die Auflagen, meinen die kleinste Form, die etwa nur ein Gelenk

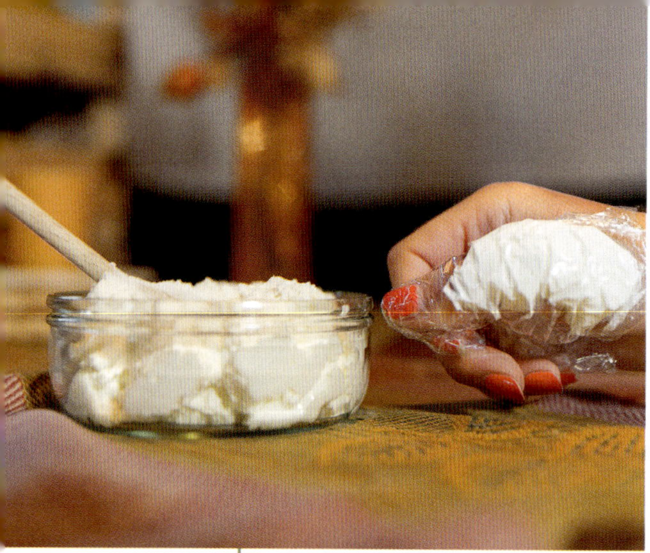

Auch Entzündungen der kleinen Gelenke können mit Quarkauflagen behandelt werden.

bedecken. Umschläge sind dann schon größer, als Wickel bezeichnet man Auflagen oder Umschläge, die um einen Körperteil herumgewickelt werden, und mit Packungen meint man Auflagen, die einen großen Teil des Körpers bedecken. So streng sind wir nicht, sondern wir verwenden die Namen weitgehend synonym.

Die Wirkung dieser Anwendungen beruht zum einen auf den Temperatureffekten – deshalb gibt es kalte und warme oder heiße Umschläge bzw. Wickel – und zum anderen auf den Heilzusätzen, die auf die Haut einwirken. Das können Heilkräuter, Auszüge daraus oder auch Mittel wie Quark oder gekochte Kartoffeln sein.

Mit Heilkräutertinktur, -tee oder Essig

Die einfachste Art ist die Auflage in Form eines kleinen Leinen- oder Baumwolltuchs, das nur so groß ist, dass die verletzte Stelle bedeckt wird. Es sollte nicht zu dick sein, damit es sich gut an die Haut anschmiegt; geeignet sind zum Beispiel Stofftaschentücher, Baumwollwindeln oder Leinenläppchen. Das Tuch wird nach Anweisung mit Tee, verdünnter Tinktur (Tinktur und Wasser etwa im Verhältnis 3:1) oder Essig getränkt und auf die betroffene Körperstelle aufgelegt. Das kann ein verstauchtes Gelenk sein oder eine Entzündung. Mit einem weiteren, trockenen Tuch, einem Stoffstreifen oder idealerweise einer elastischen Binde wird die feuchte Auflage fixiert. Sie wirkt nun so lange, bis die Auflage durch die Körperwärme getrocknet ist.

Mit Heilkräuterbrei, Quark, Kartoffeln

In einen Umschlag lassen sich beliebige Heilkräuterzubereitungen packen, die dann durch die Haut auf die Verletzung einwirken. Wir schwören zum Beispiel, wie gesagt, auf Beinwell-Umschläge (Seite 37). In Umschläge kann man auch kurz überbrühte Kräuter wie Ackerschachtelhalm (Seite 20) einlegen, häufig machen wir auch Quark- oder Kartoffelumschläge (Seite 61, 110/111). Solche Umschläge können warm oder kalt aufgebracht werden, je nachdem, ob zusätzlich zu den Wirkstoffen Wärme oder Kälte gefragt ist. Das Prinzip ist bei allen gleich: Die heilende Substanz wird auf die eine Hälfte eines angefeuchteten, dünnen Tuches gelegt oder gestrichen, die nicht bestrichene Seite des Tuches wird übergeklappt, die Heilauflage also eingeschlagen. Diesen Umschlag auf die betroffene Körperstelle legen, mit einem trockenen Tuch bedecken und mit einer elastischen Binde oder einem Stoffstreifen fixieren. So kann man den Umschlag schließlich wieder sauber abnehmen.

Ich bevorzuge meist das direkte Aufbringen der heilenden Substanz auf die Haut, streiche also den Beinwellbrei direkt auf die Haut. Oder ich lege das mit dem Brei bestrichene Tuch, ohne es einzuschlagen, mit der bestrichenen Seite direkt auf die Haut. So ist meiner Meinung nach die Wirkung noch stärker, weil die heilende Zubereitung unmittelbaren Hautkontakt hat. In beiden Fällen nimmt man den Umschlag ab, sobald er durch die Körperwärme getrocknet ist.

Warm oder kalt?

Wickel werden häufig auch ohne jeden heilenden Zusatz angelegt – auf die Haut kommen nur mit kaltem oder warmem Wasser befeuchtete Tücher.

Kalte Auflagen wirken natürlich kühlend, sie entziehen dem Körper einen Überschuss an Wärme – etwa bei Fieber. Auch Quarkwickel kühlen und wirken dadurch entzündungshemmend, deshalb legt man sie auf entzündetes, überwärmtes Gewebe auf.

Kalte Wickel, die nur mit Wasser benetzt sind, bestehen wie die mit heilenden Zusätzen aus einem mit kaltem Wasser befeuchteten Innen- und einem trockenen Außentuch aus Baumwolle oder Leinen, und zusätzlich einem warmen Wollschal zum Abdecken.

Warme oder heiße Wickel erwärmen und regen die Durchblutung an. Damit fördern sie die Aufnahme heilender Zusätze im warmen, feuchten Innentuch. Warme Wickel wirken aber auch beruhigend und entspannend – entweder nur durch die Wärme von warmem Wasser und Wolltuch oder zusätzlich durch beruhigende Kräuterextrakte oder ätherische Öle. Warme Wickel sollten zwar so warm wie möglich aufgelegt werden, dabei muss man aber darauf achten, dem Patienten keine Verbrennungen zuzufügen. Denn eine Temperatur, die spontan angenehm ist, kann bei längerem Einwirken schnell als zu heiß empfunden werden. Besondere Vorsicht mit heißen Anwendungen ist natürlich bei kleinen Kindern und alten Menschen angebracht.

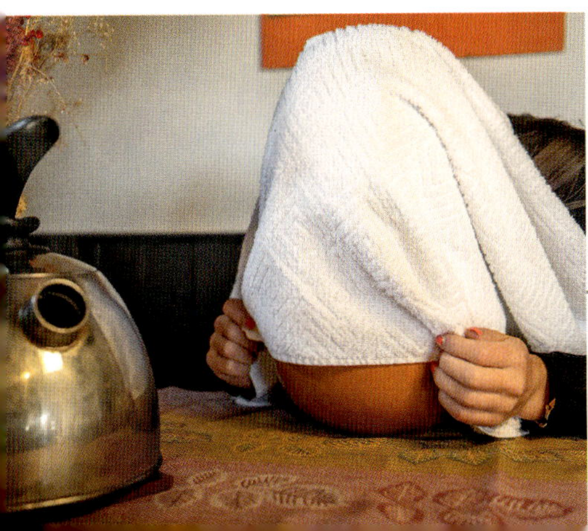

Kopfdampfbäder sind besonders bei Atemwegserkrankungen und Hautproblemen angezeigt.

DAMPFINHALATIONEN

Inhalationen oder Kopfdampfbäder sind das Mittel der Wahl bei allen Atemwegserkrankungen, etwa bei Halsentzündungen, Hustenreiz, Heiserkeit, Bronchitis und Nasennebenhöhlenentzündung, aber auch bei Hautproblemen wie Akne.

In einer Schüssel oder einem großen Topf übergießt man die heilsamen Kräuter mit kochendem Wasser. Diesen Tee etwa 5–10 Minuten abgedeckt ziehen lassen, damit sich die Wirkstoffe nicht vor der Anwendung schon verflüchtigen. Die Kräuter können zum Inhalieren im Tee belassen werden, man muss vorher nicht abseihen.

Nun setzt sich der Patient vor die Schüssel und breitet ein großes Badehandtuch über seinen Kopf, damit der Dampf nicht entweichen kann. Nun etwa 15 Minuten den heilenden Dampf tief einatmen. Anschließend am besten hinlegen, warm zudecken und ruhen. Kleine Kinder darf man beim Inhalieren nicht alleine lassen, weil die Gefahr des Verbrühens zu groß ist!

HEILENDE BÄDER

Ein warmes Vollbad mit heilenden Kräuterzusätzen entspannt allein schon durch die Wärme und die Wirkung des Wasserdrucks. Die Heilstoffe der Kräuter werden durch die Haut, aber auch durch den aufsteigenden Dampf über die Atemwege aufgenommen. Ein Vollbad sollte eine Temperatur von 38 °C nicht übersteigen und maximal 20 Minuten dauern. Danach legt sich der Patient ins Bett und ruht mindestens 30 Minuten. Für ein Bad mit Heilpflanzenzusätzen bereitet man eine größere Menge – etwa 2 Liter – starken Tee zu, lässt den Aufguss 10 Minuten ziehen und gießt ihn dann ins Badewasser.

REGISTER

PFLANZEN

A

B

C/D

E

F/G

H

J

K/L

M/N

P/Q

R

S

T

U/V

W

Z

BESCHWERDEN

A

SERVICE

Zum Weiterlesen

Schmieke, Marcus: **Der Yantra-Ratgeber.** Wie man Yantras und Mandalas für sich selber und sein Zuhause nutzt. Roßdorf: Vasati Verlag, 2. Auflage 2014

Storl, Wolf-Dieter: **Das Herz und seine heilenden Pflanzen.** Aarau und München: AT-Verlag, 2009

Storl, Wolf-Dieter: **Borreliose natürlich heilen.** Aarau und München: AT-Verlag, 12. Auflage 2016

Storl, Wolf-Dieter: **Heilkräuter und Zauberpflanzen.** Aarau und München: AT-Verlag, erweiterte Neuauflage 2018

Storl, Wolf-Dieter: **Die »Unkräuter« in meinem Garten.** München: Gräfe und Unzer Verlag, 2018

Treben, Maria: **Gesundheit aus der Apotheke Gottes. Ratschläge und Erfahrungen mit Heilkräutern.** Steyr: Ennsthaler Verlag, 2018

Bildnachweis

Alle Fotos in diesem Buch stammen von **Ingrid Lisa Storl,** mit Ausnahme von: **Alamy:** 015, 016, 046, 071, 082, 088, 127-1; **Rolf Brenner:** 002-1, 004; **Frank Brunke:** 073-2; **GAP/ Jonathan Buckley:** 064; / **Andrea Jones:** 126-2; /**Gary Smith:** 098-1, 102, 120; /**Jo Whitworth:** 099-2; **Bernhard Haselbeck:** Cover, 018, 144; **iStock:** 011, 126-1, 127-2; **Mauritius Images:** 068, 096; **Shutterstock:** 042, 055-2, 124; **Dorothea Steinbacher:** 091-1; **Ingo Storl:** 003-2, 023-1, 023-2, 041-1, 041-2, 045-1, 055-1, 059, 072, 073-1, 079-3, 083, 087, 091-2, 095, 100, 103-1, 103-2, 104, 107-2, 111, 112, 113, 115, 121, 123, 132, 135, 136, 138, 139; **Storl/ privat:** 007, 021, 029, 033, 039, 047, 053, 057, 065, 075, 081, 085, 089, 093, 101, 105, 109, 130-1, 130-2, 133 **Syndication:** seasons.agency

WICHTIGE HINWEISE

Manche der in diesem Buch vorgestellten Pflanzen sind regional geschützt. Bitte informieren Sie sich bei den Behörden Ihres (Bundes-)Landes über die geltenden Vorschriften. Wild wachsende Pflanzen, die nicht unter Naturschutz stehen, dürfen in der Regel genutzt werden; sammeln Sie jedoch nur einzelne Pflanzen, sodass der Bestand geschont wird.
Die Gedanken, Methoden und Anregungen in diesem Buch stellen die Meinung bzw. Erfahrung der Verfasserin dar. Sie wurden von der Autorin nach bestem Wissen erstellt und mit größtmöglicher Sorgfalt geprüft. Sie bieten jedoch keinen Ersatz für kompetenten persönlichen medizinischen Rat. Jede Leserin, jeder Leser ist für das eigene Tun und Lassen auch weiterhin selbst verantwortlich. Weder Autorin noch Verlag können für eventuelle Nachteile oder Schäden, die aus den im Buch gegebenen praktischen Hinweisen resultieren, eine Haftung übernehmen.

MEHR ENERGIE, MEHR WOHLBEFINDEN!

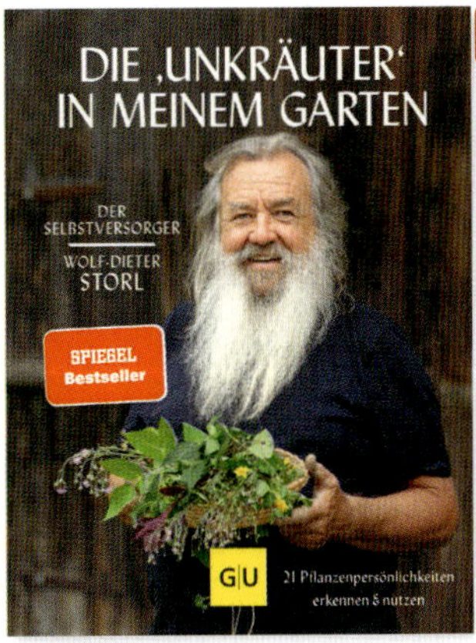

ISBN 978-3-8338-6349-3

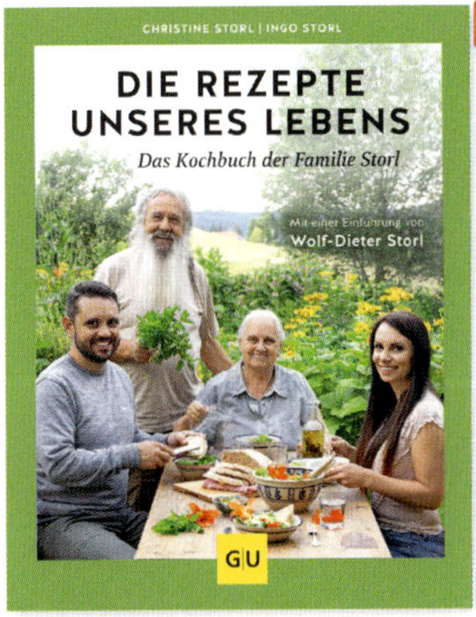

ISBN 978-3-8338-8777-2

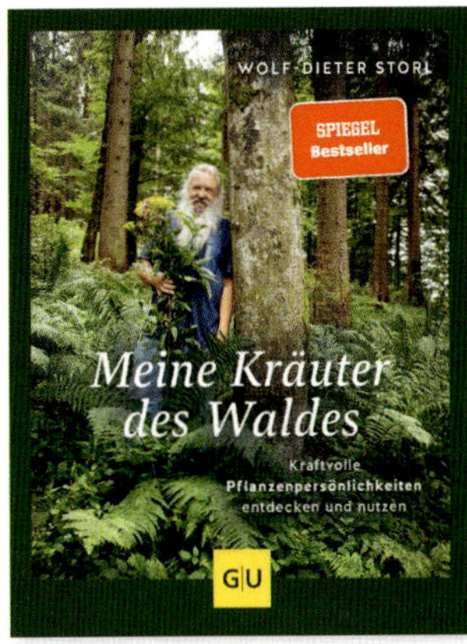

ISBN 978-3-8338-7784-1

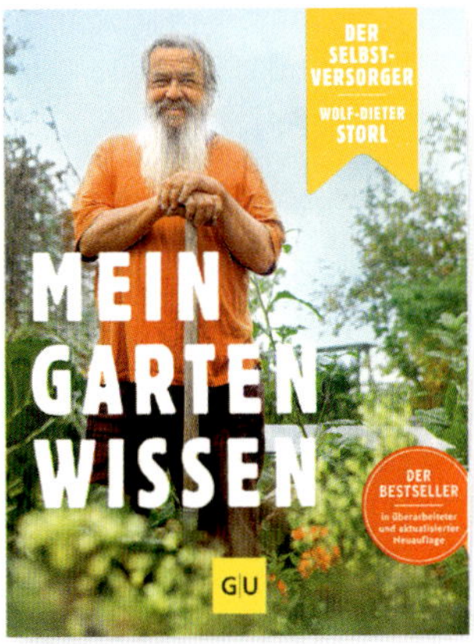

ISBN 978-3-8338-5894-9

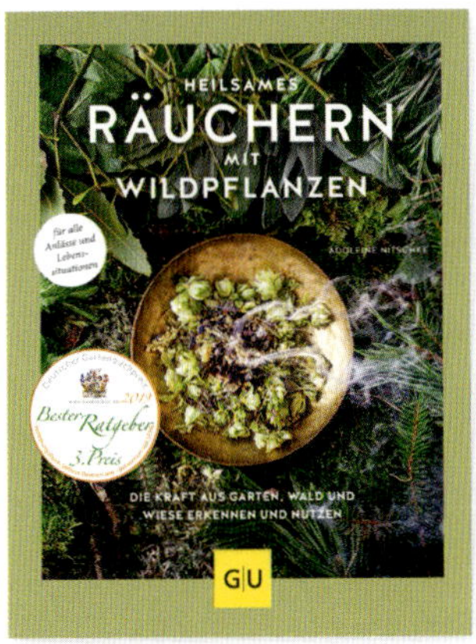

ISBN 978-3-8338-6242-7

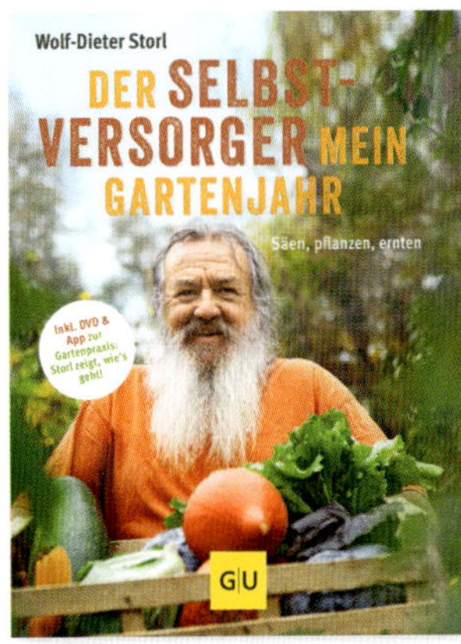

ISBN 978-3-8338-5165-0

Auch als eBook erhältlich.

Mehr von GU auf **gu.de** | **gu.verlag** | **gu.verlag**

LIEBE LESERINNEN UND LESER,

wir wollen Ihnen mit diesem Buch Informationen und Anregungen geben, um Ihnen das Leben zu erleichtern oder Sie zu inspirieren, Neues auszuprobieren. Wir achten bei der Erstellung unserer Bücher auf Aktualität und stellen höchste Ansprüche an Inhalt und Gestaltung. Alle Anleitungen und Rezepte werden von unseren Autoren, jeweils Experten auf ihren Gebieten, gewissenhaft erstellt und von unseren Redakteur*innen mit größter Sorgfalt ausgewählt und geprüft.

Haben wir Ihre Erwartungen erfüllt? Sind Sie mit diesem Buch und seinen Inhalten zufrieden? Wir freuen uns auf Ihre Rückmeldung. Und wir freuen uns, wenn Sie diesen Titel weiterempfehlen, in Ihrem Freundeskreis oder bei Ihrem Online-Kauf.

Sollten wir Ihre Erwartungen so gar nicht erfüllt haben, tauschen wir Ihnen Ihr Buch jederzeit gegen ein gleichwertiges zum gleichen oder ähnlichen Thema um.

KONTAKT ZUM LESERSERVICE

GRÄFE UND UNZER VERLAG
Grillparzerstraße 8
81675 München
www.gu.de

IMPRESSUM

© 2019 GRÄFE UND UNZER VERLAG GMBH, München.

GU ist eine eingetragene Marke der GRÄFE UND UNZER VERLAG GmbH, www.gu.de

ISBN 978-3-8338-6871-9
9. Auflage 2025

Alle Rechte vorbehalten. Nachdruck, auch auszugsweise, sowie Verbreitung nur mit schriftlicher Genehmigung des Verlages. Ohne die ausschließlichen Rechte des Autors und des Verlags einzuschränken, ist die Nutzung dieser Publikation zum Training generativer KI-Technologien ohne ausdrückliche Genehmigung untersagt. HarperCollins behält sich zudem gemäß Artikel 4 Absatz 3 der Richtlinie 2019/790 über den digitalen Binnenmarkt das Recht vor, diese Publikation von der Text- und Data-Mining-Ausnahme auszuschließen.

Projektleitung: Cornelia Nunn
Journalistische Mitarbeit und Lektorat: Dorothea Steinbacher
Korrektorat: Andrea Lazarovici
Bildredaktion: Cornelia Nunn, Esther Herr, Natascha Klebl (Cover)
Layout: kral&kral, München
Umschlaggestaltung und Layoutadaption: independent Medien-Design, Horst Moser, München
Satz: Ludger Vorfeld
Herstellung: Susanne Fuhrmann
Reproduktion: Longo AG, Bozen
Druck und Bindung: Firmengruppe APPL, Wemding
Printed in Germany

Umwelthinweis: Nachhaltigkeit ist uns sehr wichtig. Der Rohstoff Papier ist in der Buchproduktion hierfür von entscheidender Bedeutung. Daher ist dieses Buch auf PEFC-zertifiziertem Papier gedruckt. PEFC garantiert, dass ökologische, soziale und ökonomische Aspekte in der Verarbeitungskette unabhängig überwacht werden und lückenlos nachvollziehbar sind.

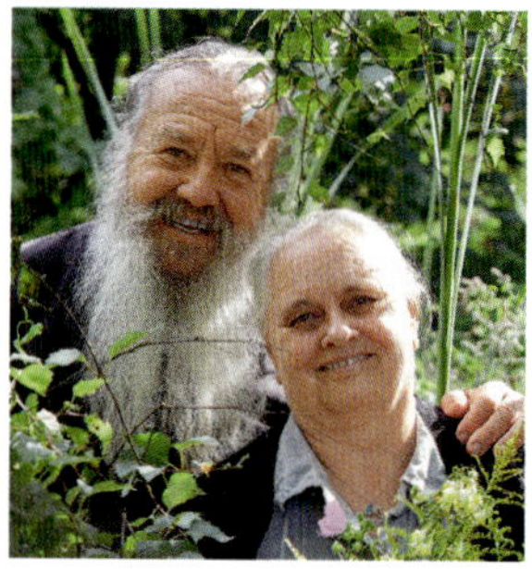

Die Autorin

Christine Storl wurde in Wyoming, USA geboren. Mit ihrem Mann Wolf-Dieter Storl unternahm sie zahlreiche Forschungsreisen – unter anderem in Indien, den USA und der Schweiz. Das dabei angeeignete Wissen über Heilpflanzen und tradierte Heilanwendungen kommt ihr bis heute bei der Behandlung von alltäglichen gesundheitlichen Problemen der auf einem Einödhof im Allgäu lebenden Familie zugute.

Dank

Zuerst einmal danke ich storlmedia für die Unterstützung, insbesondere meinem Sohn Ingo Storl und meiner Tochter Lisa Storl für die Fotos zum Buch. Danke auch an Dorothea Steinbacher, ohne die kein gescheiter Text entstanden wäre, und dem ganzen Team des Verlags Gräfe und Unzer für die Unterstützung. Nicht zuletzt danke ich auch meinem Mann Wolf-Dieter Storl für das jahrelange gemeinsame Erforschen und Ausprobieren der pflanzlichen Heilmittel, die in diesem Buch präsentiert werden. Und zuletzt möchte ich Bernhard Wimmer danken für seine Hilfe beim Text über das Sri Yantra.